ヒトはなぜ「がん」になるのか

Rebel Cell

Cancer, Evolution and the Science of Life

進化が生んだ怪物

キャット・アーニー 著
Kat Arney

矢野真千子 訳

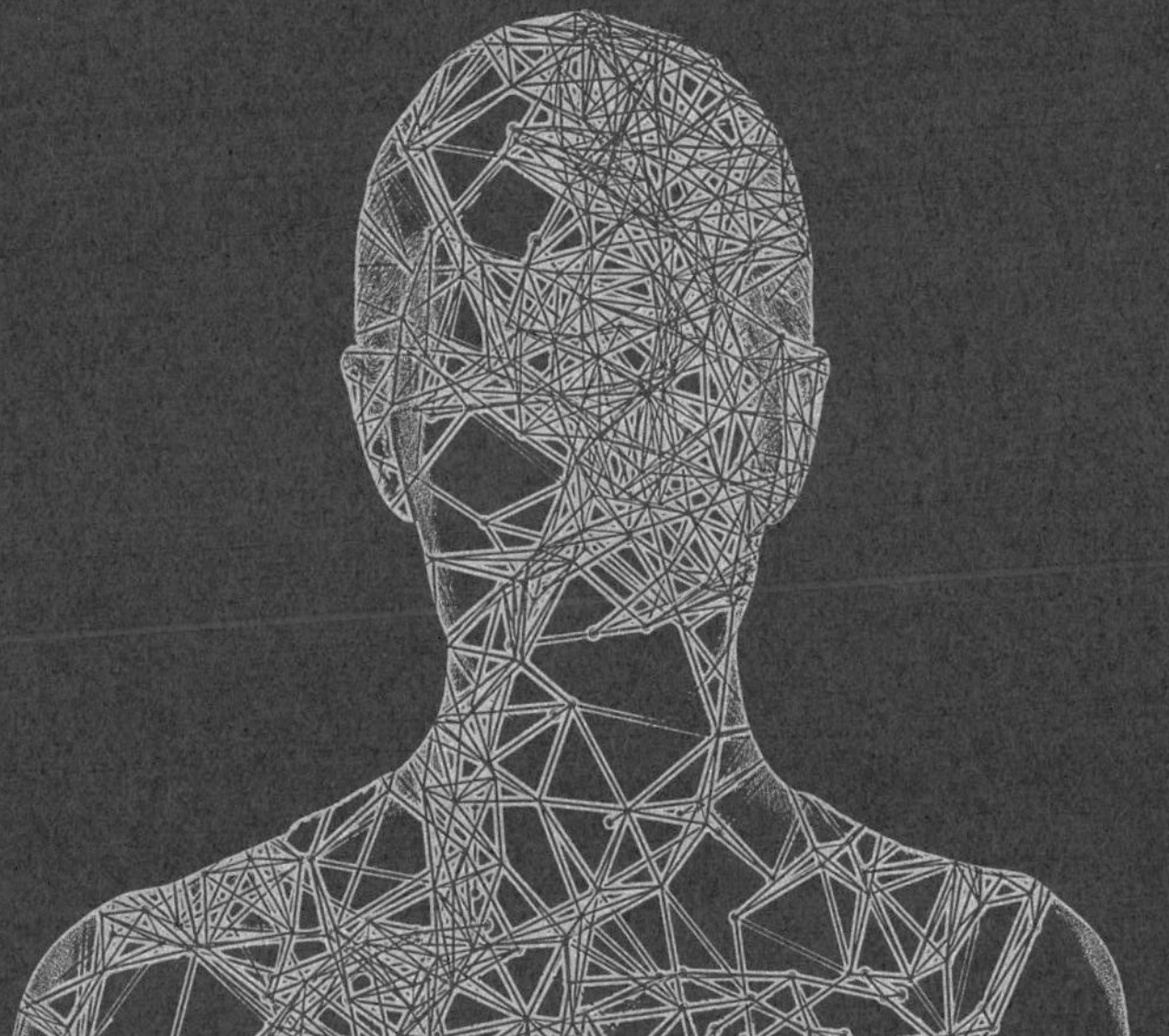

河出書房新社

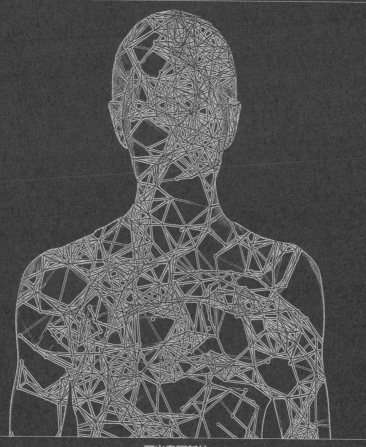

ヒトはなぜ「がん」になるのか　目次

はじめに　9

第1章　地球に生命が生まれたところから話は始まる　17

がんは現代病なのか？　先史時代・古代のヒトのがん　古代がん研究の可能性と課題
すべての生き物はがんになる　がんになりやすい動物、なりにくい動物
サイズは関係する？　生き物たちのがん防衛戦略
がんにならない動物　ところで、現代の暮らしは関係あるのか？

第2章　がんは生きるための代償である　47

裏切者のアメーバ　ルール破りという問題　共同生活のメリットとデメリット
やっぱり自由になりたい　裏切者は排除できない

第3章　がんはどこからやってくる？　65

細胞の中をのぞき見る　遺伝子は突然変異する　塩基配列を読む
遺伝子の損傷は特徴的なパターンを残す　ウイルス由来のがん

第4章　すべての遺伝子を探せ　89

化学物質発がんとウイルス発がんが出合う　染色体異常発がんが加わる
家族性のがんもある　がん遺伝子とがん抑制遺伝子
変異のパッチワーク　正常とは何だろう？
危険な変異があっても、がんになるわけではない　がんは、いつからがんになるのか？

第5章　いい細胞が悪い細胞になるとき　117

環境に最も適応した細胞が生き残る　加齢は環境を変える
炎症も環境を変える　環境次第で細胞のふるまいは変わる
子どもでもがんになるのはなぜ？　がんができやすい臓器、できにくい臓器
予防について考えてみよう　いつまでも若くありたいけれど

第6章　利己的な怪物たち　151

がんの進化系統樹を描く　ダーウィンの慧眼
樹の幹か枝か、それが問題だ　線形モデルから分岐モデルへ

進化のるつぼ　染色体の大爆発　起死回生の賭けに出る
がんが向かう最終目的地を知る　目的地に至るルートはそう多くない

第7章　がんの生態系を探索する　187

腫瘍内部の景色を見る　がんの居住地を進行形で理解する
環境が病気をつくり、病気が環境をつくる　新しい血管をつくる
がん細胞は新天地をめざす　還元論から全体論へと視野を広げる

第8章　世にもけったいながんの話　213

がん細胞がセックスする？　二つの細胞が融合して娘細胞を産む　タスマニアデビルのがん
がんが個体間を飛び移る　イヌのがん　二枚貝からハムスターまで

第9章　薬が効かない　243

プレシジョン・メディシンへの過剰な期待　新薬は従来の薬よりどれだけいいのか？
どこまで経済的合理性があるのか？　複数の薬をカクテルする
先端テクノロジーを投入する　ジョッシュの症例　がんゲノムをまるごと眺める

ゲノムの損傷パターンから治療法を探す　進化から学ぶときが来た

第10章　進化を味方につけてゲームをする 275

全部を殺さず、少し残す　がんを手なずける　今後の課題は？
おとり薬、二重拘束、良性ブースター　種の絶滅から学ぶ
ゲーム理論に学ぶ　死を無駄にしないために

第11章　がんとのつき合い方 301

流れを変えよう　心の持ち方を変えよう

謝辞 317
訳者あとがき 321
参考文献 *12*
推薦図書 *10*
用語集 *8*
索引 *1*

命ある人、愛する人、亡くなった人に捧ぐ

ヒトはなぜ「がん」になるのか

進化が生んだ怪物

回って回って、どんどん旋回の輪は大きくなる
鷹には鷹匠の声がもう届かない
秩序は崩れ、もはや統制は不可能だ
混乱だけがこの世にはびこる

――W・B・イェーツ

はじめに

「がんは、一個の細胞に遺伝子変異がたまり、増殖が止まらなくなるところから始まる」

私はサイエンス・ライターとして、がん研究基金であるキャンサー・リサーチ・UKの科学コミュニケーション・チームで働いていた一二年間を含め、これに類する文章を数えきれないほどたくさん書いてきた。そのころの私は、この言葉がほんとうに意味することを立ち止まって考えたことはなかった。ひょっとしたら間違っているのでは、と疑ったこともなかった。

がんは、だれの身にもふりかかる病気だ。あなたやあなたの身近な人がまだ経験していないとしても、それはこれまでラッキーだっただけで、世界では日々、無数の命が失われている。科学者と医者は何千年も前から、がんの原因、経過、治療法を知ろうと奮闘してきたが、二〇世紀後半にごくわずかな進歩が見られたにすぎない。こんにち、イギリスではがんと診断された人のおよそ半分が、一〇年以上生き延びられるようになった。将来的にはもう少し長生きできるようになるだろう。楽観的な人なら、グラスに半分も水が入った、とよろこぶかもしれない。

私たちはすでに、がんをどうやって治すか知っている。正確に言えば、一部のがんの治し方なら知っている。いちばんいいのは、できるだけ早く見つけて、小さいうちに外科手術で取ってしまうことだ。放射線療法で治ることもある。ホルモン療法は正しいタイミングでやれば、乳がんと前立腺がんによく効く。血液がんの多くは、とくに小児の血液がんは、化学療法によく反応する。精巣がんはかなり進行していても薬で根治できる。新世代の免疫療法は、いまのところ治療を受けた患者の五人に一人以下しか効かないとはいえ、輝かしい結果を出している。しかし、がんが周囲に広がったり別の場所に飛び移ったりすると、一変する。患者の質問は「私はよくなるでしょうか？」から、「私はあとどのくらいでしょう？」に変わる。カウントダウンが始まるのだ。

　この状況は、アメリカのニクソン大統領が一九七一年に「がんとの戦争」を宣言してから何も変わっていない。ニクソンは、アポロの月面着陸が成功したことで気をよくし、と同時にベトナム戦争への批判をかわしたかったこともあり、一〇年以内にがんを撲滅《ぼくめつ》すると目標を立てて多額の資金を投じることにした。悲しいかな、大統領はベトナムのこともがんのことも甘く見すぎていた。宣言から一五年後の一九八六年、統計学者のジョン・バイラーが「がんとの戦争」を検証した。成功例はわずかに散見されたものの、後期ステージのがんのほとんどは相変わらず不治だった。バイラーはこの計画を、失敗だったと結論づけた。

　その後、悪性メラノーマ（黒色腫《こくしょくしゅ》）など一部のがん治療で進展が見られたものの、こんにちの統計をよく見れば、何も変わっていない。全体的な数字が押し上げられて見えるのは、治療が功を奏する早期に診断される人が増えたからだ。進行転移がんの余命は、いまもなお数か月ないし数年の単位で告げられ、一〇年単位になることはない。

　問題の根本は、ピンポイント爆撃型の手術や放射線療法はあちこちに広がったがんには役に立たず、絨《じゅう》毯《たん》爆撃型の化学療法はがん細胞だけでなく正常細胞も殺してしまうところにある。最初は効いたように見えても数週間後か数か月後、ときには数年後に、がんはほぼ確実に戻ってくる。その後の治療は人体にさらなるダメージを与え、余命をますます縮める。グラスの残り半分を満たすのは、とてつもなく困難だ。

二〇世紀初頭、ロンドンに王立がん研究基金（キャンサー・リサーチ・UKの前身）が設立された。そこに集まった当時の科学者らは、マウスのがん細胞をラボで培養し、その並外れた増殖能にあぜんとした。研究総監督のアーネスト・バシュフォードは基金の一九〇五年度科学報告書に、「人為的な培養でマウスの腫瘍はあれよあれよと増え続け、セントバーナード犬に匹敵する巨大マウスを産み出すほどの量に成長した」と記している。

そのとき何が起きていたかは、いまならきちんと説明できる。秩序正しい細胞社会に、反逆細胞が現れ、正常細胞を追い抜かすように成長する。一つの細胞が二つになり、二つの細胞が四つになり、四つが八つになりをくり返し、やがて数百万の無法者の集団ができる。それだけではない。反逆細胞の集団は、近くにある正常な組織に侵入して破壊活動をし、人体の警察にあたる免疫系を言いなりにさせる。こっそり血流に入りこみ、動脈や静脈をとおって離れた場所に分派をつくる。落ち着く場所を見つけたら、そこで休眠する。反逆細胞にそんなふるまいをさせているのは、ほかならぬ私たち自身の遺伝子だ。遺伝子は、細胞にいつ分裂すべきか、何をすべきか、いつ死ぬべきかを教える取扱説明書のようなものだが、その説明書の文字が正常細胞とがん細胞ではところどころ違っている。

私たちは長いこと、がんを治すにはがん細胞に含まれる不良な遺伝子と分子を知らなければならない、と思いこんできた。そのために、二〇世紀のかなりの時間と多くのお金が費やされた。研究者を大量に動員し、世界各地の患者の腫瘍サンプルと正常組織のサンプルからＤＮＡを抽出し、解読し、分析した。終わりなき文字列を読み出し、綴《つづ》り間違いを見つけては、それを発がん要因の候補に挙げた。だが、こうした作業は「がん」の全体像から明白な何かを浮かび上がらせるというより、それが想像をはるかに超えたカオスであることを知らしめただけだった。

たしかに、こうした努力のおかげで、喫煙や日光の紫外線によってＤＮＡが傷つけられた跡が、ゲノム上に見えるようになった。私たちの細胞を守るはずの免疫系がうまく働かなかったり、それどころか自己を攻撃したりすることについても、証拠が集まった。いまのところ詳細不明でもいずれ特定されそうな（環境中の物質または細胞内分子のせいだと思われる）損傷の跡も見つかった。ＤＮＡ解析は、数か所のスペルミスから、染色体が大爆発したあと適当に縫い合わされたようなずさんな修復まで、さまざまな損傷の跡を私たちに見せてくれた。何より衝撃的な発見は、私たちが中年の年齢に達するころには、正常な組織でさえ変異細胞だらけになっていることだった。そうした変異の中には、すでに発がん性が立証されているものもある。私たちは何十年も前から発がん性変異を抱えたまま、それでもとくに問題なく健康に生きているということだ。

おまけに、一個の細胞が腫瘍になるまでの変異過程が一様でないこともわかった。がんを発症させるのを確実にする遺伝子があるわけではない――がんを抑えるのを確実にする治療法がないのと同じで。がんと一口に言っても、どんな遺伝子にどんな変異がどれだけあるかは人によって違う。同じ人にできたがんでも、それができている場所や周囲の微小環境によって変異の種類と数が違う。がんとは、それぞれ少しずつ中身の違うがん細胞の集団が、いくつもいくつもパッチワークのように寄せ集まってできた総体だ。がんを構成している細胞集団はそれぞれ違う遺伝子変異を抱えており、そこには治療薬に抵抗する変異を抱える集団がいるかもしれない。がんがある程度の大きさに育ち、細胞集団の種類が多様化したら、まず再発は避けられない。

科学者たちはがんの進行を、自然界の生物進化の縮図として見るようになってきた。生物が突然変異で新しい形質を得たあと、その形質が自然選択で選ばれれば生き延び拡散するのと同じように、がん細胞も新しい変異を拾ったあと、自然選択で選ばれれば増殖して拡散する。ダーウィンが描いた進化系統樹のように、がん細胞も枝分かれしながら進化する。ここで私たちは、がんについてのもう一つの不都合な真実、治療自体ががんの悪性化に手を貸すという真実を知ることになる。

がんが育つとき私たちの体の中で働いているのは、地球上の生物進化を駆り立ててきたのと同じプロセスだ。がんの進化における自然選択の選択圧は、本来なら命を救うはずの治療薬という形でやってくることもある。薬は、その薬の効く（薬に反応する）細胞を死滅させ、薬の効かない（薬に耐性のある）細胞を栄えさせる。つまり、薬はがんを弱体化させるどころか増強させる。そうやって強力になったがんは再発という形で現れるが、そのときにはもう、何をどうしても止められなくなっている。進行したがんに現行の治療法が無力なのは不思議でも何でもない。

ともかく私たちは、がんの発生、予防、治療についての考え方を、進化の現実に即したものにアップデートする必要がある。がんは、変異のリストで語られるような静的な存在ではなく、刻一刻と進化し様相を変える動的な存在だ。がんを考えるときは、勢力争いをしている細胞集団たちの性質と傾向、そして細胞集団たちが暮らしている環境を同時に見るようにしなければならない。ドイツの生物学者リヒャルト・ゴルトシュミットは、太古のカンブリア紀に爆発的に出現した不思議な姿かたちの生物群を「前途有望な怪物たち」と呼んだ。がんは、患者の体内で思うがままにすさまじい勢いで進化する「利己的な怪物たち」だ。自然界の生物が飢餓や捕食者といった選択圧を受けて進化するのと同じように、がん細胞も人体という生態系の中で選択圧を受けて進化する。

がんの中身は遺伝子的にそれぞれ違い、選択圧を受けたときどう進化してどう突破するかもそれぞれ違う。この新しい見方を手に入れると、これまでの薬剤開発と臨床試験の限界が見えてくる。いまの創薬は完全に硬直化したビジネスとなっていて、これでもかこれでもかと高度な技術を投入しながら、患者には微々たる利益しか返せないでいる。型にはまらない敵を相手にするのなら、こちらももっと創意工夫で対抗しなければ。幸いにも、がんが進化するときに用いているルールや作戦が少しずつわかってきた。がん細胞が暮らしている生息地の環境についても理解が進みつつある。そうした知見をもとに、相手のつぎの動きを予測できるようになれば、がんの成長を支えている進化プロセスを逆手《さかて》にとって、がんを追いつめることが可能になるだろう。希望は見えてきた。

二〇一九年一月、私がこの本の第一稿を書いているころ、あるニュースがツイッターに流れてきた。イスラエルのバイオ企業が、すべてのがんに効く治療薬を開発中で一年以内に使えるようになる見込みだ、と発表したという。大量にリツイートされメディアにも取り上げられていたが、この発表の根拠はマウス実験のみで、まだ臨床試験はされていなかった。このバイオ企業は、がん患者の健康のためではなく会社の経営健全化のために発表したのだろう。案の定、その薬は一年たってもまだ「開発中」で、だれ一人として試験された患者はいない。

腹立たしいことに、このような誇大宣伝の虚偽を暴く記事をどれだけ書いても、注目もされなければ拡散もされない。これは現代にかぎった話ではない。一世紀以上前の一九〇四年の『ブリティッシュ・メディカル・ジャーナル』誌にも似たような批判論説が載っている。論説を書いたロンドンのセント・バーソロミュー病院の外科医ダーシー・パワーによると、オットー・シュミットというドイツの医者がつくったという、まったく効き目のないがん治療薬についての長い紹介文が大衆紙の『デイリー・メイル』に出るや、この日の同紙が飛ぶように売れたという。

私たちは、がんを治す薬はどこかにあると思いこむ。これまで注ぎこんだ時間とお金と努力、そして患者の苦痛と死は報われて当然で、この病気が根絶できる日は近いはずだ、と信じたがる。こうして私たちは、「特効薬」「スマート・ドラッグ」「奇跡の薬」といった見出しに簡単に騙《だま》される。しかし、がんを進化と生態系の視点で考えるようアップデートするということは、治療に対する私たちの心の持ち方もアップデートしなければならないということだ。がんという問題に対して今後出てくるであろう解決策は、おそらく、これまで期待されていたような形のものではないだろう。そのことを、科学者や医者はもちろん、患者も一般市民も受け入れる心の準備をしておかなければならない。

これは、がんについての話ではない。生物についての話だ。私はみなさんに、がんは人間だけがなる現代病ではなく、生物の基本システムに最初から組みこまれたバグであるという話をしたい。がんのルーツをたどると地球上に初めて多細胞生物が誕生した時点に行きつくこと、その多細胞生物の共同社会ががん細胞を生む土壌となっていることも示したい。一世紀にわたるがん研究史をおさらいし、科学者らがどのようにがんの遺伝子の謎を解明したのかを、そしてそれらの知見が、医療に革命をもたらしたと同時に、間違った方向性を与えてしまったことについてもお話ししたい。さらに、地球の生き物の広大な多様性をもたらしたのと同じ進化の力が、がん細胞の進行と拡大に作用していること、その力を逆に利用することでがんを抑制できる可能性があることについても語りたい。私たちは自身に備わっている生物の基本システムを拒絶することはできないし、永遠に生きられるわけでもない。そうであるなら、がんの診断を告げられたとき、「わかりました。がんとのつき合い方なら知っています」とだれもが答えられるような、そんな日が来ることを私は願っている。

第1章　地球に生命が生まれたところから話は始まる

すべての始まりは、一つだった。

およそ三八億年前の原始スープには、ほかにも似たようなものがたくさん漂っていたはずだ。だが、ルカだけが運をつかんだ。[*1] ルカは、太古の深海の熱水噴出孔をとりかこむ、暑く、暗く、息苦しいところに生まれた単純な細胞だったが、独立した生命を営むのに必要な要素をひとそろい、どういうわけか集めてしまった。必要な要素とは、エネルギーをつくり出せること、自身を維持できること、そして何より重要な、自身を複製できることだ。

全生物の共通祖先、ルカの一つの細胞は二つになり、四つになった。四つが八つになり、それをひたすらくり返した。数十億年後のいま、私たちはこうして存在している。あなたの体を構成するすべての細胞は、もとをたどるとルカに行きつく。あなたの家の窓から見える樹木のすべての細胞も、その木の枝でさ

＊1　ルカ（ＬＵＣＡ――Last Universal Common Ancestor）。地球上で進化したすべての生物の祖先をさかのぼったとき最終的に行きつく「ラスト」の生き物に与えられた名前。もちろん、約四〇億年という期間において「ラスト」と呼べる範囲はとほうもなく広大だ。

えずる小鳥のすべての細胞も、あなたの家のトイレでうようよしている細菌も、起源はたった一つ、ルカであり、すべては細胞の複製という途切れることのない鎖でつながっている。細胞の複製は、地球を生命あふれる星にした。ナラの木にドングリの実がなるのも、小麦粉に酵母を加えたらパンになるのも、受精卵が赤ちゃんになるのも、そしてがん細胞が命取りの腫瘍になるのも、すべては細胞の複製のおかげだ。

がんは現代病なのか？

がんです、と言われたら、まっ先に思うことは「なんで私が？」だろう。でもその前に、この本では「なんで私たちはがんになるの？」から考えてみたい。

がんの患者数がこれまでになく増えている、というニュースの見出しを見れば、あなたはがんを現代病だと思うかもしれない。現代社会の不健康なライフスタイルが悪いのだろうと。だが、がんは多細胞生物のほぼすべての種に見られる病気であることを考えれば、それは違う。

二〇一〇年一〇月、私がキャンサー・リサーチ・UKの科学コミュニケーション・チームで働いていたころ、マンチェスター大学が一本のプレスリリースを出した。内容は、がん専門誌『ネイチャー・レビューズ・キャンサー』に掲載された、ロザリー・デイヴィッドとマイケル・ジマーマンの共著論文についてである。二人は、エジプトのミイラなど古代の遺骸《いがい》からがんの痕跡がめったに見つからないことを根拠に、がんの原因は現代人の砂糖まみれの食生活のせいだろうと論じていた。この話題はメディア受けし、新聞やオンラインニュースにさんざん書き立てられた。そのため私は急ぎ、キャンサー・リサーチ・UKのブログで誤解と間違いを正す記事を書いた。

第一に、「めったに見つからない」と「ない」は違う。そもそも、考古学の記録に見つかる「がん」の数が当時の有病率を反映しているとは思えない。遠い昔のある地域の人々の、がんの発生率を正確に知ることなど無理な話だ。たまたま発掘された遺骸が集団全体の代表とはかぎらない。がんは基本的に六〇歳以降に増える加齢性の病気だ。いまと違って昔は感染症や食料不足、出産で早くに命を落とすことが多かったから、がんになるまで長生きすること自体、少なかったはずだ。

古代エジプトでは、裕福で食べ物に困っていなければ五〇歳以降も生きられたかもしれないが、かつつの生活をしていれば三〇歳まで生きられればラッキーだっただろう。一五世紀のイギリスの平均寿命は、男性が五〇歳前後だった。女性は三〇歳そこそこだった。おそらく出産時に死亡することが多かったからだろう。現代の考古学は発掘した個人の年齢を、歯や骨、その他の状態から推測することができる。しかし、その個人が属していた集団の、年齢を基準にしたがんの発生率カーブまで割り出すことはできない。

第二に、考古学の記録として見つかる遺骸はほとんどが骨だ。ある種のがんは骨に痕跡を残すが、それ以外のがんは内臓の腐敗とともに消えてなくなる。軟組織が保存されているミイラから腫瘍が見つかるケースもわずかにあるが、だから「わずかしかない」と考えるのは短絡的すぎる。実際のところ、古代エジプト、古代ローマ、古代ギリシアで、がんは当時の医者がよく知る病気だった。二世紀のギリシア人医学者ガレノスは、こんなふうに書き残している。「乳房にしこりを見つけること多し……この病気はごく初期なら治せるが、大きくなってしまうと外科手術しかない」。詳しくはあとで説明するが、二〇世紀より前に書かれたがんの症例記録は二七五件見つかっている。そこには一般的ながんだけでなく、かなり珍しい小児がんのことまで書かれていた。だが、それもまた全体のごく一部だ。ガレノスが診たであろう乳がん患者のほとんどは、遺骸としても文書としても残されず、その存在は歴史の闇に埋もれている。

ところで問題となった共著論文は、メディアが書き立てた記事よりもはるかに慎重な姿勢で書かれていた。マイケル・ジマーマンは定評のある科学者で、ミイラに残る腫瘍をきめ細かく調べ上げ、古代社会に見られるがんの証拠を考古学と文化の両面から緻密に論じていた。なので「めったに見つからない」の定義をどうこう言うのはこのへんでやめておこう。それよりはるかに問題なのは、マンチェスター大学のプレスリリースにあったロザリー・デイヴィッドによるこの言及だ。「がんを生じさせる要素は自然にはない。がんは環境汚染や食生活、生活習慣の変化が引き起こす、人為的な病気である」

申しわけないが、この認識は完全に間違いだ。昔の暮らしは健康的だったというのは幻想にすぎない。この本でもおいおい説明してゆくが、がんのリスクを高める要素に現代のライフスタイルや習慣があるのは事実だ。と同時に、それは自然の中にもある。ウイルスや細菌、カビがそれにあたるし、植物から出る化学物質もそうだ（有機栽培の作物も毒を出す）。放射性物質のラドンは世界各地で、とくに火山性の岩石が多いところで地面から漏れ出ている。アメリカ南西部で一〇〇〇年前ごろ暮らしていた住民の遺骸に異常に多くのがんが見つかったが、それはおそらく放射性物質であるラドンのせいだ。日光は、がんを誘発する紫外線を毎日私たちに浴びせている。料理や暖をとるために火をおこせば、そこから発がん物質を含んだ煙が出る。火おこしは人類が出現したころから日夜営んできた行為だ。そして、小児がんのほとんどは、胎内での発生過程が乱れたときに起こる（一三四ページ参照）。どれも断じて「人為的で現代的な要素」なんかではない。

先史時代・古代のヒトのがん

いまも昔もヒトはがんになることをはっきりさせようと、私はキャシー・カークパトリックに会いに行った。彼女は古代がん研究協会の共同創始者の一人だ。この協会は、世界中の女性科学者と連携している。

かつてエウジェン・ストロウハル（古病理学のパイオニアで、医者からエジプト学者に転向した）やジェーン・ブイクストラ（アメリカ人人類学者）が個人的に取り組んでいたものを、体系的にやろうという趣旨で設立され、手始めに二〇世紀以前のがんに関するあらゆる情報をデータベース化しようとしている。

このデータベースは、古代遺骸がん研究データベース（Cancer Research in Ancient Bodies Database）の頭文字をとってCRABと呼ばれている。がんは古代、カニ（crab）と呼ばれていたことにちなんだものだ。

このデータベース化プロジェクトは継続中だが、本書執筆時において約二七五件の報告があった。二〇一〇年に発表されたジマーマンとデイヴィッドの共著論文に載っていた数をはるかに上回っている。二七五件というのはあくまで氷山の一角だ。そもそも一〇〇〇年以上前の死者、それも骨の一部しか残っていない死者の病気を特定するのは簡単なことではない。

遺骸からがんを見つけるには、X線とCTスキャンが使われる。ミイラの初のX線写真は、X線発見から早くも四か月後の一八九六年初頭に、イギリス人エジプト学者のフリンダース・ピートリーが撮影した（彼はがんではなく、布の下に隠された宝石かお守りを探そうとして撮影した）。ミイラにがんの痕跡が初めて見つかったのは一九五〇年代だが、一九七〇年代に三次元CTスキャンが登場すると、ミイラの包みを解くことなく中をのぞき見ることが可能になり、さらに多くのがんが見つかるようになった。

古い骨やミイラに異常な隆起や形状を見つけたからと言って、それが即座にがんと診断されるわけではない。良性腫瘍や嚢胞《のうほう》、あるいは別の病気によるものかもしれない。軟組織が骨に沈着するフッ素症の痕跡ということもあれば、正常な骨の変形を病気による異常と見間違えることもある。もちろん、動かぬ証拠を見つけることもある。

がんの種類によっては、見分けるのが簡単なものもある。カークパトリックいわく「特徴的な病原性」

があれば比較的簡単だ。そうでないものはむずかしい。CTスキャンとX線は何らかのがんの存在を示すが、どんな種類のがんかは示してくれない。古代病理学者はいくつかの候補を出せても決定的な答えは出せない。骨髄の白血球ががん化する骨髄腫なら、体中の部位に腫瘍ができるため、体中の骨に同じような痕跡を残す。一方、白血病とリンパ腫は古い遺骸で見分けるのは事実上不可能だ。現代の医療なら、一連の検査とスキャンで診断を絞りこめるが、古い遺骸に対しては確立した評価手段がない。なお、カークパトリックらはそうした評価手段を構築中だ。

現代の遺体検死で見られるがんの標本と単純に比較していいのかという問題もある。現代のがんでさえ、原因や数や種類には国や地域で大きなばらつきがある。現代の先進国であれば、がんで死ぬ前に摘出手術など何かしら治療を受けているだろう。四〇〇〇年前のエジプト人と、三世紀のイヌイット、大航海時代以前のペルー人の遺骸を、現代の西洋人の遺体に照らし合わせて評価すればいいという話では終わらないのだ。未開地や医療困難な地域を比較対象にすることを考えている研究者もいるが、いずれにせよ、そうした集団で正確なデータや統計を集めるのはむずかしい。

それらしいものが見つかったとしても、必然的に論争に発展する。一例として、カナム・マンと呼ばれる七〇万年前ごろのヒトの祖先のあごの骨に見つかった大きな隆起がある。カナム・マンは、化石掘りのルイス・リーキーらが一九三二年にケニア側のヴィクトリア湖岸で見つけた骨の化石だ。骨から突き出ている大きな隆起を骨がんかバーキットリンパ腫の痕跡だと考える陣営は、これをヒト属最古のがんだと主張する。別の陣営は、折れたあごの骨が治癒の過程でいびつに大きくなったものだと考えている。

同じく長期論争となっているものに、若いアウストラロピテクスの化石化した骨に見つかった脊髄腫瘍がある。アウストラロピテクスは二〇〇万年前ごろ東アフリカにいたヒトの祖先の霊長類だ。クロアチアのクラピナで発見された一二万年前のネアンデルタール人の肋骨《ろっこつ》に見られる異常なこぶも論争になっている。この肋骨のこぶはおそらくがんではなく、正常な骨が少しずつ弱い線維組織に変わる「線維性骨異形成」の可能性が高い。

もう少し確定的な診断が出たのは、南アフリカのスワルトクランス洞窟で見つかった足の指の骨だ。一六〇万年以上も前の骨なので正確なところはわからないが、ヒトの仲間の骨であることはほぼ間違いない。この足の指は骨肉腫という悪性のがんに冒されていたようだ。骨肉腫は一〇代後半の若者がなりやすい骨がんで、環境や生活習慣とは何ら関係がない。いまのところ、これがヒトの祖先に確認された最も古いがんということになる。

ほかにも先史時代のがんをうかがわせる例は世界中にある。二五万年前の成人のホモ・ナレディのあごの骨には、良性腫瘍が見つかった。ホモ・ナレディはヒト属の絶滅種で、二〇一五年に南アフリカのライジングスター洞窟で多くの骨が発見された。ネアンデルタール人の祖先であるホモ・ハイデルベルゲンシス（三五万年前）の頭蓋骨からは、脳腫瘍の痕跡が見つかった。インドネシアの洞窟で一万八〇〇〇年前に埋葬された二〇歳前後の女性のあごの骨にあいた多数の穴は、転移性がんの跡のようだ。だが、先史時代の化石や骨には医療記録がついていないので、真実はわからない。

古代がん研究の可能性と課題

近年はＤＮＡ配列決定技術が高速、低コストになったおかげで、遺骸から取り出したＤＮＡを解析することが可能になった。ルネサンス期のイタリア、アラゴン王国のフェランテ一世のミイラには、骨盤にきわめて保存状態のいい腫瘍が見つかった。顕微鏡で調べたときには大腸がんか前立腺がんか不明だったが、遺伝子解析をしてみると、*KRAS*という遺伝子が変異していた。この遺伝子変異は大腸がんにはよく見られるが、前立腺がんに見られることはまずない。こうしてフェランテ王は、死後五〇〇年を経て大腸がんという確定診断を受けることができた。

しかし、遺伝子解析をするにはDNAサンプルが要る。これは、がんになった臓器が保存されているか、がんが骨に広がっているかでなければ入手できない。また、現在でも正常な細胞に発がん性の変異はふつうに見つかるので、遺伝子解析だけでがんとの確定はできない。これに代わる技術として、欠陥タンパク質を探すプレテオミクスがある。だが、タンパク質解析はDNA解析より技術的に困難で費用もかかる。そのため現状では、よほど特別な標本にしか適用されていない。解析コストは年々下がっているので、将来的にはこの方法が広く使われるようになるだろう。

技術は年々進歩しても、標本の供給不足という問題はどうにもならない。統計的にバランスのいい集団の遺骸がまとまって出てくるなどということは現実的にありえず、研究はたまたま掘り当てた標本を使うしかない。「骨考古学パラドックス」と呼ばれる問題もある。これは一九九二年に人類学者のジェイムズ・ウッドらが提唱した、どんな考古学記録も集団全体の代表にはなりえない、という概念だ。遺体に病気の跡を残すより先に死んでしまうケースもあれば、それまでずっと健康だったのに死亡する直前で病気になるケースもある。二〇〇〇年前に死んだ少女が一五歳だったからといって、村の女性がみな短命だったとは言えない。しかし、過去数千年にわたって世界各地で多種多様ながんが見つかっているのは事実であり、現在の水準からするとかなり希少な種類のがんまである。

文化風習に邪魔されることもある。がんが急速に進行した場合、がんだという文書記録がないまま、あるいは骨に痕跡を残さないまま死ぬだろう。がんを忌み嫌う風習があれば、家族ががんという診断を記録に残すのを拒むかもしれない。死者の扱いや埋葬方法が後世の研究の障害になることもある。赤ん坊を自宅の壁や床下に埋めたり、男女で墓を分けたり、ペストやハンセン病の死者を別の場所に埋めたりといった慣習は世界各地にある。

究極的には、数字の問題がある。ある地域でがんの痕跡を残した三体の骨を見つけたとして、それが一〇〇人の村なら有病率は三パーセントだが、一〇〇〇人の町なら〇・三パーセント、三〇人の小集団なら一〇パーセントだ。がんは、近代以前や有史以前には真に希少な病気だったのかもしれないし、逆に、想像以上によくある病気だったのかもしれない。今後、徹底したＸ線とＣＴスキャンによる調査に加え、ＤＮＡやタンパク質の解析をすることで、もう少しはっきりした景色が見えてくることに期待したい。

保存状態の問題もある。骨だけでなく肉まで残っているミイラにがんらしき痕跡を見つけても、がんがミイラ化の過程でどうなるのかを知らなければ確定はできない。キャシー・カークパトリックは、ミイラ化した腫瘍がＣＴ画像にどんなふうに映るのかわからなければ、腫瘍の痕跡を見逃しているかどうかもわからないと言う。この課題に向けて、カークパトリックと同僚のジェニファー・ウィロビーは特殊な実験をしてみた。

近くの病院と提携して、そこの研究者たちから各種のがんに罹患《りかん》させたマウスを安定的に届けてもらい、そのマウスを考えうるあらゆる方法でミイラにした。泥炭地のミイラを想定して沼に落としたり、氷に閉じこめたり、熱い砂に埋めたり。カークパトリックとウィロビーは、古代エジプトの埋葬法をまるごと真似たマウスのミイラもつくった。小さな内臓を慎重に取り出し、ナトロンという鉱物と天然樹脂で死骸を包み、最後に包帯で巻き上げたのだ。[*2] その後、ミイラになったマウスにＣＴスキャンし、腫瘍がどうなったかを見る。結果は、どんなミイラ化の処理をしたマウスでも、がんの痕跡がはっきりと現れた。古代のヒトのミイラにCTスキャンして固形腫瘍を見逃すことは、ほぼないとわかった。「がんは現代病なんかじゃありません」とカークパトリックは力説する。「ヒトの歴史を通じてずっとあった病気です。発がん物質はどこにでもあるし、遺伝や感染症が原因のこともあります。がんを個人の努力で避けるのはほぼ不可能です。このことはもっと世間に知られるべきです。がんになったとき、その人の行動や選択を責めるような風潮をなくすためにも」

すべての生き物はがんになる

がんになるのはヒトだけではない。このことは私も子どものころから知っている。わが家で飼っていたシーバという名のウェルシュ・スプリンガー・スパニエルが、白血病で死んだからだ。ペットががんになるのは人為的な環境にいるからだと言う人もいるが（これはがんを現代病だとする考えに重なる）、生物が多細胞性を獲得した結果としてがんが避けられないなら、がんはどんな生物種にも生じうる。一部に例外があるとはいえ、これはまぎれもない事実だ。

二〇一四年、ドイツのキール大学のクロアチア人遺伝学者、トミスラフ・ドマゼット＝ロッソらが、驚くような論文を発表した。ヒドラという小さな淡水動物の二種に、腫瘍ができているのを見つけたというのだ。これほど単純な生物にがんが見つかったのは初めてのことだ。チューブに触手がついただけ、としか言いようのないヒドラの体は二層の細胞層でできており、三種類の幹細胞で維持されている。うち二種類の幹細胞はチューブの層になる。三番目の幹細胞（間質幹細胞と呼ばれている）は分化して、それ以外の細胞はもちろんのこと、胚細胞（のちに卵細胞や精細胞になる）をもつくる。この幹細胞が卵細胞になる過程のどこかで乱れが生じると、がんができる。がんができるとヒドラの成長速度と繁殖力は落ちる。

なお、ヒドラのがんは自然発生したもので、ドマゼット＝ロッソらは何ひとつ人為的な干渉をしていない。遺伝子を操作することも発がん物質を加えることもしていない。彼の発見は一つの問いを投げかけた。ヒドラのような単純な生物にもがんができるのなら、ほかの動物にもできるのでは？

この問いを追いかけている一人に、カリフォルニア大学サンタバーバラ校人類学部の助教授、エイミー・ボッディがいる。彼女が率いる研究チームは広範な生物種におけるがんの証拠を大量に集めてきた。比較腫瘍学と呼ばれる分野の研究である。

「自然界のあらゆる生き物を対象にしたがんの研究で、最初に問題になるのは、がんをどう定義するかです。イヌやマウスのがんならヒトの腫瘍と似ていますが、貝に奇妙な細胞を見つけたときや、キノコに異常な膨らみを見つけたときは、どう判断すればいいのでしょう？　生物全般のがんを調べようとしたとき、私はこの病気について何も知らなかったんだと思い知らされました」とボッディは言う。「私たちが生命系統樹全体のがんについて最初の論文を出したとき、何をもってがんとすべきかで議論が紛糾しました。そもそも、がんの定義は基本的にヒトを対象にしたものですから」

ヒトの場合、細胞が基底膜を破って周囲に広がっていれば、がんと定義される。基底膜は組織と臓器を包んでいる薄い保護膜だ。多くの生物はこの膜をもっていないため、制御不能の細胞増殖が起きているとき、その現象をどう呼べばいいか決まっていない。植物は細菌やウイルス、カビに感染したり、ハチに傷つけられたりすると、組織が異常増殖してこぶができる。それは「ガル」と呼ばれている。次章であらた

＊2　(二五ページ) カークパトリックは私に、ついでにミニチュアのピラミッドを建てることも考えたが、さすがに思いとどまった、と語った。

めて紹介するが、細胞分裂の異常によってできるサボテンの奇形は帯化《たいか》と呼ばれている。

紅藻《こうそう》類に腫瘍のような固まりが見つかることもあるし、菌類さえも例外でない。周囲に広がらない隆起がキノコに見つかることもあれば、ただのカビが異常に急増することもある。こうした隆起は過度な細胞増殖によるものだが、それをがんと呼んでいいかどうかは悩むところだ。植物には固い細胞壁と頑丈な内部構造があるため、そうした異常な細胞は植物全体に広がらずにすんでいる。

動物界に目を移せば、がんはいたるところで見つかる。がんになると判明した動物を並べ挙げたリストは二〇ページを超えていた。海洋生物がずらりと並んだページは「世界の奇想寿司屋」のメニューのようだ。ザルガイ、アサリ、カニ、ナマズ、洞窟魚、タラ、サンゴ、ホンビノスガイ、スズメダイ、エンゼルフィッシュ、ジュエルフィッシュ、金魚、キュウリウオ、サケ、タイ、ヨウジウオ……。

がんは、カエルなどの両生類や、ヘビ、カメ、トカゲなど爬虫《はちゅう》類にも見られる。鳥類も、インコからペンギン、オウム、ヒクイドリ、アカハシリュウキュウガモ、セキセイインコまで幅広い種に見つかっている。シカゴのH・K・コールという人物が一九一九年に手に入れた標本、「三本脚のコマドリ」の腹にがん性のこぶがあったのは有名な話だ。そして私たちと同じ哺乳類も、ツチオオカミからシマウマ、クジラ、ワラビー、ヒヒ、アナグマ、ボンゴまで、あらゆるタイプのがんになる。

大昔に死んだヒトの遺骸に腫瘍の痕跡が見つかるのと同じように、動物化石にがんの証拠が刻まれていることがある。二〇〇三年、ノースイースタン・オハイオ医科大学のブルース・ロスチャイルド率いる研究チームは、携帯型X線機器を手に北米各地の博物館を片っぱしから訪れて、一万点を超える恐竜の骨を撮影した。腫瘍が見つかった恐竜は七〇〇〇万年前ごろの植物食恐竜であるハドロサウルス科という一系統だけだったが、九七体の骨の標本から二九点の腫瘍が検出された。二億四〇〇〇万年前ごろ（三畳紀）

に現ドイツあたりの海をさまよっていた最初期のカメの化石にも、下肢骨《かしこつ》に腫瘍が見られた。その後、がんの証拠はチタノサウルスなど他の恐竜種からも出てきたが、一部には議論含みのケースもある。[*3]

ところで、サメはがんにならないという通説がある。この説は一般受けしているが間違っている。発端は一九七〇年代、メリーランド州ボルティモアのジョンズ・ホプキンス大学医科大学のジュダ・フォークマンとヘンリー・ブレムによる、軟骨（骨の先端にある支持組織）が腫瘍血管の形成を防ぐという発見だった。ご存じのように、サメの骨格は骨ではなくすべて軟骨でできている。そこから一般の人々が、サメはがんにならないのではないかと考えるようになったのだ。

ラボ実験によれば、サメの軟骨はたしかに腫瘍血管の成長を止めているようで、サメを発がん物質にさらしてがんにさせようという実験も失敗した。自然界のサメにがんを確認した人はそれまでだれもいなかったため、この仮説は検証されなかった。ともあれ、そこからサメの軟骨はがんを防ぐ、ひいては治すのではないかという飛躍が生じた。さらに一九九二年のウィリアム・レーン著『鮫の軟骨がガンを治す――副作用のない自然な療法がついに登場！』（今村光一訳、徳間書店）がベストセラーとなり、がん患者の希望につけこむドル箱産業が誕生した。軟骨の錠剤をつくるためにサメが捕獲され、養殖され、虐殺された。少なくとも三件の臨床試験で、サメの軟骨に治療効果がないことが証明されたというのに。

そもそもこの通説は基本的なところですでに間違っている。サメの複数の種で腫瘍が見つかっているからだ。二〇一三年にオーストラリアの沖合で捕獲されたホホジロザメにも見つかった。海洋生物学者のデ

＊3　古代のヒトのがん診断を困難にしているのは、軟組織の腫瘍が保存されていないことだ。同じく化石にも診断書はついていない。そのため議論の余地は多々ある。

イヴィッド・シフマンは、ホホジロザメの腫瘍発見についての論文で、こう指摘している。「サメはがんになる。たとえがんにならなかったとしても、サメの体の部位を食べたからと言ってがんが治るわけではない。マイケル・ジョーダンの体を食べても、いいバスケットボール選手にはなれない」

がんになりやすい動物、なりにくい動物

サメの軟骨がニセ薬だという話はともかく、さまざまな生物種のがんを比較することから見えてくることもある。ある動物にがんがあるかないかは人々の関心を引くかもしれないが、がんは多細胞生物であるかぎり不可避的に生じるものなので、見つかるか見つからないかを論じることにはあまり意味がない。それより、どのくらいの頻度で見つかっているのかのほうが重要だ。

ヒトだけががんになるのではない。そして、ヒトだけが飛びぬけてがんの発生率が高いわけでもない。ヒトは他の動物よりがんになりやすいと一般的に思われているが、それはデータで裏づけられたものではない。古代人のがんの有病率のところでも述べたが、生物種ごとのがん発生率も、体系的なデータがない以上、推測することさえできない。

何らかのがんが見つかった生物種をリストアップすることと、それが「まれ」なのか「よくある」のかを調べることとは別物だ。エイミー・ボッディらは、動物園のデータはもちろんのこと、野生動物のデータも可能なかぎり収集し、生物種全体においてがんがどれだけ多く見られるのかを調査した。

「動物園の動物は野生状態の同じ種と比べてかなり長寿です。また、動物の種類によっては調査の量が不十分です」と彼女は念押しした。「それでも、私たちの予備データによると、哺乳類の小動物はヒトより高頻度でがんが発生しています。フェレットにはたくさんの腫瘍が見つかりました。ネズミキツネザルも

多様ながんになるようです」

ボッディは、ボトルネック効果を経験した動物ほどがんの発生率が高いようだ、と言う。ボトルネック効果とは、ある生物集団において個体数を激減させるような出来事があると、そこを生き延びた集団は以前より遺伝的に似た集団になる、という進化の概念だ。ゴールデンハムスターはとりわけ劇的なボトルネック効果を経験した。いま世界中で飼われているハムスターのほとんどが、一九三〇年にシリア砂漠で捕獲された一腹《ひとはら》のきょうだいの子孫である。その結果、ゴールデンハムスターには人為的でない自然発生型のがんが高い頻度で生じる。

純血種の飼育動物もがんになりやすい。イヌ全般のがん発生率はヒトと同程度だが、特定の品種に特定のがんが発生しやすい傾向はある。養鶏場で卵を量産するようプレッシャーをかけられる雌のニワトリは、およそ三分の一が卵巣がんになることもわかっている。

ヒトもまた、ボトルネック効果を何度か経験してきた。代表的なものとして、一〇〇万年前ごろ私たちの祖先集団の人口は二万人を切り、絶滅寸前となった。現代のヒトがかんになりやすい要因の一つはこのときのボトルネック効果かもしれない。

進化系統樹の鳥類および爬虫類の枝と、哺乳類の枝とでは、後者のほうががんになりやすいこともわかった。現在のところその理由は不明だが、ボッディには少し考えがある。

「妊娠と胎盤に関係があるのかもしれません」と彼女は語る。鳥類と爬虫類は卵を産むが、哺乳類は胎盤をもつ。胎盤の中には多数の血管があり、そこから母体の酸素と栄養を胎児に送る。胎盤と胎児の細胞はその経路をつたって母体の血流に流れこみ、母親の正常な体組織の一部にさえなってしまう。これはマイクロキメリズムと呼ばれる現象だ。がんが浸潤《しんじゅん》、転移するときも、胎児の細胞が母体に入りこむとき使うのと同じ遺伝子と分子を利用する。

母体への侵襲性がより高い胎盤をもつ哺乳類（ヒトなど）は、そうでない哺乳類（ウマやウシなど）よりがんになりやすく、ネコやイヌはその中間くらいだという見方はこれまでもあった。残念ながらこの仮説はまだ検証されておらず、ボッディの研究チームはほかの動物種についてもデータを集めているところだ。胎盤が未発達で胎児を育児嚢《のう》で育てる有袋類《ゆうたい》や、カモノハシのような単孔類《たんこう》のがん発生率についての情報もまだない。データ不足は承知のうえで、ボッディは、胎盤の発達度合いとがんの発生度合いには関係があるはずだと考えている。

「この二つに関係があると私は思います」と彼女は言う。胎児と母親の細胞は、互いに遺伝子が似ているが、同一ではない。つまり、どちらかがもう一方の免疫系に拒絶されてもおかしくないリスキーな状況だ。「子宮内にすべてを閉じこめる方向に進化することもできたでしょう。でもヒトなどの哺乳類は胎盤を発達させる方向に進化しました。母体のあらゆる組織に、似ているけれど同一でない組織の侵入と合体を許すことにしたのです。そのため哺乳類は、自分自身からほんの少し変異した組織、つまりがんを免疫系で捕獲するのがあまり得意でないのだと思います」

サイズは関係する？

生物種間のがんの発生頻度のばらつきに関しては、もう一つ疑問がわいてくる。がんが多細胞生物に必然的なものだというなら、どんな細胞集団にも出現するはずで、そうであるなら細胞の数が多い動物ほどがんになりやすいのではないか、という疑問だ。細胞数が多ければ細胞増殖も多く、変異が起こる機会も多い。体のサイズが大きければリスクが大きく、おまけに長生きするならさらにリスクは増大するのでは？

「同じ種であれば、大きな個体ほどがんの発生率が高いことはわかっています。ヒトの場合でも、小柄な人より大柄な人のほうががんになりやすく、イヌでも同様です」とボッディは言う。「細胞数に比例するだけでなく、進化の性選択も関係します。早く体が大きくなれば、早く繁殖競争に参加することになるからです」

ボッディは、中米原産のプラティという鑑賞魚を例に説明してくれた。プラティの一部の雄は異常に大きく成長する遺伝子をもっており、そのおかげで雌に人気がある。不幸なことに、この変異遺伝子はメラノーマの出現率を高める。その遺伝子をもつ雄ががんになって苦しむころには時すでに遅しだ。とっくに成熟して雌と交配しているため、その変異遺伝子は次世代に受け継がれてしまう。

オジロジカにも似たような話がある。雄のオジロジカは、雌にアピールする立派な枝角《えだづの》をつくるのに大量の時間とテストステロンを投じるが、テストステロンが多いと角の付け根に線維状の腫瘍ができやすくなる。この腫瘍が大きくなりすぎると頭蓋骨を圧迫し、脳が傷つき、やがては死をもたらす。

ここから話はややこしくなる。体のサイズが大きいとがんのリスクが高まるという関連性は、あくまで同種の個体間で比べた場合であって、異種間で比べた話ではない。実際のところ、クジラやゾウのような巨大で長寿な動物と、マウスのような小さく短命な動物のがん発生率は、それほど変わらない。体重二〇〇トンのシロナガスクジラは二〇グラムのマウスより一〇〇〇万倍大きい。サイズ比で考えれば、シロナガスクジラの体の一部（マウス大の一部）ががんになる確率は、マウスががんになる確率の一〇〇〇万分の一だということになる。

なお、異種間の比較についてはヒトは明らかに外れ値だ。ヒトのがん発生率は身体サイズから推測される数字より高く出る。しかし、ヒトの悪習慣（とりわけ喫煙）の要素を差し引いて計算し直すと、がんの発生率は小動物と比べてかなり低く、反対に大型哺乳類と比べるとかなり高くなる。がんリスクは身体サイズに比例しないというこの観察は、「ピートのパラドックス」と呼ばれている。一九七六年にこの現象に初めて気づいたイギリスの統計学者、リチャード・ピートにちなんで名づけられた逆説だ。ピートのパラドックスは、ヒトあるいは他の生物が生存期間中の特定の時点でがんになりやすいかそうでないかを考えるときに役に立つ。このとき重要なのは、種の生き残り戦略という視点で眺めることだ。

生物はそれぞれ、サイズだけでなく寿命も違う。マウスは、つねに捕食される危険性のある野生下では一年生きられるかどうかだ。居心地のいいラボのケージの中でさえ、二年生き延びるのがせいぜいだ。一方、世界一長寿な脊椎動物として知られているニシオンデンザメは、一五〇歳でようやく性的成熟を迎える。放射性炭素年代測定法（一九五〇年代の核実験の影響をサメの眼の水晶体に探すという年代測定技術）で調査した結果、これまでに判明した最長寿のニシオンデンザメは五〇〇歳だった。なんとこのサメは、エリザベス一世がイギリスを統治していたころから北極圏を泳いでいたのである。アフリカゾウはおよそ六〇～七〇年生きるが、モルモットは八年も生きない。世界全体のヒトの平均寿命は現在、七〇歳前後だが、近い親戚のチンパンジーは五〇歳がいいところだ。霊長類の反対側の枝にいるネズミキツネザルの平均的な生殖可能な期間は五年ほどだが、動物園では一五年まで生きられる。

ピートのパラドックスを解くには、成長・長寿・生殖間の「進化取引」を理解する必要がある。簡単に言うと道は二つだ。速く生きて早く死ぬ、つまり短く危険な数年間のうちにできるだけ多くの子孫をつくるよう進化するか。あるいは、ゆっくり大きく育って捕食する側に回り、遅くに子孫を産んで長く子育てをするよう進化するかだ。

もしヒトが生殖年齢になる前にがんになるようなら、自然選択で淘汰され、ここまで繁栄しなかっただろう。大きな身体を数十年間、がんにならない健康な状態に保つには多くのエネルギーと資源を必要とする。そうであるなら、種としては生殖可能な期間だけ（それがどれだけ長期間でも）健康でいられるよう進化するはずだ。がんになるのは身体維持の投資が必要なくなってからでいい。つまり、ヒトのがんの九〇パーセントが五〇歳以降に出現するのは完全に理にかなっている。私たちは人生の最盛期を健康に過ごし、出産と子育てが終わったら不健康になってもいいように進化してきた。[*4]

「速く生き、早く死ぬ」という有名な表現は、アンテキヌスと呼ばれるネズミに似た有袋類動物の進化戦略から生まれた。オーストラリアの厳冬期、八月の約二週間に、アンテキヌスの雄はできるだけ多くの雌と交尾しようと熱狂状態になり、それは最大一四時間続く。しかし熱狂が終わると、雄は毛が抜け落ち、内臓が機能しなくなり、感染症にやられ、二週間も経たないうちに死ぬ。エネルギーのすべてを繁殖に捧げて華々しく散る。

雌はもう少し長く生きるが、産んだ子が乳離れすると死ぬ。親をなくした子は自力で成長し、翌年、同じサイクルをくり返す。アンテキヌスの繁殖方法は進化戦略としては完璧だ。アンテキヌスは昆虫のみを食べて生きているが、昆虫の量は周期的に増減する。アンテキヌスの子育て期はちょうど食料が最多の時期と重なる。雄は精子さえ運べばあとは用済みで、雌はそのあとしっかり食べて授乳する。

＊4　興味深いことに、がんの発生率には独立因子として性差があり、若年期には男性のほうががんになりやすい。異論含みだが、この性差を説明するのに、祖父は祖母ほど孫の子育てに貢献しないので進化上重要でない、とする祖母仮説がある。

その対極にある、ゆっくり長く生きながら、がんを回避している動物の研究からも、興味深い発見が上がりつつある。ＤＮＡ配列決定技術が進歩したことで、こうした動物の全ゲノム解析が可能となったからだ。

生き物たちのがん防衛戦略

がんになりにくい長寿哺乳類として最も有名なのはハダカデバネズミだ。サンドベージュ色をしたこの小さな動物は、アフリカの砂漠で大規模コロニーをつくって暮らしている。彼らは日夜、美味な植物の根を探して地下通路を掘り、伸び続ける歯を削る。サハラ以南の日差しをさえぎる穴の中は摂氏三〇度に保たれているため、他の哺乳類のように体温維持にエネルギーを使わずにすむ。ハダカデバネズミは痛みを感じないうえ、低酸素または無酸素の環境でも生きることができ、捕食者に悩まされることがない。地上に出ることはほとんどないため、焼けつくような日射を浴びることもない。彼らは、げっ歯類としてはめったにない「真社会性」動物でもある。一つのコロニーにつき一匹の支配的な女王と、その女王とつがうことのできる数匹の雄以外は、みな生殖できない「働きネズミ」で、トンネルの掘削、維持、警護の仕事をしている。

研究者らは当初、この特異的な社会構造に関心をもった。だが、捕獲してラボのコロニーで育ててみてから、ハダカデバネズミが簡単に死なないことに気づいた。二〇〇二年、ニューヨークの研究チームが飼っていたハダカデバネズミが二八年生き延びて、それまでのげっ歯類長寿記録（二七年のヤマアラシ）を超えた。二〇一〇年には「オールドマン」と呼ばれていたハダカデバネズミが三二年で死ぬという最長記録を打ち立てた。ほとんどのハダカデバネズミは二〇年後半まで生き、がんが発生することはほぼない。

一〇〇〇匹以上捕獲されたうち、がんの記録があったのはわずか数匹だ。

ハダカデバネズミがなぜこれほど長寿でがんに強いのかは、まだ完全にはわかっていない。低カロリー、低体温の生き方のおかげで、細胞がエネルギーをつくるときにできるフリーラジカル（体を傷つける化学物質）が少ないからかもしれない。細胞の成長を促すホルモンその他の量が他の動物と異なるからかもしれないし、ポリフェノールに富む植物を食べているからかもしれない。二〇一三年、科学者らは、ハダカデバネズミが粘度の高いヒアルロン酸を産生していることを発見した。ヒアルロン酸は細胞どうしをつなぐ接着剤のようなものだ。粘度の高いヒアルロン酸が細胞間の接触とコミュニケーションを強め、細胞の暴走とがん化を防いでいるのではないかと発見者らは推測している。

ハダカデバネズミのエネルギー生産にかかわる遺伝子は、マウスのそれより活性度が高く、重複が多い。この余分に存在する遺伝子が、DNAの損傷による発がん作用を抑える方向に働いて、長寿を可能にしているのかもしれない。ほかにも、DNA損傷や加齢関連経路への反応にかかわる遺伝子にいろいろ工夫があるようだ。ハダカデバネズミの細胞は他の小型げっ歯類の細胞と比べてストレスと損傷に抵抗する力が強いのだ。二〇一九年には、ハダカデバネズミにはマウスよりはるかに多種多彩な免疫細胞があることが明らかになった。こうしたこともがんの抑止に役立っているのだろう。

それでもまだ足りないと言わんばかりに、ハダカデバネズミは過剰な細胞増殖を抑える防御策をもう一つ有している。単純に、がんを許容しないのだ。生物学には接触阻止という現象がある。これは細胞の「パーソナル・スペース」を維持する機能のようなもので、まわりで細胞が増えてくると自身の増殖を止める現象だ。ハダカデバネズミの細胞は接触阻止がきわめて高感度に働き、自分以外の細胞が接近してくるとすぐさまフリーズし、がんの始まりになりうる玉突き衝突状態を防ぐ。

メクラネズミ（ハダカデバネズミとは別系統のげっ歯類）は別の方法でピートのパラドックスを解決してきた。メクラネズミは標準的なラットと体の大きさはほぼ同じだが、五倍も長生きし、がん発生率がひじょうに低く、二〇年も生きることがある。彼らは通常のラットに比べ、がんになりうるDNA損傷を修復する能力が五倍も高く、それが長寿を支えているようだ。細胞の修復能力の高さは、地下穴の暮らしにつきものの酸素濃度の変動サイクルから身を守るために進化したものだろう。

動物園でいちばん人気の南米原産の巨大ネズミ、カピバラは、別の戦略を有している。カピバラの体が異常に大きいのは、どうやらインスリンの過活動によるものらしい。インスリンは細胞の成長と代謝を調整するホルモンだからだ。また、世界最大のげっ歯類になるからには、がんを抑制する方法も進化させてきたはずだ（体が大きいほど細胞数が多く、がんリスクが高いことを思い出してほしい）。近年、カピバラのゲノムを調べたところ、他のげっ歯類に比べて有害な遺伝子変異が多いにもかかわらず、放っておくと腫瘍になりそうな不良細胞をすばやく見つけて破壊する特別な免疫細胞があることがわかった。

ゾウはまったく違う戦略をもつ。DNA修復能力を高めるのでも免疫系を強化するのでもなく、*TP53*という遺伝子を重複コピーするよう進化したのだ。ゲノムの守護者とも呼ばれるこの遺伝子は、トラブルの最初の兆候を検知するやいなや、アポトーシス（細胞死）の経路を活性化させるよう働く。ゾウは巨体だからトラブルを起こす細胞も多いが、初期消火さえできれば問題ないのだろう。

体重一〇〇トンで、ほとんどがんにならずに二〇〇年も生きる最長寿の哺乳類、ホッキョククジラの遺伝子も調べられている。彼らの長寿の理由は現時点では明らかではないが、DNA修復または細胞増殖にかかわる遺伝子を得たか失ったかではないかと考えられている。

サイズの尺度で反対側にいるのがブラントホオヒゲコウモリだ。このコウモリの体重はホッキョククジラの一〇〇〇万分の一の一〇グラムしかなく、体の大きさは実験用マウスの約半分だ。しかし、最長で四一年も生きた個体がいるほど長寿な種だ。ブラントホオヒゲコウモリほどではないにせよ、コウモリは全般的に同サイズの地上生活者であるげっ歯類と比べるとはるかに長生きしている。捕食者から飛んで逃げることのできるコウモリの飛翔能力が長寿に貢献しているのは確かだろうが、遺伝子にも秘密があるようだ。

一九六一年、アメリカの微生物学者レオナード・ヘイフリックは、ほとんどの細胞が五〇回ほど細胞分裂すると死ぬことに気がついた。この現象は現在、テロメアが引き起こす「ヘイフリック限界」として知られている。テロメアは染色体の先端にあるDNAとタンパク質を保護するキャップのようなものだ。靴ひもの先がほどけないようにはめてある、プラスチックの筒を想像してもらうといい。通常の細胞のテロメアは、細胞分裂のたびに少しずつ短くなっていく。テロメアがあるところまで減ったら、その細胞は死ぬ。一方、胚性幹細胞は発生段階で身体のすべての組織をつくらなければならないので、ヘイフリック限界を突破して細胞増殖をくり返す必要がある。そのため胚性幹細胞は、テロメラーゼという酵素をつくり出す遺伝子を活性化させる。テロメラーゼは細胞が分裂するたびに短くなるテロメアを、元の長さに戻す働きをする。

テロメアの「カウントダウン時計」は、細胞が無秩序に増殖するのを防ぐための、自然に備わったがん防衛メカニズムだ。テロメラーゼがその時計をリセットすると、細胞は永遠に死なずに増殖を続ける。つまりテロメラーゼはがん化を後押しする酵素だ。不思議なことに長寿なコウモリたちは、テロメアが加齢とともに短くならず細胞を何十年も修復し続ける。テロメア時計が働いていないのに、がんになりにくいのだ。どうやら、テロメア以外の、がんを抑えるための未知のメカニズムが働いているようだ。

大型哺乳類にがんが少ないことについて、異端的な理論として「ハイパー腫瘍」という考え方がある。すでに無法地帯となっている腫瘍の環境内で、別の不良細胞が出現し、当初の不良細胞を抑えつけるという概念だ。腫瘍内にできる腫瘍というこの概念は奇妙に聞こえるかもしれないが、後述するように、どんながんも遺伝子組成が異なる細胞集団の寄せ集めであることを考えれば、細胞どうしの内輪もめが、がんの成長をある程度まで抑える働きをしてもおかしくない。

がんリスクと体の回復能力の関係にもカギがありそうだ。動物のがんに詳しいエイミー・ボッディは、彼女の共同研究者でサンディエゴ動物園のタラ・ハリソンを訪ねたときのことを私に話してくれた。動物の皮膚サンプルを集めている彼女たちに、たいていの動物園は快く応じ、局所麻酔と小さな穴開け装置で採取したサンプルを提供してくれる。しかし、ガラパゴスゾウガメの皮膚サンプルだけはきっぱりと断られた。皮膚に穴を開けてもほかの動物なら一、二週間で治るが、ゾウガメの場合は傷が癒えるまで一年以上かかるからだ。飼育員は動物福祉の観点から、ゾウガメの皮膚サンプル採取に応じなかったのだ。

傷の回復が遅いゾウガメの皺《しわ》だらけのぶ厚い皮膚と頑丈な甲羅を見れば、いかにも弱々しいヒトの皮膚がすばやく傷を閉じてくれることに、驚きと感謝を感じずにはいられない。マウスの治癒力はさらに速い。しかし、速い治癒力を進化させると細胞は急激な増殖モードに入りやすくなり、その一つが悪性化する機会が増える。進化戦略という意味で、ヒトとマウスは、がん防御を犠牲にして柔軟な皮膚と速い治癒力を選んだと言える。

このように、生物種はそれぞれ繁殖期を無事に過ごせるよう固有の戦略をとりながら、ピートのパラドックスを克服してきた。今後も、何百万年も前に私たちと枝分かれして別の進化の道を行った生物の研究から学べることはたくさん出てくるだろう。

がんにならない動物

がんは見たところ進化系統樹のどの枝にいる生物にも発生するようだが、がんにまったくならない動物もいる。有櫛《ゆうしつ》動物（クシクラゲ）がその一つだ。透明で魚雷のような形をしたこの生き物は、葉状体《ようじょうたい》という海中を泳ぐときに使う器官を通して虹色の光を分散させる。有櫛動物の体長は数ミリメートルから一・五メートルまでと幅広く、現在までに一〇〇を超える種が発見されているが、どの種にもがんが報告されたことはない。

平板動物（センモウヒラムシ）もそうだ。四種類の細胞が数千個集まっただけの、アメーバのようなこの水生動物は、現存する最も単純な多細胞生物とされている。もし平板動物に腫瘍があったとしても、それがどんなふうに見えるのかはわからないが、ともかくがんはできないようだ。平板動物に発がん性のX線を照射すると、それで損傷した細胞の固まりは、単純に体の表面から外に追い出されてしまう。ちょうど、にきびの中身を絞り出すようなかたちで押し出されるのだ。

最後に海綿動物を紹介しよう。アリゾナ州立大学テンピ校、がん進化研究所の所長カルロ・メイリーは、私をラボに案内しながら、飴玉サイズのトゲトゲの白い球体がいる塩水槽を見せてくれた。この動物はテチヤ・ウィルヘルマという。どんながんにも悩まされていないように見える海綿動物の数ある種の一つだ。「私たちは研究に向く新しいモデル生物を探していたんです。条件としてはすでにゲノム配列が決定されていて、ラボで育てることが可能な生物です」。メイリーの同僚のアンジェロ・フォルトゥナートがまず、数か月かけて、これらの海綿動物をラボで安定して飼い続けるための完璧な塩水循環システムを構築した。そしてつぎに、海綿動物にX線を嵐のように浴びせた。

手加減なしの全面的な核爆弾攻撃である。参考までに、ヒトは線量五グレイの高エネルギー放射線を浴び続けると、二週間以内に死ぬ。フォルトゥナートは七〇〇グレイの放射線を浴びせたが、海綿動物はどこ吹く風で平然としていた。損傷を受けた兆候も、がんの兆候も、どこにも見られなかった。

メイリーの研究チームは現在、このスーパー海綿動物がどのように高線量の被曝《ひばく》をかわしているのかを解き明かそうとしている。彼はそこから、ヒトの細胞を放射線による損傷から守るためのヒントが見つかることを期待している。放射線治療でがん細胞を確実に殺しつつ、その周囲の健康な組織を守る方法を探すうえでも役立つだろう。本書執筆時において、彼らはまだ研究中だが、他の研究者らは海綿動物に、腫瘍の成長をブロックする化学物質をいくつか見つけている。この小さな海生動物は間違いなく、その控えめな見た目とは裏腹の大きな可能性を秘めている。

ところで、現代の暮らしは関係あるのか？

がんは新しい病気ではなく、ヒトだけがなる病気でもないので、現代のライフスタイルにすべての責めを負わせることはできない。とはいえ、なぜ豊かな国でがんが多いのかは疑問に思うべきだ。たとえばイギリスのような先進国では、一九六〇年以降に生まれた二人に一人が人生のどこかの時点でがんになる。理由の一つは寿命が急激に延びたからだ。昔のように出産時に命を落としたり、殺されたり、食われたり、災害に遭ったり、感染症にやられたり、飢えたりすることなく、現代の私たちはがんの好発年齢まで生きていられるようになった。

一九世紀の医者はがんを文明病だと信じていたが、すでに述べたように古代の人々の有病率を正確につかむことはできない。同様に、いまも狩猟採集的な暮らしをしている地域や、あまり現代生活に染まっていない地域で統計をとるのも簡単ではない。一方、イギリスでは国民保険制度が管理する詳細な医療記録があるので、がんについての統計をいろいろな角度から出すことができる。イギリスでがんで死ぬ人はほぼ間違いなく、事前にがんと診断され、そのことが記録されている。だが、がんが未診断、未記録となっている地域は世界にまだたくさんある。

ヒトは周囲の変わりゆく世界に驚くほどうまく適応する。私たちの遺伝子もどんどん変わる。遺伝子の変化が集団全体に広がるペースは意外に速い。たとえばヒトは元来、離乳後にミルクを分解する能力をなくす動物だった。だが離乳後もミルクを分解できるようになる遺伝子変異を獲得すると、その遺伝子は一万年前に酪農が始まった時期に急速に広まった。瞳の色を青くする遺伝子ができたのもわりと最近で、六〇〇〇年前から一万年前のどこかでひょっこり現れた。そして、私たちが暮らす現代の世界は以前にもまして速く移り変わっている。

現在のヒトの身体は、過去の世界を生き延びた進化の産物だ。過去の世界は食料供給が安定せず、現代とはまた別の感染症や発がん物質が存在していただろう。火おこしや皮なめし、冶金《やきん》作業で出る有害物質にさらされることもあっただろう。だが、嗜好《しこう》品としてタバコの煙を吸ったり、肌を焼くためにあえて日差しを浴びたりすることはなかった。ライフスタイルも昔とは変わってしまった。たとえば、先進国の女性は子どもを産む数が少なく、授乳期が短いうえ、早くに月経が始まり、閉経後にはホルモン補充療法を受ける。ホルモンは乳がんの成長を促進する。生涯にわたる体内のホルモンバランスが昔と変わってしまったことが、現代女性の乳がんリスクを高めている。

進化戦略の話ばかり聞かされてきた私は、ここで楽観的な疑問を思いつく。ヒトはやがて、寿命の延びと高齢出産の増加に適応して、がんを逃れられるよう進化するのでは？　残念ながら、私がこの疑問をぶつけた科学者は全員、首を横に振った。進化は数百年ではなく数千年の単位で起こるもので、ここ一、二世紀の暮らしの変化すべてに追いつけるものではない。何十万年、何百万年の自然選択を重ねてつくられてきたヒトの体はそんなに簡単に改変できない。

私は四〇代に入ってから、進化から見放される年齢に近づいているのをひしひしと感じるようになった。タバコを吸わず、体重と食べるものに気をつけ、紫外線を避け、飲酒量を減らし、できるだけの努力をしているつもりだが、生物としての運命に無駄な抵抗をしているだけなのかもしれない。[*5] そうだとしても、動物のがんを研究しているエイミー・ボッディの話を聞いて、私は希望を感じた。彼女の取り組む比較腫瘍学という分野がまだ未熟なことはわかっているが、この病気を広く生物全般の視点から調べていけば、いずれ重要な真実が明らかにされるだろう。

「ヒト以外の生物からもっと学ぶべきです。ほかの生物での仕組みを知れば、なぜヒトはがんに弱いのかがわかるでしょう。ヒトどうしの比較研究も進んでいません。西欧人以外の集団や、小規模社会の集団に、もっと目を向けるべきです」と彼女は言う。「自然界にはあらゆるヒントが隠れています。さまざまな生物が、途方もない年月をかけて、がんを防いだり弱めたりする方法を生み出してきました。進化がそれを可能にしたのです」

最後にもう一つ、ヒトだけでなく動物のがんについて研究すべき理由をお知らせしておこう。それは、動物の研究がほかならぬ当該動物の福祉になることだ（ヒト中心のがん研究では見過ごされがちな視点である）。ボッディは、動物のためを思ってすることが結果的にヒトのためになる、と熱をこめて言う。たとえば獣医や自然保護活動家が飼育動物や野生動物にがんを見つけて、そこからがんの原因や治療法を学ぶこともあるだろう。ある地域に住む動物たちにがんが突然発生すれば、私たちがこれまで知らなかった発がん物質の発見につながるだろう。そしてヒトは、それを避けることを学べる。人類と長く共存してきたペットから、がんに対抗する方法を学んで、私たちの弱点補強に応用することも考えられる。

さて、がんは人類史とともにあり、生命系統樹のほぼすべての枝に生じることはわかった。しかし、それだけではなぜがんが起こるのかはわからない。温厚な細胞が反抗的な細胞になり、爆発的に増え、トラブルを起こすのはなぜなのか。それを理解するには、すべての生物に存在する細胞社会をとりまとめているルールを知り、その社会が崩れるとどうなるのかを知る必要がある。

＊5　この運命から逃れることはできない。進化はヒトに、生殖期の最中にがんになりにくいというところまでは適応させたが、さすがに「子どもをつくらない」というライフスタイルにまで解決策を与えてはくれない。

第2章　がんは生きるための代償である

地球に生命が誕生して間もないころ、一つひとつの細胞は独立していた。周囲に存在する他の細胞と干渉し合うことなく、自由気ままに生きていた。だが、独身時代を一〇億年ほど楽しんだあと、そろそろ身を固めることにした。細胞たちは協力し、互いにコミュニケーションをとるようになり、多細胞生物になった。はじめはゆるい集合体だったが、長い年月をかけて高度に組織化された生き物に進化した。それぞれの細胞は専門の仕事をすることを覚え、固有の器官や臓器ができた。すべての細胞に場所と役割が与えられた。

細胞は生命史において何度か、ひとりでいるより仲間を集めて多細胞生物になったほうがいいと判断し、菌類や藻類、植物の祖先を生み出した。動物への進化はたった一度で、六億年前ごろだったと考えられている。多細胞になることは個々の細胞にとって自律性を失うことを意味する。発生時や成長時、修復時に、自身をいつどこで複製するか、決められたルールに従わなくてはならない。それでもなお、共同体の一員になることには大きな利点があった。

まず、多細胞生物はサイズを大きくすることができる。食うか食われるかの世界では、体が大きいほど食われにくい。食う側にまわれば食料の選択肢が増えるので、環境変化に適応しやすくなる。より速く、より遠くまで移動できるようにもなる。細胞の数が多ければ、それぞれを特定の場所に配置して、特定の任務を与えることができる（いわゆる分化である）。単細胞生物より高度な機能をこなせるようになり、神経、筋肉、血液などが生まれる。多細胞生物に属する細胞は、成長に必要な栄養素など全細胞にとって恩恵のある「公共財」をつくることもできる。単細胞生物なら何をつくろうが細胞の外に流れ出てしまい、ライバルに利用されるだけだが、多細胞生物の体内でつくり出されたものは体内にとどまり、自分たちで利用できる。

　最もすばらしいのは、多細胞生物が「性」をもったことだ。単細胞生物である細菌が、自身をただ二つに分けて複製するのとは大違いだ。多細胞生物に雌雄の違いができるということは、卵子と精子をつくるのに特化した細胞、つまり生殖細胞ができることを意味する。それ以外の身体をつくる細胞は体細胞だ。体細胞は、食料を獲得する、ライバルと争う、交配相手を探すなど、生き続けるための泥臭い仕事を引き受ける。その間、生殖細胞は遺伝子を継承させるという崇高な仕事に専念できる。

　多細胞生物のライフスタイルは、細胞の分裂と機能が厳格にコントロールされていなければ成り立たない。細菌のような単細胞生物なら進化目標はただ一つ、増殖して遺伝子を次世代に手渡すことだけだ。単細胞生物は死んだらそこで進化の行き止まりになるから、生き続けることと複製し続けることさえ頑張ればいい。多細胞生物の細胞の場合、勝手な複製は許されない。複製していいのは、赤ん坊から成人になるまでの発生期と成長期、または身体を定期メンテナンスしたり応急処置したりするときだけだ。多細胞生物の細胞は、決められていない仕事をするのも許されない。脳にある神経細胞は、すい臓にある島《とう》細胞のようにインスリンを生産したいと思ってもできないし、外界とのバリアをつくる皮膚細胞が血液細胞のように全身を旅したいと思ってもできない。そのままにしておけば問題になる故障した細胞や損傷した細胞は、自死するか免疫系に駆逐されるようあらかじめ決められている。

多細胞生物になれば、個々の細胞は生物全体の利益になるようふるまう義務が生じる。ところががん細胞はルールを無視し、好き勝手に増殖し、周囲の組織に侵入し、あちこちに移り住み、最終的には宿主もろとも死ぬ。がんがどこから来たのかを理解するには、まず多細胞生物の生き方のルールを知り、そのルールが破られたとき何が起こるのかを知る必要がある。

裏切者のアメーバ

細胞性粘菌のキイロタマホコリカビは、いつもはアメーバ様《よう》の単細胞生物として土の中でぶらぶらと過ごしている。食料の細菌が豊富にあるかぎり、それで問題ない。だが食料が少なくなってくると、単独行動をしていたアメーバが互いに信号を発して集まってくる。一〇万個近くのアメーバが集合して、長さ数ミリメートルの「スラグ」と呼ばれる移動体を形成し、温度と湿度が最適な明るい場所を求めてナメクジ（スラグ）のように移動する。ふさわしい場所を見つけたら、スラグはまた形を変える。スラグは上に向かって柄《え》をのばし、頂上に丸い「子実体《しじつたい》」をつくる。最後に、この子実体が破裂して胞子をまき散らす。胞子はできるだけ遠くに、よりよい環境に着地することをめざして飛んでいく。適当なところに着地した胞子は発芽して、新しいキイロタマホコリカビとして単細胞アメーバの日常を再開する。

苦難のときだけチームを組んで繁殖するというキイロタマホコリカビの生活環は、単細胞生物が多細胞生物になって得する場合と損する場合があることを示す好例だ。集まってスラグになったアメーバの、八〇パーセントは胞子になって命を次世代につなぐことができる。だが、残りの二〇パーセントは柄になって死ぬ、つまり全体の利益のために犠牲になる。それがルールだ。だが、こんなシンプルな細胞社会でも、ルールを破る裏切者がいる。

一九八二年、イェール大学の生物学者レオ・バスは、キイロタマホコリカビと近縁の粘菌、タマホコリカビの一部の細胞が他の細胞を出し抜いて、柄よりも子実体になろうとすることを見出した。コロニー全体のために柄となって死ぬより、生き延びるチャンスの高いほうにちゃっかり入りこむ、このふるまいをバスは「体細胞寄生」と呼んだ。[*1] 四半世紀後、テキサス州のベイラー医科大学のガッド・ショールスキーらが、キイロタマホコリカビにも同じ利己的なふるまいが見られること、そのふるまいを引き起こしているのはキイロタマホコリカビの一〇〇〇個を超える遺伝子の一つに生じた変化であることを示す論文を発表した。

ショールスキーらはさらに奇妙なことを見出した。裏切者が利己的にふるまうのは、自分と遺伝子が異なるアメーバに囲まれたときだけだというのだ。遺伝子が異なる隣人がいるところではほとんどが子実体になり、柄になる（犠牲になる）のはたったの五パーセントだった。一方、自分と同じ遺伝子のアメーバに囲まれているときは、想定どおりの二〇パーセントが柄になって死ぬ。つまり、家族以外が相手なら出し抜くが、家族のためなら犠牲になることをいとわない。自分と同じ遺伝子が生き延びてくれるのなら、わざわざ出し抜いて子実体にならなくてもいいというわけだ。

ただし、こうしたふるまいに何らかの意図や知能が介在すると思うのは間違いだ。彼らは単に、自然選択で形づくられた遺伝子プログラムに従っているだけである。あるアメーバに、柄をのぼって頂上に駆けあがるのが少しばかり得意な遺伝子変異が生じると、そのアメーバは生き延びやすく、繁殖を続け、同じ遺伝子変異を共有する「裏切者集団」をつくる。それにしても、粘菌のようなシンプルな単細胞生物に、多細胞性の社会的ふるまいを左右する遺伝子がこれほど多く含まれているとは驚きだ。旧社会のルールは、ほんの少し進化に有利な遺伝子が現れただけで破られる。だが、裏切者が増えて裏切者ばかりで構成される新社会になったらなったで、その新社会もまた一部のメンバーに犠牲を強いることになる。裏切者の集団も、その集団を存続させるためにはルールが必要になる。

粘菌にかぎらず、属する社会のルールを破って裏切るやつはどこにでもいる。一九七〇年代に、数学志向の進化生物学者のグループが、若い雄が年長の雄を出し抜いて、首尾よく交尾するふるまいを「スニーキー・ファッカー」と名づけた。雌ジカのハーレムを確保できない雄ジカは、年上の大きな雄ジカが雌ジカの所有権をめぐって争っている最中に、雌ジカとすばやく交尾をする。こうした抜け駆けで驚くほど多くの子ジカが生まれていることは、DNA親子鑑定法によって確認された。つまり、これは成功率の高い交配戦略なのだ。同じような繁殖作戦はその後、他の多くの動物集団でも確認された。

南アフリカのケープミツバチの例もある。社会性昆虫の多くがそうであるようにこのミツバチも、女王バチが働きバチの雌と生殖専門の雄を支配するという、厳格な階層コロニーをつくる。巣の中で唯一、雄と交配できる女王バチは強力なホルモンを出して、他の雌バチの卵巣の働きを封じる。もし女王バチが何らかの理由で巣を留守にすると、他の雌バチは卵巣の働きを元に戻し、無精卵を産む。その無精卵からは雄しか生まれない。ところが、ときおり、ケープミツバチの雌が反乱を起こす。女王バチがまだ巣の中にいるにもかかわらず、雌の子孫をつくれるよう生殖機能を改変し、女王と同じホルモンを出すようになるのだ(この現象は雌性《しせい》産生単為生殖と呼ばれている)。

女王モードを起動できるようになった働きバチはつぎつぎと裏切者になる。日々の労働を放棄して、の

＊1　私はむしろ「くそったれアメーバ」と呼びたいくらいだ。

んびりと子づくりをして過ごす。偽の女王の集団は、ケープミツバチとよく似た亜種のハチの巣に侵攻し、そこにいた女王バチと働きバチを乗っ取り、もっと多くの偽の女王を量産することさえある。巣の中で偽の女王の子孫が増えるにしたがい、働きバチは減る。蜜を集めたり受粉したりという重要な仕事を担う者が減れば、遠からずコロニーは崩壊する。

南アフリカとドイツの研究者たちは近ごろ、偽の女王になる能力がミツバチ・ゲノムのたった一文字の変化であることを発見した。その文字が含まれる遺伝子の機能はまだわかっていない。こうした裏切りは成功率が高いため、ケープミツバチの裏切者の侵略はいまや南アフリカの北東部全域にまで広がっている。つぎつぎと巣が崩壊し、地域の養蜂家は悲鳴を上げている。

雌の働きバチと新しい女王とで巣の中の「人口構成」を変える能力の獲得は、進化という観点から見れば納得がいく。南アフリカの当該地域は風が強く、女王バチが巣を出たまま風に飛ばされて戻ってこないことがよくある。そうした条件下では、裏切者の雌バチがときどき現れるほうが、種全体の存続に役立つ。

ルール破りという問題

五月初旬、アリゾナ州立大学テンピ校の気温はすでに摂氏四〇度で、照りつける太陽に私の目と肌は痛めつけられていた。ここは私のような色白のイギリス人には過酷な場所だが、サボテンにとっては天国だ。近ごろ同大学のキャンパスには、二棟の建物にはさまれた小区画に、クレステッド・カクタスの小植物園がつくられた。クレステッド・カクタスは、かなり変わったサボテンだ。サボテンといえば、フォークのように茎が上向きに伸びている姿をイメージするだろうが、このサボテンの茎はあちこちが無秩序に膨らんで破裂している。これを見て、人体内で育つ悪性腫瘍と似ていると思わないほうがむずかしい。

この植物園をつくったアテナ・アクティピスも同じことを思った。彼女はアリゾナ州立大学心理学部の「協力・対立」研究室のリーダーで、大規模な学際研究「ヒト寛容プロジェクト」の共同責任者を務めている。アクティピスは、ヒト社会における協力の進化をテーマに博士号を取得したあと、ヒト社会の原理原則は細胞レベルにも当てはまるという考え方に引きつけられた。とはいえ、彼女が細胞社会の考え方に最初に興味をもったきっかけは、がんではなくクレステッド・カクタスだった。

私はアリゾナ州立大学の心理学部棟の奥にあるオフィスでアクティピスと話した。「奇形サボテンの画像を見つけたのはこのウェブサイトです」と彼女は言った。「がんのような現象が、動物だけでなくサボテンのような植物にも見られるという事実に衝撃を受けました。植物は、ヒトや動物とはまったく異なる存在ですが、だからこそ、がんは生命の基本的な何かを語っているのだと直感しました」

がん研究者は通常、細胞や分子、遺伝子の研究から入っていく。だが、社会における個人の協力と進化をテーマに実績を積んできたアクティピスは、その視点でがんを眺めてみようと思った。彼女はこれまでの研究で、社会というものを「資源および解決すべき課題を共有している個人が集まるネットワーク」と理解していた。そうであるなら、人体組織も従順な細胞が全員同じルールに従う協力的な社会であるはずだと考えた。細胞の従うべき金科玉条はつぎの五つだ。増殖しすぎない、決められた仕事を遂行する、必要以上に資源を浪費しない、汚したら自分で始末する、死ぬときが来たら死ぬ。

この五つのルールがあれば、人間社会だろうがどんな社会だろうが、円滑に維持される。逆に、個々のメンバーが自分勝手にふるまうと問題が生じる。がん細胞はこれらのルールすべてに逆らう。最初は一度に一つのルールを破る程度だが、定着して全身に広がるころには一斉にすべてのルールを破っている。無制限に増殖し、本来の仕事をせず、酸素と栄養素をむさぼり食い、周囲を酸性に毒し、断固として死なない。

多細胞生物は、細胞社会の仕組みを一〇億年以上かけて進化させてきた。それぞれのメンバーが共通の利益に向けて特化した役割をこなし、個々の細胞のニーズより種としての繁栄をめざす。この厳格な階層型組織は、祖先の単細胞生物が楽しんでいたような自由で気楽な生き方を許さない。細胞分裂は厳しく制限される。複雑で相互に絡み合う分子経路や遺伝子経路を通じて、いつ、どこで分裂するか細かく指示される。ルール破りは厳禁だ。損傷した細胞や服従しない細胞のための余地はない。トラブルを起こしたら、全体の善のために自殺するよう促される。年老いた細胞には安らかに眠ってもらう。冷酷に見えるかもしれないが、この厳格さが私たちの健康と生命を守っている。

とはいえ、ヒトの社会でも動物の社会でも細胞の社会でも、ルールを破る個人や個体はかならず出てくる（あなただって身に覚えがあるだろう。私にだってある。とりわけ、罰せられないとわかっている場合には）。人間社会を見ればわかるように、メンバーがみな協力的で、過当競争や不正を抑止する仕組みができている社会は繁栄し、成長する。同じく、多細胞生物が健全であるためには、メンバーに不正行為を許してはならない。細胞数が多いほど、また寿命が長いほど、統制はむずかしい。多細胞生物が進化する過程では、裏切者を出さないよう多大な投資がされてきた。身体サイズが大きければ細胞社会のメンバーは多くなり、裏切りが発生する確率も高まるため、より強力な抑制システムが必要となる。

個々の細胞にとって、大きな多細胞共同体の一員になれば自律性を失って自分の行く末を自分で決めることはできなくなるが、そのかわり自分の遺伝子を継承するという究極の目的を大きな組織に委ねることができる。それでもルール破りの誘惑はいつもあり、隙を見つけては勝手に増殖を始める者が出てくる。

ただし、裏切り行為はそれまで保たれていた社会のバランスを崩す。十分長く生きて繁殖するという生物としての長期的な目標より、自分だけ得をしたいという裏切者たちの短期的な欲望が勝って悪性腫瘍がどんどん育つと、最悪の場合は宿主もろともの死が待っている。裏切者の出現は不可避だが、社会が許容できる裏切者の数には限りがある。みなが裏切りをするようになれば、多細胞生物の社会はあっというまに『マッドマックス』のようなディストピアの世界となる。

共同生活のメリットとデメリット

イニャキ・ルイス＝トリーヨは、スペインのバルセロナにある進化生物学研究所で多細胞ゲノム研究室のリーダーをしている。彼もまたアメーバに魅了された一人だ。具体的に言うと、彼は独特なライフスタイルをもつカプサスポラ・オウクザルザキという単細胞生物にとりつかれている。この生物は、多細胞生物に最も近い単細胞生物だと考えられている。

ほかの単細胞生物のほとんどは、自身をそのまま複製するだけの存在だが、カプサスポラの生き方には三つの局面がある。まず、淡水性カタツムリの血液中でアメーバのような単細胞生物として生きる局面があり、つぎに圧縮した胞子のような嚢《のう》（シスト）になる局面がある。そして最も興味深い三番目の局面では、何かの信号に反応してアメーバどうしが集まって群れになり、互いを結びつける奇妙な接着剤までつくり出すのだ。この状態は単細胞性と多細胞性のどちらにも属するグレーゾーンで、ここから、多細胞生物を支配するルールと、がん細胞がそのルールをどう破るのかについての知見が集まりつつある。

ルイス＝トリーヨの研究チームはカプサスポラの遺伝子に、多細胞社会の起源やがんのルーツを知る手がかりになりそうなことを多く見つけた。予想されていたとおり、カプサスポラは自身を複製させるための遺伝子を一式もっていた。細胞を建造するための遺伝子一式や、遺伝子のオン・オフ切り替えやエネルギー生産のための遺伝子一式もあった。だがそれ以外に、少なくとも表面上はまったく不必要に思える遺伝子がたくさんあった。

不思議なことに、カプサスポラには、多細胞動物が全身の組織をつくるのに使う遺伝子や分子のほぼすべてが存在していた。ルイス＝トリーヨは、多細胞生物があとから獲得したと思われていた発明のほとんどを、この単細胞アメーバがすでに保有していたことを見出したのである。たとえば、カプサスポラの細胞はインテグリンという分子をつくる。インテグリンは動物細胞の表面にある、細胞どうしを接着させて構造体をつくるための分子だ。また、これまで動物の発生にのみ必要だと思われていた、初期胚の細胞群に上下・前後・左右の方向性を決める遺伝子群まで、カプサスポラなりの形で保有していた。

動物の器官サイズを調節する、ヒッポ経路と呼ばれる遺伝子群の一部に見られる四～五個の遺伝子も見つかった。ルイス＝トリーヨは、これらのヒッポ遺伝子をカプサスポラから切り出して、ショウジョウバエに挿入してみた。すると、挿入された遺伝子は、ショウジョウバエの眼のサイズを調節する遺伝子を乗っ取った。そもそもアメーバには眼がない。眼どころか、ほかの器官もない。そんなアメーバが、複雑な多細胞動物が使う分子をすべてもっている必要はあるのだろうか？　「これらのメカニズムはどれも、カプサスポラが一つの局面からつぎの局面に移るとき、つまりアメーバから嚢へ、嚢から集合体に変わるときに働いています」とルイス＝トリーヨは語った。「もっと複雑な動物における分化と同じプロセスが、連続的ではなく段階的に働いているだけなのです。まずあるものに変わり、つぎに別のものに、さらに別のものに変わる、というように。単細胞は一度に一つの状態にしかなれません。これは単細胞生物にとっての宿命です」

子宮内で胎児が育つときは無数の異なるタイプの細胞が発生する。それぞれ特定の目的のために特化された器官が同時につくられる。もし、カプサスポラの流儀で同じことをするとすれば、段階を追って、まず肝臓をつくり、つぎに脳を、そして筋肉をつくることになる。ルイス＝トリーヨの研究は重要なことを教えてくれた。アメーバのゆるい集合体から複雑な多細胞生物への進化の転換点は、多数の細胞を同時に別のタスクに割り振れるようになったことにあったのだ。悲しいかな、カプサスポラはさまざまな機能をつくり出すのに必要な遺伝子をすべてもっているのに、マルチタスク処理ができない。

より複雑な生物は、遺伝子スイッチをいつどこでオンにするかを調節するメカニズムを幾重にも進化させた。カプサスポラにもスイッチそのものは多く存在しているが、多細胞生物のゲノムのあちこちに無数にある「連続調節スイッチ」は見当たらない。これは体の異なる組織をすべて同時に建造する発生期に、適時適所で遺伝子をオンにするのに不可欠なスイッチだ。興味深いことに、がん細胞では往々にして、こうしたスイッチと遺伝子間での連続作用が故障している。

カプサスポラは、多細胞生物のような遺伝子の高度な使い方ができないだけでなく、もう一つ重要な仕事ができない。死への誘導だ。アメーバ自体は死ぬことができるし、実際、死んでいるのだが、どうやら損傷したり不必要になったりした細胞が自動的に死ぬ「アポトーシス」というプログラムに必要な要素をもっていない。

ヒトを含む多細胞生物では、アポトーシスはがんに対する強力な防御策となる。あなたが日焼けしたときのことを思い出してほしい。数日後に肌からはがれ落ちる薄皮は、自死した細胞だ。日焼けで損傷を受けて、正しく複製できなくなった皮膚細胞は、このまま残っていても迷惑になるから自死するようプログラムされている。驚くことではないだろうが、がんが発生するときには必然的に、この自動プログラムが故障するような遺伝子変異が起こっている。がんが成長するには、新しい細胞をつくり続けるだけでなく、その新しい細胞を死なせないことが必要になるからだ。

カプサスポラにアポトーシスがないという発見は、多細胞生物の体を構成する個々の細胞のニーズと、社会全体の公益が相反するという事実を浮かび上がらせた。単細胞としての目的は自身を増やすことなので死んでは困るのだが、公益をめざす多細胞共同体としては、損傷したり不必要になったりした細胞には死んでもらわないと困る。

「一〇億年かそこら、細胞はただ分裂していればよかったのです。あなたが単細胞生物であるかぎり、それで十分でした。でも、あなたが別の生命体の一部になったときから、あなたの体はあなただけのものでなくなったのです」と、ルイス＝トリーヨは語ってくれた。「多細胞生物の一部になることで多くの利益が生まれ、あなたもその恩恵にあずかることができます。ですが、共同体のルールを守るためにはエゴを抑えなければなりません」

休暇に友人たちと旅行するときのことを考えてみよう。一人旅ならいつ何をするかを決めるのは簡単だが、グループ旅行だと各自の希望と優先順位が衝突して、下手をすれば喧嘩《けんか》になる。ルイス＝トリーヨの研究室の学生たちも連れ立ってキャンプに出かけることがよくあるそうだ。「でも、たいてい途中でもめますね」と苦笑した。

「一人でキャンプに行けば、トラブルになることはまずありません。好きなときに好きなものを食べ、好きなところにテントを張って、眠くなったら寝ればいい。すべて自分の思いどおりにできます。ですが、一〇人で出かけたらどうなるか。みな、口々に意見を言います。テントを張るならこっちがいいとか、それより先に食事にしようとか」

この種の問題を避けるため、細胞はつねに相談し合っている。信号を送受信し、何が起きているのか、何らかのアクションが必要かどうかを伝え合う。こうしたメッセージのいくつかは自由遊泳式の化学物質で、細胞から細胞へと浸透する、または血流にのって移動する。昔風の「糸電話」方式のメッセージもある。この場合、信号伝達には細胞どうしが直接接触しなくてはならない。実際のところ、多細胞生物に必要な遺伝子の多くは細胞間コミュニケーションにかかわるもので、がんが進行するとこうした機能が故障する。

多細胞生物になることは単細胞生物でいるより大きな利益があるが、多くの細胞が多くの問題を連れてくる。ものごとが複雑になればなるほど悪いことも増える。細胞ごとに異なる仕事を与えてそれに専念させ、必要なときだけ増殖させることを可能にする多細胞生物の高度な統制メカニズムを幾重にも敷いたシステムは、ほんのちょっとしたバグで全体が不安定になることもある。一〇億年前のちっぽけなアメーバだったころのシンプルな暮らしは、何もかもがみな懐かしい。

やっぱり自由になりたい

二〇一一年、宇宙物理学者のポール・デイヴィスとチャールズ・ラインウィーヴァーは、「後生動物1・0としてのがん性腫瘍――祖先の遺伝子を目覚めさせる」と題する論文を発表した。がんは多細胞生物が出現したころの太古の時代への進化的逆行（先祖返り）だ、とする推論である。二人によれば、がんは自分本位な細胞の集まりではなく、かつてのルーズな単細胞集合体へと「退化」したものだ。それは最初期の多細胞生物（後生生物）に似ており、当時と同じ遺伝子プログラムで動いている。この先祖返りのふるまいは、低酸素状態といったストレスの多い状況に対する一種の「セーフ・モード」反応として現れる。低酸素状態はまさに多細胞生物が出現したころの地球環境で、腫瘍とその周辺に見られる微小環境でもある、と二人は論じた。

これには生物学者も物理学者も面食らった。デイヴィスとラインウィーヴァーは異分野にひょいと首を突っこみ、新しいおもちゃを手にした幼児のようにうれしそうに、数十年かけて精査されてきた知識体系を無視して極度に単純化した説を出したのだ。がんは進化的先祖返りだ、という彼らの主張はメディアをわかせたが、科学者たちは、がんの生物学と遺伝学について何も知らずに理論を立てた二人を軽蔑し、生命の基本プロセスにかかわる遺伝子が地球生命史の初期から存在するのは前からわかっていることなのに「革新的」「異端」と持ち上げたメディアに憤った。[*2]

たしかに、デイヴィスとラインウィーヴァーの先祖返り説は生物学の現実に即していない。がんが生じるのは、細胞が多細胞生物の出現期の細胞に退化するからではなく、人体の中という環境で独自の進化をするからだ。体内という複雑な環境でつねに自然選択のプレッシャーにさらされる細胞たちは、生き残るために使える突然変異なら何であれ使おうとする（詳しくは後述）。また、ルイス＝トリーヨによるカプサスポラの研究が示しているように、ルーズな単細胞集合体と多細胞生物には明確な違いがある。後者には、厳格に決められた遺伝子制御とアポトーシスがあるのだ。さらに、多細胞生物内で定められている「細胞間協定」が崩れていくとき遺伝子レベルで何が起こっているのかについて、興味深い報告が出てきている。

さまざまな生物種のＤＮＡ配列データが得られるようになったおかげで、特定の二つの種が共通の祖先からいつごろ枝分かれしたのかを示す進化系統樹が描けるようになった。そこから特定遺伝子の「年齢」を簡単に計算できるようにもなった。たとえば、ある遺伝子の年齢を知りたいとしよう。その遺伝子が系統樹の哺乳類の枝にいる生物種だけに存在するなら、それは哺乳類が登場した六五〇〇万年前ごろに誕生した遺伝子だろう。しかし、その遺伝子が細菌以降のすべての生物に存在するなら、それはもっと古く、おそらく最初期の単細胞生物のころからあったものだ。

数年前、オーストラリアのメルボルンにある、ピーター・マッカラムがん研究所でグループリーダーをしているデイヴィッド・グードは、がん細胞のDNA配列決定プロジェクトから続々と報告される発がん遺伝子で進化系統樹を描くことを思いついた。彼は、遺伝子の古さと、がん細胞内での役割に関連性があるかどうかを見たかったのだが、多忙のために着手できずにいた。そんなおり、アンナ・トリゴスという才能ある若きベネズエラ人が、博士号取得のテーマを探しにグードの研究室にやってきた。グードはトリゴスにこの課題を割り振った。

トリゴスは、がん細胞の中で最も活性化している遺伝子が最も古い時代の遺伝子であることを見出した。最も古い時代の遺伝子とは、細胞増殖やDNA修復といった基本機能を担う遺伝子で、最初期の単細胞生物のころから存在している。一方、がん細胞の中でまったく活性化していない遺伝子は最近になって出現した遺伝子だった。それは哺乳類にしか見られないか多細胞動物にのみ存在しているような「若い」遺伝子で、特殊な器官の作成や細胞間コミュニケーションなど、より複雑な仕事を担っている。

そして彼女は、これまでに調べたがん細胞がどれも等しく「単細胞時代からの遺伝子が活発になり、多

＊2　多細胞生物の進化的起源ががんの謎を解くカギとなるという考えを思いついた物理学者は、デイヴィスとラインウィーヴァーが初めてではない。カナダのオンタリオ州のペリメーター理論物理学研究所を退職して現在は名誉教授をしているラファエル・ソーキンは、がんとは単細胞生物が集合して多細胞生物に進化するころ出現した制御メカニズムの不具合である、とする理論を打ち立て、二〇年も科学雑誌に投稿しては却下され続けた。二〇〇〇年、彼はついにあきらめて、オンライン物理学リポジトリ arXiv に自身の理論をアップロードした。

細胞時代以降の遺伝子が休眠している」ことを見出した。がん細胞が細胞社会で定められていた仕事を放棄して、利己的に自由にふるまっているということだ。これはがん細胞がアメーバのような生物に先祖返りしたわけではない。新たに獲得した変異により、多細胞時代以降にできたシステムを休止させるよう進化したのである。

裏切者は排除できない

生きることとがんになることは表裏一体だ。私たちの多細胞性の身体は、内在する利己的な単細胞性と一時的に休戦協定を結んでいる。単細胞性の能力を完全に封じこめるわけにはいかない。多細胞性の身体が生きるためには、単細胞性の能力がなくてはならない。たとえば、私たちの血液、骨、腸、皮膚は日々、何億もの新しい細胞を再生させている。これは幹細胞が急速に細胞増殖しているからできることだ。肝臓は一部が切り取られても残りの細胞が一時的に再生力を驚異的に復活させ、数週間で一キロの組織を再建する。もちろんこれらのプロセスは厳格に制御されている。が、それでも抜け道はある。

細胞が社会をつくったその瞬間から、裏切者は出てくる。だからこそ、がんは人類の歴史をとおして現れ、他の多細胞動物においても現れる。そして実際、私たちはがんになる。もし宇宙に複雑な多細胞のエイリアンがいたなら、そのエイリアンもまたがんになるだろう。

そもそも、裏切者が裏切っているルールは、私たちの体をつくり細胞増殖をコントロールしている遺伝子が決めたルールだ。そうした遺伝子に何かしら変異が生じれば、ルールに穴が開き、がんの出現を許すことになる。次章以降で詳しく説明するが、がん研究の中心は一世紀以上にわたり、そうした遺伝子変異と発がんの関係を追うことだった。

細胞社会と裏切者の話はとても奥が深い。これまで私はサイエンス・ライターとして、生命科学を説明するとき、たとえ話を使ったり、擬人化したりと、さまざまな工夫をこらしてきた。分子生物学の高度な詳細を理解してもらうには、人々に関心をもってもらわなければならず、また専門用語をなるべく使わずに伝えなければならないからだ。でも、細胞社会とそれを裏切るがん細胞について説明するときには、たとえ話も擬人化も必要ないことに気づいた。そのまんまだからだ。動物の群れもヒトの集団も、あらゆる共同体は契約と法をともなう社会であり、そこには遵法者と違法者がいる。裏切者はかならず出てくる。とりわけ、制御とルールにわずかなひびが入ったときには。裏切者は私たち自身の中にいるのである。

フラクタルという美しい図形がある。全体とそれを構成するユニット、さらにサブユニットが同じ形となる自己相似性を示す図形だ。生物界の社会もフラクタルだ。ヒトからアメーバまで、女王バチからがん細胞まで、サイズの違いはあれど、すべては相似形である。

第3章　がんはどこからやってくる?

何ががんを引き起こすのか、という疑問は何千年も前からあった。それは天罰や呪いのせいだろう、というのが大方の推測で、古代エジプト人によれば神からの懲罰、古代中国人によれば悪い「気《き》」がもたらすバランスの乱れだった。治すためには祈《き》禱《とう》や儀式を通じて「神に好まれる側につく」ことが求められた。[*1]こうした向き合い方は現在も根強く残っている。伝統的な宗教から、健康であるためにはこうあるべしと説く別の宗教に変わっただけで。がんは不健康な暮らし方をすることへの罰(または汚染された世界からの報復)であり、代替療法が提示する作法と儀式に忠実であることが唯一の救済への道、というわけだ。

多少なりとも医学の知識がある人たちはもう少し合理的な答えを探していた。紀元前四世紀、「医学の父」こと古代ギリシアのヒポクラテスは、人体は四つの色の体液でできているという考えを打ち立てた。

＊1　一九世紀フランスの宗教界では、子宮にできる腫瘍の原因は女性のマスターベーションで、子宮頸《けい》がんの原因は従来型のセックスだと言われていた。この考えは、子宮頸がんの主原因が性感染症であるヒトパピローマウイルス(HPV)だと判明した現在なら正しいと言えるが、男中心社会のバイアスがかかっていたのも事実だろう(念のため、HPVに感染してもがんに進行しない割合のほうが圧倒的に多い)。

赤い血と白い粘液、黄胆汁《おうたんじゅう》と黒胆汁《こくたんじゅう》という四つの体液が均衡状態にあれば健康で、不均衡になると病気になる。とくに黒胆汁が過剰になるとがんになる、と彼は考えた。

古代ローマの医者ガレノスはヒポクラテスの考えを継承し、この体液説を自身の教科書に組み入れた。こうして体液説は、ヨーロッパおよびイスラム界で一〇〇〇年以上にわたって臨床医学の土台となった。ガレノスは、子のない女性に乳がんが多いことにも気づき、その原因を、何らかの有毒物質が乳汁とともに体の外に排出されるからではないかと推察した。[*2]

一五〇〇年代になると、さすがにガレノスの体液説は実情に合わないと人々は気づき始めた。何より、黒胆汁の存在をだれも確かめることができなかった。一六世紀半ば、同じ世帯で複数のメンバーにがんが発生する例があることから、この病気は伝染性だとする仮説が生まれた。ガレノスの授乳仮説と同じく、この観察も正しくはあったが因果関係が間違っていた。私たちは現在、特定のがんにおいて遺伝性の変異が家族内のがん発生率を高めていることを知っているし、ヒトパピローマウイルス（ＨＰＶ）のようなウイルスががん発生の引き金となることも知っている。だが基本的に、がんはヒトからヒトへと「うつる」ものではない（ただし例外がある。詳しくは第8章で）。とはいえ、伝染性だという考えは、がんという病気に対する恐怖心と偏見を植えつけ、市街地に設立された初期のがん専門病院は住民の反対にあい、郊外へと追いやられた。

つぎに登場したのはリンパ説で、一七世紀半ばから広まった。これはヒポクラテスの四体液説を、健康維持に不可欠な血液とリンパ液という二つの体液にせばめたものだ。この仮説を提唱した一人に、スコットランド出身の外科医で解剖学者のジョン・ハンターがいる。彼は、血流から漏れ出て醸成されたリンパ液のたまりから腫瘍が生じると考えていた。二体液説はハンターならびに各界著名人から支持を得たことで一九世紀中ごろまで生き残ったが、新式の顕微鏡の発明により消滅した。顕微鏡をのぞいた病理学者らが、腫瘍は凝固した体液ではなくヒトの細胞でできていることを見出したからだ。

しかし、腫瘍が細胞でできていることはわかったものの、その細胞がどこからどのようにできるのかは謎のままだった。科学者たちは、なんとか合理性のある答えを見つけようとさまざまな推論を立てた。芽《が》体《たい》という組織の層から出芽する小さな細胞が、がんの始まりだと考える者もいた。二体液説からの延長で、血管から染み出して凝固した体液、または子宮にいたときの残存物から自然に形成されたものが、がん細胞になると考える者もいた。ちなみに後者の考えは、のちに小児がんにおいてのみ正しいことが判明する（一三四ページ参照）。こうした仮説はヨーロッパとアメリカの各地でそれぞれ科学界の支持者を集め、一世紀近く生き残った。

詳細な観察が積み上がり、ついに、がん細胞も生物学の基本原理「すべての細胞は細胞から生まれる」に従っていることが明らかになった。がんの起源は、呪いでも、伝染でも、凝固でもない。がんは元はといえば私たち自身の細胞で、それが私たちを裏切って、自由奔放に増殖し、体の別の場所に広がっていく。こうして、がんが「何」であるかはわかった。それでも「なぜ」の部分はわからなかった。品行方正な細胞が道を外れ、勝手なふるまいを始めるのはなぜなのか？

＊2　二〇世紀になり、授乳が乳がんの発症を抑えるというガレノスの考察は正しかったことが証明された。授乳するときに出るホルモンが乳がんの予防に役立っていたのだ。

細胞の中をのぞき見る

一九世紀は顕微鏡を手にした男たちにとって興奮に満ちた時代だった（そう、顕微鏡を手にできたのは基本的に男だけだった）。目に見えない小さなものを見る道具と技術は急速に進んだ。さらに、石炭タールを原料とする鮮やかな色の合成染料の発明が加わり、細胞内で何がどう動いているかを視覚的にとらえることが可能になった。

そんな男たちの一人に、ドイツ人細胞学者のヴァルター・フレミングがいた。彼は、すべての細胞の中心部にある黒い物質のことを、染料でよく染まる物質だったことからクロマチン（染色質）と呼ぶことにした。そしてサンショウウオの細胞を顕微鏡下で観察しながら、クロマチンは細胞が分裂する前に長い糸状になること、分裂後の二つの細胞に等分されていることを見出した。フレミングはこのプロセスを核分裂と呼び、黒い糸をミトセンと名づけた。細胞分裂を意味するミトシスもフレミングがつくった言葉で、またたくまに広まった。さらに別のドイツ人科学者ハインリッヒ・ヴィルヘルム・フォン・ヴァルダイアー＝ハルツが、この黒い糸状構造体を染色体（クロモソーム）と命名した。ご存じのように、染色体には生命指示書であるＤＮＡ鎖《さ》が収まっている。

もちろん当時は、ＤＮＡについても遺伝のメカニズムについても、何も知られていなかった。それでも、クロマチンの複製と分配のプロセスは、何か重要な謎を解くカギだと科学者らの目に映った。一八九〇年、また別のドイツ人で、顕微鏡で腫瘍の細胞を見ることに熱中していた病理学者のダーヴィト・フォン・ハンゼマンが、一部のがん細胞が奇妙な細胞分裂をしていることに気づいた。通常、細胞分裂では一方とその反対側に二つの「極」ができる（地球の北極と南極のようなものだ）。複製された二セットの染色体はそれぞれの極に引き寄せられるように離れていく。二つの新しい染色体は完全なＤＮＡセットを有しており、そのあとで細胞が二つに分かれるのである。ところが、ハンゼマンが観察したがん細胞には、二つの極ではなく三つまたはそれ以上の極ができていた。

二セットの染色体を三つに分けようとするのだから、うまくいくはずがない。ほかにも、二つの極をつくるところまではできても染色体が均等に分かれないこともあった。ハンゼマンは、がんの背景にはこうした染色体の不安定さがあり、それががん発生の第一段階ではないかと考えた。そこから彼は、見たところ細胞分裂に問題のなさそうながん細胞でも染色体に問題があるのではないか、と推理した。当時の顕微鏡の倍率には限界があったので、染色体の問題が何であるかはわからなかったが、のちに発見されることになる、遺伝子と、その変異のことまでぼんやり見通していたのである。

残念ながら、ハンゼマンの考えは周囲に認められることはなかった。当時の研究者たちは芽体仮説に夢中になっていたからだろう。ハンゼマンの名は歴史に残らず、かわりに生物学者テオドール・ボヴェリ（またもやドイツ人）が名を残すこととなった。一九一四年、ヨーロッパが第一次世界大戦を目前に控えていたころ、ボヴェリは「悪性腫瘍の起源について」と題する小冊子を出版し、染色体の奇妙なふるまいに関する観察と考察を論じた。彼はウニの卵を顕微鏡で観察することに熱中しており、ウニの卵の受精中に生じるあらゆる異常をこの小冊子で報告した。余分な精子、欠落した染色体、三つ以上の極、途中で止まる有糸分裂など、どれもがウニの生存を危うくする異常だった。

ボヴェリはがん細胞そのものを観察していたわけではないが、ウニの卵における染色体の混乱を見て、これががんの異常な細胞増殖を引き起こしているのではないかと考えるようになり、がん細胞が暴走するきっかけは「ある種の異常な染色体成分」ではないかと推理した（ハンゼマンが最初に思いついたのと同じ考えだ）。ボヴェリはまた、「抑制性の染色体」が存在するという考えにも至った。抑制性の染色体が失われると細胞は抑制されずに増殖を続けてしまう、という考えだ。これはまさに、「がん抑制遺伝子」の発見に先駆けるものだ。さらに彼は、現在の私たちなら遺伝子のおかげと知っている特定の形質を生む染色体ユニットが、それぞれの染色体に特定の順番で並んでいるようだという洞察まで得ていた（こちらはまぐれ当たりかもしれない）。ボヴェリは小冊子を出版してからわずか一年後の一九一五年に亡くなった。残されたアメリカ人の妻、マーセラは、小冊子を英語に翻訳して夫の考えを広く伝えた。

遺伝子は突然変異する

二〇世紀に入ってからは、正常な細胞が染色体不調に見舞われるとがん細胞になるのではないか、という考え方が広まった。アメリカ人病理学者のアーネスト・ティザーは一九一六年に、通常の体細胞に存在する遺伝性の物質になんらかの変化が生じると腫瘍が発生する、という考え方を表すのに「体細胞突然変異」という言葉を初めて用いた。一九二二年、ショウジョウバエに突然変異を見つけたことで有名な遺伝学者トマス・ハント・モーガンは、「がんは特定の遺伝子に体細胞突然変異がくり返し起こると発生する」と提唱した。こうして、がんの体細胞突然変異説が生まれた。がんは、正常な細胞の遺伝子が突然変異により不良化し、増殖を止められなくなる状態だ、という説である。

二〇世紀後半までに科学者たちは情報をつなぎ合わせて全貌を知るようになった。染色体は、四つの塩基がさまざまな組み合わせで並ぶＤＮＡの長い鎖であること。遺伝子は、染色体に散在する短い一続きのＤＮＡであること。遺伝子は私たちの細胞に、いつ育つべきか、いつ増殖すべきか、どんな仕事をすべきか、いつ死ぬべきかを指示していること。遺伝子の情報を伝えるアデニン（Ａ）、チミン（Ｔ）、グアニン（Ｇ）、シトシン（Ｃ）の四つの塩基は、さながら分子アルファベットのように指示書の文字となっていること。

一人の人間をつくるのに必要なDNA一式であるヒトゲノムにはおよそ二万個の遺伝子があり、二三対《つい》の染色体に分散配置されている。[*3] しかし、遺伝子になっているDNAはゲノム全体の二パーセントにも満たない。残りは「ジャンクDNA」と呼ばれている。ジャンクDNAとは、がらくたDNAという意味で一般向けのメディアが使う呼び名だが、専門的には「非コードDNA」という。タンパク質分子をつくるためのコード（暗号化された遺伝子指示）をもたないDNAだからだ。非コードDNAの中には、遺伝子のオン・オフを担う無数のコントロールスイッチや、細胞分裂のとき染色体の数と長さをそろえるのに必要な構造部品などが含まれている。ちなみに非コードRNAというのもあり、これはこれで重要な機能を実行したり別の遺伝子の活動を助けたりしている。さらに、どう考えても役立たずにしか見えない「がらくた」なDNAもたくさんあるのだが、それがどれだけあるのかはまだよくわかっていない。

一つの受精卵が赤ん坊になり大人になるまでには、無数の遺伝子が正しい場所とタイミングでスイッチをオンにしなければならない。身体を建造し維持するには、正しい回数の細胞分裂も必要だ。そんな遺伝子の指示書の「文字」が変わってしまったら、問題が起こるのは当然だ。重要な遺伝子にスペルミスが生じれば、野放図な細胞増殖が始まるかもしれない。細胞が損傷したり疲弊したりしたとき自殺を促すシステムが壊れるかもしれない。故障すると悪性のがんを生じさせるような急所的な遺伝子に、さらなる変異

＊3　DNA配列決定技術が高性能になった現在においても、ヒトゲノムに含まれる遺伝子の正確な数については異論が多い。遺伝子の数というのはそもそも遺伝子の構成をどう定義するかで変わってくる。この問題については私の前著『ヘミングウェイのネコの一族』(*Herding Hemingway's Cat*) に詳しい。

が加われば、そのがんに別の場所に移動する能力を与えてしまうかもしれない。

　こうして、がんというのは基本的にＤＮＡの病気だという考え方ができあがった。それにともない、研究をどう進めるかという二つの方向性も決まった。まず、細胞の無限増殖を許している遺伝子とそれがつくり出す分子をピンポイントで特定する。そうすれば、それを止める特効薬のようなものを探すことができるだろう（この話については後述する）。つぎに、どんな要素ががんの引き金になっているのかをきっちり突き止める。がんを発症させうるＤＮＡの変異とそれを促す誘因がわかれば、それに対する対抗策を見つければいい。

　がんの原因といえば、昔から黒胆汁や天罰の話などいくらでもあったが、科学的な研究報告という意味では、一七六一年にイギリスの医者で植物学者のジョン・ヒルが発表した論文「過度な吸引への警告」が最初のものだろう。ヒルは五〇ページに及ぶこの論文で、嗅ぎタバコを好む男性の鼻孔で固形がんが成長するようすを長々と記述し、「当該行為の過度な反復が病を誘発しうる可能性を警告することは有益であろう」と結んだ。

　一四年後にはもっと長ったらしい論文が出た。一八世紀を代表するイギリス人外科医パーシヴァル・ポット著の「白内障、鼻茸《はなたけ》、陰囊《いんのう》がんに関する外科的観察」である。彼は外科医として、ロンドンで煙突掃除の仕事をする未成年の状況を憂いていた。狭い煙突の中を掃除するのはほとんどが孤児や被虐待児、あるいは最下層出身の少年で、裸またはボロを身にまとっただけで煙突の筒の中に入る。そんな少年の多くが重症の陰囊がんに苦しんでいた。

　ポットは、陰囊がんは周囲に広がる前にすばやく切除すれば治ることを知った。さらに、がんの原因は陰囊のヒダに煙のすすがたまることではないかと気づき、煙突掃除の労働環境改善運動を起こした。頻繁に入浴させ、ドイツなど外国の同業者が身につけているような体にフィットした防護服を配布すべきだ、と訴えたのである。ヨーロッパではこうした公衆衛生の指導が功を奏し、この職業におけるがんは数十年でほぼ消えた。だがイギリスでは、ポットが進めようとした労働環境の改善計画は挫折した。反対したのは裕福な家主や保険会社、若年労働者から搾取することで生計を立てていた元締めたちだ。彼らからすれば、煙突の火災で受ける被害より貧しい少年の健康被害のほうが安いというわけで、悲惨な労働状況と陰嚢がんは一九世紀いっぱいまで続いた。

ポットの仮説が正しかったことは一九三〇年代になってわかった。毛を剃《そ》り落としたマウスの皮膚に、すすを原料とする絵具を塗ると腫瘍ができることが示されたからだ。同じ方法で、ベンツピレンや多環芳香族炭化水素（ＰＨＡ）といった化学物質に発がん性があることが判明した。タバコの煙にも発がん性の化学物質が含まれているとわかった。映画スターによって美化され、医者によって承認され、無数の愛煙家を生んだ喫煙習慣は、このとき初めて体に有害であることが科学的根拠をもって示された。別の方面からではあるが、一九五〇年にイギリスの研究者リチャード・ドルとオースティン・ブラッドフォード・ヒルが、ロンドンの二〇軒の病院に入院している患者二〇〇〇名を対象にした調査結果を発表した。それによると、喫煙者は非喫煙者より肺がんになりやすく、また喫煙者は別の種類のがんより肺がんになることが多かった。

ドルとブラッドフォード・ヒルは、肺がんと喫煙に関連性があることを証明した人物として広く知られている。だが、この関連性は一〇年以上も前にすでに指摘されていた。ただし、それを指摘したのがナチス政権下の研究だったため、科学界から無視されていた。

一九三〇年代、ドイツでナチスの統制下にあったイエナ大学の研究者らは、喫煙とがんの関係を初めて明らかにし、受動喫煙という概念まで打ち立てた。だが、発表された論文がドイツ語で、しかも第二次世界大戦の最中だったため、注目されなかった。それ以上に、イエナ大学が倫理にもとる人種科学の温床だったことが大きかった。同大学が「根拠」を差し出す形で推進されたナチスの優生学政策は、ユダヤ人、ロマ、ゲイ、少数派民族、障害者といった「好ましくない」人々を大量に死に追いやった。そんな時代にイエナ大学から出てきた研究報告は、それが科学的にどれほど正確なものであっても懐疑的に受け止められただろう。さらに、ヒトラーその人が強硬な禁煙派だったから、この研究にタバコの害を宣伝する動機があったと思われても不思議はない。

ナチスと関係のないところからも証拠は出ていた。オランダのアムステルダムにあるアントニ・ファン・レーウェンフック病院の腫瘍外科医ウィレム・ワッシンクは一九四八年、ヘビースモーカーはノンスモーカーより一二倍、肺がんになりやすいことを示した論文を発表した。しかし、この知見もオランダ語で書かれていたため、英語の医学書に反映されなかった。それより前の一九三一年、アルゼンチンの医者アンヘル・ロッフォは、ウサギの耳にニコチンとタールの抽出物を塗る実験を通じて、タバコのニコチンではなくタール抽出物ががんを引き起こすことを見つけていた。しかしロッフォの発見も、喫煙関連の研究が政治的に見られていた時代のドイツの科学雑誌で発表されたため、英語圏では気づかれなかった。

とはいえ当時の医学界には、ナチスがらみだろうとなかろうと、英語で書かれようが書かれまいが、喫煙が肺がんの原因になるという主張に耳を傾ける風潮がなかった。イギリスのリチャード・ドルとオースティン・ブラッドフォード・ヒルですら、自分たちの調査結果を周囲に認めてもらえなかった。喫煙が肺がんをもたらすという危険性を知ってもらうには、一般患者だけでなく医者自身もタバコの犠牲になるという証拠を突きつける必要がある、と二人は思った。

一九五一年、ドルとブラッドフォード・ヒルは、参加者として募った四万人の医者の喫煙と健康の関係を将来に向けて追跡調査するという、当時としては最大規模の前向き研究を実施した。最初の答えが出るまで長く待つ必要はなかった。早くも一九五四年に、喫煙者は非喫煙者より二〇倍も肺がんになりやすいことがはっきり示された。一九五六年には、喫煙が心臓発作や慢性肺疾患、食道がんなど他の病気とも関連するという確かなデータが上がった。それでも、イギリスでタバコの販売を抑制しようという考え方が出てきたのは一九六〇年代以降で、タバコの売上が減少し始めたのは一九七〇年代前半になってからだ。

現代に生きる私たちは、何ががんを引き起こすのか、もう少し詳しく知っている。インターネットでちょっと検索するだけで、明白な答えから怪しい答えまでたくさん出てくる。喫煙、食事、環境中の化学物質、日光の紫外線、ある種のウイルス、家族性の遺伝子不良、公害、免疫系の不具合などなど。そしてメディアは定期的に、目新しいが根拠のない「がんの原因」を記事にする。私が思わず笑ってしまったのは、シャワーカーテンだ（ポリ塩化ビニル製だから?）。ほかにも、夜に電灯をつけてトイレに行くのがよくないとか、水が悪いといったものまである。『デイリー・メイル』が一時期やっていた風刺ブログに、がんの原因または治療法と新聞が名指ししたものをカタログ化しようという試みがあったが、際限がなくなると気づいて早々に中止した。

いずれにせよ、統計学をかじった人ならわかるだろうが、相関関係と因果関係は違う。タバコを吸う人の多くが同じタイプのがんになっているというだけで、喫煙が原因だということにはならない。原因という言葉は、がんに関して使うとき要注意だ。なぜならこの言葉を使うと、がんを引き起こしている要素が一つしかないような錯覚を起こさせるからだ。喫煙していても存命中にがんにならないスモーカーは大勢いる。喫煙しないのにがんになるノンスモーカーも大勢いる[*4]。それでも、タバコを吸わない人より吸う人のほうががんになる割合が圧倒的に多いというデータは出ている。したがって、こうした研究結果を見るときは、喫煙はがんの「原因」というより、がんを引き起こしている「要素の一つ」ととらえるべきだ。あるいは、「原因」とは呼ばずに「リスク因子」と呼んだほうがいいかもしれない。そのほうが少しばかり科学的な響きが加わる。

似た年齢の似た人の集団で、ほかの条件は全部同じなのにある条件にさらされた人だけがんになる可能性が高いという状況の場合、それはがんの原因だとおそらく言ってもいいだろう。だが、たとえば、こんな状況を考えてみてほしい。もしあなたが、二〇〇万人の運転手を集めてランダムに選んだ半分にウイスキーをグラス四杯飲ませて、全員にオクスフォードからロンドンまでの高速道路を運転させるとする。この状況で、あなたはどんなことを予想するだろうか。運転手たちはもちろん安全運転を心がけるだろうが、酒を飲んだ運転手のほうが飲まなかった運転手より交通事故を多く起こしそうだ、とあなたは思うはずだ。だが実際には、酒を飲んだ運転手全員が無事故のままロンドンに到着することもあるし、酒を飲んでいない運転手が事故を起こすこともある。

とはいえ、分子生物学者たちをこんなたとえ話で煙に巻くことはできない。彼らは、そうしたリスク因子が実際にどのようにしてがんを引き起こしているのかを知りたいのだ。もし、体細胞突然変異説が示すように、がんは特定の遺伝子が変異するせいで起こるというなら、つぎにすべきなのは、何らかの媒介物が遺伝子を変異させたという証拠をゲノムの中から探し出すことだ。そのためには、生命の指示書を読めるようになる必要がある。

塩基配列を読む

DNA鎖の文字（塩基）で書かれた指示書を読む技術、つまりDNAを配列決定（シーケンシング）する技術が初めて考案されたのは、一九七〇年代後半だった。考案者はイギリス人生化学者のフレデリック・サンガーだ。彼の名は現在、世界有数のDNA配列決定技術拠点である、ケンブリッジのウェルカム・サンガー研究所に冠されている。当初、サンガーが考えた方法は複雑で時間がかかり、最大でも二〇〇個ほどの塩基しか読めなかった。そこで、ヒトゲノムの文字六〇億個のすべてから発がん変異を探すのではなく、がんの発症を抑制するタンパク質p53をコードしている遺伝子、*TP53*に焦点を絞って探すことにした。このタンパク質は、DNAに修復不能な損傷が生じた細胞に自殺を促す作用をしている。実際、がん化した細胞を調べると、その大半でこのタンパク質をつくる遺伝子*TP53*またはその制御メカニズムに不具合が生じていた。

アメリカの研究者らは一九九〇年代までに、がんの種類ごとに*TP53*に固有の変異一式が生じていることを明らかにした。変異はそれぞれ異なる媒体によって引き起こされているようだった。なかでも、タバコの煙に含まれる化学物質と日光の紫外線は、ゲノムに特徴的な傷跡のパターンを残していた。発がん物質にさらされると、がん細胞のゲノムに「発がん物質にさらされた印」を示す特徴的なパターンが現れる。この事実にマイク・ストラットンは引きつけられた。彼は現在、ウェルカム・サンガー研究

＊4　（七五ページ）私がキャンサー・リサーチ・UKで働いていたころ、「うちの祖父は若いときから死ぬまでタバコを吸い続けていましたけど、がんにはなりませんでしたよ」という反論を数えきれないほど聞かされた。そんな相手に統計とリスク因子のことをどれだけ説明しても納得させられない。しかし「よかったですね。私の祖母はタバコが大好きで、がんになりました」と返すと、ほとんどの相手は黙る。

所の所長になっているが、このときはまだ若輩の遺伝学者で、筋肉その他の軟組織に発生するがんの変異を探していた。もし、こうした発がん物質が*TP53*に傷跡を残すのだとすると、ゲノムに残る他の一万九九九九個の遺伝子はどうなのだろう？　遺伝子以外のＤＮＡは？　だが、ストラットンはこうした疑問をひとまず棚上げするしかなかった。当時の技術ではヒトゲノムを構成する数十億の塩基を全部スクロールするのは無理だったからだ。

解決策は一五年後に次世代の配列決定装置（シーケンサー）という形でやってきた。一度に読める塩基数が、百単位から千単位に、さらには百万単位にと激増した。ストラットンはすぐさま、これが個人の腫瘍内でどんな遺伝子の変化が生じているのかを理解するための革命的な技術になると確信し、自身が所属するウェルカム・サンガー研究所に大量のＤＮＡシーケンサーを設置して、単一の腫瘍内にあるＤＮＡのすべての文字を読ませた。

ストラットン率いる研究チームは二〇一〇年、二人の患者の体内で育ったがん細胞の「がんゲノム」解読を果たした。一人は皮膚がん（メラノーマ）、もう一人は肺がんで（患者は喫煙者だった）、腫瘍内で生じていたすべての遺伝子の変化と突然変異を示す詳細な地図ができた。この二種類のがんが最初の地図化の対象に選ばれたのは偶然ではない。数十年にわたる集団調査とラボ研究から、紫外線がメラノーマの最強リスク因子だろうということ、喫煙と肺がんに関連性のあること、さらにタバコの煙には六〇種類を超える発がん物質が含まれていることが既知となっていたからだ。

あらかじめ見当のついていたがんを対象にしたことから、ストラットンらはほぼ確実にゲノムに特徴的なパターンを見つけ出せると確信していた。ところが、事前研究で予想されていたのと同じタイプの変異とは別の傷跡が大量に見つかった。ゲノムに生じていた損傷がこれほど多いとは、まったくの想定外だった。

　肺がんにはおよそ二万三〇〇〇個の変異が見つかった。そのうち、事前に予測していた遺伝子にあった変異は一三二個だった。ほかには、欠損または重複している小領域が数百か所あった。一つの染色体が切り刻まれて本来とは異なる場所に貼りつけられるような、大がかりな再配列が五〇か所以上あった。当然ながら、タバコ関連の損傷に特徴的な傷跡は大量にあった。メラノーマでは、三万三〇〇〇個以上の「単一スペルミス」があった。その多くは紫外線による損傷で見られる典型的なものだった。ほかにも広範囲に及ぶ染色体の切断、再貼りつけ、再配列が見つかった。これだけの変異の数と規模は、過去に計算されてきたどんな推計値をもはるかに上回るもので、がんゲノムには発がん物質の傷跡パターン（指紋）が見つかるはずだという推論を強力に裏づける結果となった。

　ストラットンのチームは別の種類のがんにも研究対象を広げ、がんの種類ごとの変異パターンを探そうとした。しかし、そこには壁が立ちはだかった。最初に調べた肺がんと皮膚がんには明らかに疑うべき目標があったが、容疑者不明のがんに対して数千、数万の変異があるとき、捜索作業をどこから始めればいいのかわからないのだ。さらに言えば、主要なリスク因子があらかじめわかっていた最初の二種類のがんでさえ、タバコや紫外線の影響とは考えられない変異の跡が多く見つかっている。

　がんゲノムに現れる雑多な変異の跡から何らかの意味を読みとろうとするのは、法医学者が犯罪現場で「指紋」を採取するのに少しばかり似ている。窓ガラスやドアノブから採取した指紋が、犯罪データベースに登録されている既知の殺人犯の指紋と合致して「当たり！」となればいいが、そんな幸運はめったにない。現実には、犠牲者と殺人者から無実の関係者、警察官など多くの人物の指紋が現場のありとあらゆる表面に重なり合って残っている。どの指紋がだれのものかをどうやって調べるのか？　さらに、そこから犯人をどうやって絞りこむのか？

幸いなことに、ストラットンの指導下にいた大学院生ルドミル・アレクサンドロフ（現在はカリフォルニア大学サンディエゴ校の助教授）が、この問題の解決法を思いついた。数学が得意なアレクサンドロフは、ある腫瘍に見つかる個々の変異の指紋を、ブラインド信号源分離で識別できるのではないかと気づいたのだ。ブラインド信号源分離とは、単一の音声ファイルからボーカル音源と楽器音源を分けるのに使われる数学手法である。

アレクサンドロフはこのアルゴリズムを使い、代表的な三〇種類のがん症例を含む七〇〇〇例のゲノムに見つかった五〇〇万個の変異のうち、二〇個の明白な変異特性を探し当てた。すべての種類のがんに出現している指紋もあれば、数種類のがんにのみ出現している指紋もあった。すべてのがんには少なくとも二つの指紋が現れていた。六つの指紋が現れているがんもあった。こうした明白な指紋の数は数年後、三〇個にまで増えた（それぞれ異なる背景で変異していた）。その後、二万五〇〇〇例のがんゲノムに見つかった八五〇〇万個の変異を対象にしたさらなる大規模分析により、その数はおよそ六五個に増えたが、真に明白な指紋はおそらく五〇個ほどだと思われている。

遺伝子の損傷は特徴的なパターンを残す

現在、私たちは、こうした特徴的なパターンがどのようにしてできるのかを理解し始めているところだ。発がん物質により生じる変異は、特定の塩基に物理的に結合して形をゆがめる。形がゆがんだところは仕事が滞る。それがＤＮＡ複製や遺伝子の読み出しといった重要な仕事だったら大変なことになる。だからなんとしても修復する。たとえば、ベンゾピレン（タバコの煙に含まれる主要な発がん物質の一つ）は塩基Gと結びつきやすい。カビがつくり出す発がん物質のアフラトキシンもそうだ。どちらの損傷も特定の方法で修復される。その修復作業の跡が、特徴的なDNA配列となって証拠を残す。

一方、紫外線により生じる変異は隣接する二個の塩基Cを融合させる。これはDNA複製機構において一対のTと解釈されるため、その場所における塩基配列の変化は永続的に固定される。ウマノスズクサ科の植物に含まれる化学物質アリストロキア酸*5の場合は、一対のATをTAにひっくり返す。奇妙なことに、ベンゾピレンは肺がんと咽頭《いんとう》がん、つまりタバコの煙に直接さらされる場所のがんにだけ、損傷の指紋を残す。しかし大規模調査によれば、喫煙は、煙に直接さらされない膀胱《ぼうこう》、すい臓、腎臓などのがん発生リスクも高めることがわかっている。そのため、喫煙とがんの関連性にはベンゾピレン以外の要素がかかわっていると考えていい。サンガーのチームはすでに、ベンゾピレンが残す印とはまた別の、喫煙関連のすべてのがんに共通する変異特性を拾い上げた。これらがどういうものか現時点では不明だが、喫煙関連のがんを引き起こす第二の容疑者である可能性が高い。

私たちは、がんの原因として外的要因、とくに化学物質や喫煙、放射線に注目しがちだが、ゲノムに傷跡を残す変異の多くは内的要因による。生命のメカニズムは最もうまくいっているときでさえ完全ではなく、細胞はDNAを修復・複製するたびにミスをする可能性をつねに抱えている。修復・複製に何かしら

＊5　アリストロキア酸は、漢方薬の成分に含まれていたり、ウマノスズクサ科の雑草が生えている畑で育った小麦に汚染物質として含まれていたりすることがある。この物質ががんの原因となることが判明したのは、一〇〇名を超えるベルギー人が重症の腎臓障害で入院したときだった。その多くが腎臓がんその他の泌尿器系のがんを発症した。そして入院したすべての患者が、高濃度のアリストロキア酸を含む植物を原料にした薬草または痩身用サプリメントを飲んでいた。

の問題、たとえば分子機構の構成要素に遺伝的または偶発的に起こる問題があれば、ミスの発生率は劇的に上がる。

失敗や修復といった活動はそれぞれ固有の指紋を残す。たとえば、正常な遺伝子調節の過程でDNAに付加される分子タグの5‐メチルシトシンを修復しようとして失敗し、塩基CがTに変わる「クロック変異」は、年月とともに蓄積されていくため、そこから年齢を分子的に推測することが可能になる。遺伝性変異によるDNA修復ミスにも明白な指紋が現れる。*BRCA1*または*BRCA2*という「乳がん遺伝子」に遺伝性の変異があると、その家系に乳がん、すい臓がん、卵巣がんが出やすくなるのは有名な話だ。

不適正な塩基対を正すミスマッチ修復の痕跡は、一七種類のがんに見つかる。とりわけ大腸がんと子宮がんに多い。血液がんには、免疫系に必須の抗体をつくるのに必要な遺伝子のカット&ペースト過程で問題が生じた痕跡が残っている。POLEと呼ばれるDNA複製酵素のエラーは、大量の独特な変異とともにゲノム全体に散らばっており、これまで少なくとも六種類のがんに見つかっている。変異を誘発しやすいAPOBECという酵素が残す痕跡もある。この酵素は通常、侵入してくるウイルスのDNAを切断することで私たちの細胞を感染から守る働きをしている。マイク・ストラットンのチームは、二〇種類以上のがんゲノムにAPOBECの指紋を見つけた。この指紋は子宮頸がんと膀胱がんにとりわけ多い。なお、この酵素がなぜウイルスのDNAではなくヒトのDNAを切断するのかは不明だ。

とはいえ、がんゲノムに見つかる変異指紋の約半分の容疑者はまだ捕まっていない。大規模集団研究や動物実験から明らかにがんの原因だとわかっていても、DNAに何の印も残さないケースは多い。一方、指紋データベースはどんどん増えている。二〇一九年、ケンブリッジ大学のMRCキャンサー・ユニットのセレナ・ニック＝ザイナル教授率いる研究チームは、画期的なラボ実験の結果を報告した。彼女らは、培養皿で育てた健康なヒト幹細胞に約八〇種類の潜在的な発がん物質を与えて、まだ何の傷も受けていないまっさらなゲノムにどんな変異特性が現れるかを、五年間かけて観察した。

幹細胞に与えた物質は、ベンゾピレンや日光、アリストロキア酸など、犯人と特定ずみのものだけでなく、治療に使われる抗がん剤やガンマ線にまで及んだ。ヒトにがんを引き起こすことがほぼ確実な物質はもちろんのこと、過去のラボ実験や動物実験の結果から疑わしいとされていた物質も調べた。既知の発がん物質を与えると、マイク・ストラットンらが見つけたのと同じ指紋が見つかり、ヒト幹細胞による培養皿実験が有効であることを裏づけた。潜在的に発がん性があると考えられていた物質からは、合計で五五の明白な指紋が見つかり、これらは現在、実際のがんに見つかる指紋に合致することがわかっている。興味深いことに、実際の生体内で観察されるＤＮＡ損傷とは別の特徴的な印も見つかった。それらはおそらく、培養皿という環境や、妙な物質を無理やり与えられるというストレスフルな環境のせいで出現したものだろう。

しかしながら、あらゆる種類の変異誘発物質が残す指紋を探し、個人のがんゲノムから容疑者すべてをリストアップしたところで、それらは「原因」というより「リスク因子」であることに変わりはない。アガサ・クリスティーの『オリエント急行の殺人』のように、犯人は一人ではないのだ。これはいわば不良グループによる犯行で、メンバーの一人ひとりも少しずつゲノムに傷をつけるが、徒党を組むと大きな破壊活動を起こす。もっと言えば、不良グループのメンバーの多くは私たちの細胞内でごくふつうに生命活動をしている「市民」なので、追い出すわけにはいかない。ただし、喫煙や過度な日光浴といった行為は、すでに不隠になっている社会にギャング団が大量の銃をもちこむようなもので、凶悪犯罪が発生する機会を劇的に高める。

要は、がんの「原因」をピンポイントで見つけるのはほぼ不可能だということだ。一つの細胞には、それまで生きてきた時間分のたくさんの変異がたまっている。しかし、細胞増殖や細胞死を指示する遺伝子やコントロールスイッチを狂わせる変異がないかぎり、その細胞は健康でいられる。また、細胞が腫瘍に育つまでには何千、何万という変異の当たりくじを引かなければならないのだから、がん化を促す決定打が何であるかはそもそも特定できない。そして、あとから詳しく話すが、細胞は単に変異を拾っただけでがん化するのではない。とにもかくにも、すべてのがんは、それぞれ異なるリスク因子（それが遺伝的なものであれ、生物学的なものであれ、環境的なものであれ）によって引き起こされていることがはっきりした。

ここまで来るのに一〇〇年以上かかった。がんの体細胞突然変異説が発展し、また同時にがんゲノムに広範囲の損傷の跡が見つかり、私たちはがんの原因についてより深い理解を得られるようになった。ただし、こうした研究はどれも化学物質が引き金となるがんについての話だ。じつはこうした研究と交わることなく、もう一つ完全に別系統の研究が、ほぼ忘れられた状態で平行に走っていた。

ウイルス由来のがん

一九三二年のある日、ワイオミング州の小さな町に住むダグラス・ヘリックと弟のラルフは、ジャッカロープを捕まえようと近所の森に入った。ジャッカロープは世界中の民間伝承で語られている「角《つの》の生えたウサギ」で、とりわけアメリカ中西部のカウボーイ伝説には欠かせない存在だ。[*6] 森から戻ったヘリック兄弟が近くのホテルに行き「剝製《はくせい》標本」を見せると、ホテルのオーナーは二つ返事で買い上げた。兄弟はこれにひらめきを得て商売を始めた。この動物を題材に、あらゆるものをつくって売りまくったのである。

商売は地元をあげての大繁盛となり、ジャッカロープはついにワイオミング州のトレードマークにまでなった。もちろん、兄弟が最初にホテルに売った剝製は、ウサギの皮にシカの角を縫いつけたニセ物で、その後に売られた商品もすべてニセ物だ。しかし、この伝説の裏には、もっと奇妙な生物学的真実がある。

ヘリック兄弟がジャッカロープのキャラクター・ビジネスを始めてからちょうど一年後に、リチャード・ショープというアメリカのウイルス学者が一匹のワタオウサギを手に入れることに成功した。そのウサギには顔から角のようなものが突き出ていた。ひょっとすると昔のカウボーイは、この突起をシカの角に見間違えたのかもしれない。ショープはそのワタオウサギの「角」を細かく砕き、濾《こ》し器を通過した微粒子だけを集めて液状にし、別のウサギの皮膚に塗布した。すると、そのウサギにもジャッカロープのような「角」が生えた。この「角」は、ショープが使った濾し器を通るほど小さい物体、すなわち感染性のウイルスによって育ったものであることが確かめられた。

このウイルスは、現在ではショープパピローマウイルスと呼ばれており、がんを含む組織の異常増殖の背景にウイルスがあることを語る証拠の一つとなっている。がん関連ウイルスが初めて見つかったのはそれより前の一九一一年だ。このとき、アメリカのウイルス学者フランシス・ペイトン・ラウスは、ニワトリに流行する肉腫の原因が感染性の「微粒子」であることを発見した（この「微粒子」は現在、ラウス肉腫ウイルスとして知られている）。以来、家禽《かきん》類、ネコ、ネズミ、ヒツジ、イヌ、ウシ、爬虫類、魚類に白血病、乳がん、肺がんなどを引き起こす多くのウイルスが見つかっている。

＊6　伝承によれば、ジャッカロープはキャンプファイアーの合唱につられて姿を現すという。どうやらテノール歌手として参加するのが好きらしい。

ウイルスががんの原因になるという考えは、二〇世紀前半に多くの研究者を引きつけた。あらゆるがんはウイルスで説明できるかもしれないという期待に、それならワクチンでがんを予防できるかもしれないという短絡的な希望が重なった。『ライフ』誌の一九六二年六月号の表紙には、マリリン・モンローの写真の横に「新事実、がんは感染症？」との見出しが載った。だが悲しいかな、ものごとは私たちが望むほど単純には進まない。

科学者らは何年もかけて、ヒトのがんに関連するウイルス数種を発掘した。最も有名なのはヒトパピローマウイルス（ＨＰＶ）で、これは子宮頸がんをはじめ、性器関連のがんと肛門がん、さらに口腔《こうくう》がんと咽頭がん（おそらくオーラルセックスを通じてだろう）を引き起こす。厄介なことに、動物のがんウイルスとがん発症の関係が直接的、つまり動物がそうしたウイルスに感染すればがんを発症するのに対し、ヒトのがんウイルスはその関係が不鮮明で不確かだ。もしあなたが性的に活発なら、おそらくどこかで知らぬ間にＨＰＶに感染する。だが、ＨＰＶに感染して実際にがんを発症する割合はごくわずかで、たいていの人は知らぬ間に体からウイルスを消失させている。

もう一つ、エプスタイン・バール・ウイルス（ＥＢウイルス）というのもある。バーキットリンパ腫に関連するがんウイルスで、喉や鼻に腫瘍（上咽頭がん）を生じさせる。興味深いことに、ＥＢウイルス感染は世界中で起きているのに、それに関連するリンパ腫はほとんどがアフリカ中央部で発生し、ＥＢウイルス関連の上咽頭がんは中国南部に集中している。これは、何らかの環境因子と遺伝因子が作用していることを示しており、どうやらアフリカではマラリア感染が関係しているようである。ほかには、ウイルスが原因のＴ細胞白血病がある。ウイルス性のＢ型肝炎とＣ型肝炎は肝臓がんのリスク因子だ。ヒトヘルペスウイルス８は、免疫系が弱っているエイズ患者にカポジ肉腫を発症させるきっかけとなる。つい最近、二〇〇八年に発見されたメルケル細胞ポリオーマウイルスは、皮膚にあるメルケル細胞（軽い触感を検知するための卵型の細胞）をがん化させる。

合計すると、ウイルスは現在、世界中のすべてのがんの少なくとも一〇分の一の原因となっている。数にすると毎年二〇〇万例のがんが、ウイルス由来で起きている。ただし、ウイルス由来のがんのほとんどは、貧困国で発生している。製薬会社は貧困国相手のビジネスでは儲からないからと、こうした病気への薬の開発に非協力的だ。また、がんを引き起こすウイルスのリストは年々長くなっているものの、いまでは研究者たちの関心も薄れている。ウイルスとがんの関連は当初期待されていたほど単純ではなく、またワクチンでがんの予防ができるほどバラ色ではないとわかったからだ。しかし、これまでの研究すべてが時間の無駄だったわけではない。何よりも、がんウイルスの発見は「がん遺伝子」発見の土台を築くのに役立った。そして、だれもかれもが「がん遺伝子」に夢中になっていく。

第4章　すべての遺伝子を探せ

サイエンス・ライターの仕事の醍醐味の一つは、伝説的な科学者を訪ねたとき、彼らがいつも過ごしている空間で会えるところにある。私はこれまで数えきれないほどのラボやオフィスにお邪魔して、彼らがどんな人で、どんな環境で仕事をしているのかを見てきた。「溜めこみ型」の研究者は机の上も床の上もモノであふれさせていて、書類の山が高くなりすぎて教え子の大学院生が埋もれていることに気づかないことさえあった。かと思えば「ミニマリスト」の研究者もいる。あるノーベル賞学者のオフィスを訪問したとき、そこには実質的に何もなく、きょろきょろ動く二つの目玉をつけてシルクハットをかぶったココナツだけが置かれていた。がん研究のパイオニア、ロバート（ボブ）・ワインバーグに会うために、ボストンのホワイトヘッド生物医学研究所を訪ねたときは、異次元の世界に迷いこんだかのような不思議な気持ちを味わった。

ワインバーグのオフィスでは、少なくとも二面の壁が、家族や研究室の仲間、教授陣、友人など、数十年にわたって交流のあった人たちの写真で床から天井まで埋めつくされていた。一部の写真はまだ新しく鮮やかだが、茶色く色褪《いろあ》せた写真もあった。それとは対照的に、大きな窓は観葉植物のジャングルによって完全にふさがれている。ワインバーグが飲み物を用意しているあいだ、私は壁の写真に目を走らせた。

私でも知っているような有名な分子生物学者の顔を探してみたのだが、彼が戻ってきたので私も急いで席に着いた。

ワインバーグの語り口は明瞭で、ちょっと専門的で、文法が完璧だった。この人は、これまで長い時間をかけて考え抜いてきたことを話している、と私は思った。ワインバーグの両親は、ナチスが支配するドイツから逃れてきたユダヤ人だ。彼はマサチューセッツ工科大学（ＭＩＴ）の医学部から学者人生をスタートさせた。だが、医者というのは毎晩寝ずに患者の面倒をみるのが当然と思われていることを知り、分子生物学に転向した。この分野は一九六〇年代半ばの発見ラッシュで活気づいており、遺伝子暗号の謎と生命の分子メカニズムの解明に向けて、新しい装置と技術がものすごい速さで生まれていた。*1

生物学における、いわゆる「セントラルドグマ」は一〇年以上前にすでに確立していた。遺伝子暗号を含む一連のＤＮＡはＲＮＡに転写され、それが細胞内機構によって「読み出され」てタンパク質をつくる、という中心教義《セントラルドグマ》だ。しかし、がんについては依然として謎だらけだった。細胞内の遺伝子変異が誘引になることまではわかっていたが（前章で述べた体細胞突然変異説である）、そうした変異がどのように制御不能を引き起こすのかは不明だった。科学者らは、がんを引き起こすウイルスや発がん物質、がん細胞に見られる染色体異常など、形の合わないパズルのピースを、なんとか理屈の通る一枚の全体像に収めたいともがいていた。

化学物質発がんとウイルス発がんが出合う

その完成図を予想させる最初の手がかりは、がんを誘発するウイルスからもたらされた。ウイルスは、数個の遺伝子をタンパク質の殻で包んだだけの存在だ。ペイトン・ラウスがニワトリからラウス肉腫ウイルスを発見してから六〇年も過ぎた一九七〇年になってやっと、その仕組みが解明された。
カリフォルニア大学バークレー校にいたアメリカ人分子生物学者のピーター・デュースバーグと、シアトルのワシントン大学にいたピーター・フォクトは、ニワトリの細胞増殖を制御できるウイルスと、できないウイルスの比較を重ね、その違いを分けているのはたった一つの遺伝子における塩基配列の違いであることを明らかにした。二人はこの遺伝子を、*v-Src* と名づけた。ウイルスによる（v）肉腫（sarcoma）を引き起こす遺伝子という意味だ。以来、こうした遺伝子は「がん遺伝子」と呼ばれることになった。がん遺伝子を表す英語はオンコジーン（oncogene）だ。オンコスは「固まり」を意味するギリシア語で、がんを研究する学問のことはオンコロジーという。

当初、*v-Src* の発見は、がんの原因はウイルスだというウイルス発がん説を補強するように見えた。ある細胞がウイルスに感染すると、そのウイルスの遺伝子 *v-Src* が何らかの方法で細胞の正常な制御システムを乗っ取り、増殖を加速させ、ついには腫瘍を生じさせる、というのである。ところが数年後、大きな衝撃が走る。正常で健康なニワトリの細胞にも *Src* 遺伝子が見つかったからだ。この遺伝子はあくまでニワトリの遺伝子で、ウイルスの遺伝子ではない。

さらなる研究により、こうした「原《げん》がん遺伝子」は、魚やマウス、ウシ、ヒトのゲノムにも存在していることがわかった。どうやら原がん遺伝子は、動物に本来そなわっていた遺伝子で、何らかの形でウイルスに入りこまれてそのまま居座られると、「がん遺伝子」になるようだった。それどころか、ウイルス自

＊1　遺伝子暗号をこじ開ける競争と、同時期に進んだ他の分野の飛躍的な発展については、マシュー・コブ著『生命の最大の謎』（*Life's Greatest Secret*）に詳しい。

体ががんを引き起こすのではなく、正常な遺伝子がウイルスのせいで故障するとがん化をスタートさせているように見えた。

こうした新発見から、ワインバーグは推測を広げた。発がん物質も同様に、正常な「原がん遺伝子」を故障させ、がんを駆動させるのでは？　もしそうなら、細胞の増殖と分裂という基本仕様を狂わせるのは「原がん遺伝子」なのだから、それを見つけさえすればいい、と彼は考えた。

ワインバーグの計画はこうだった。発がん物質を与えておいた細胞からDNAを取り出して切り刻み、DNA断片を多数つくる。そのDNA断片をそれぞれ健康な細胞に入れ、細胞が無秩序に増殖して小さな固まりになるかどうかを観察する。ちなみに、外部DNAを導入した細胞が新たな形質を獲得することを「形質転換」という。形質転換が観察されたら、DNA断片を回収し、その断片内に不良化した変異遺伝子を探す。この計画は話だけ聞くと簡単そうだが、そのころ利用可能だった装置では気の遠くなるような時間がかかった。そこでワインバーグは、教え子で大学院生のチアホ・シーにこの作業を割り当てた（シーは現在、台湾の中央研究院で第一線の研究者になっている）。

最初の驚きは、あまりにうまくいったことだった。シーは周囲の懸念をよそに、化学物質でがん化させたマウス細胞からDNAを取り出し、それを正常なマウス細胞に入れて健康な細胞をがん化させることに成功した。これにより、がんは遺伝子の病気であることが証明された。がんは、外的要因の直接作用で生じるのではなく、自身に内在する遺伝子が外的要因により壊されるから生じていたのだ。

つぎの挑戦は、この壊された遺伝子を特定することだ。だが、化学物質で変えられた遺伝子とそうでない遺伝子を区別するのはどう考えても不可能だった。宿主の細胞も、導入されたDNAも、どちらも同じマウスのものだからだ。この問題を克服するため、ワインバーグとシーは、ラボの培養皿で育っていたヒトの膀胱がん細胞に注目した。

シーは以前と同じ方法で、ヒトの膀胱がん細胞のＤＮＡを断片に切り分け、それぞれをマウス細胞に移植した。期待どおり同じ効果が見られた。がんＤＮＡの一断片がマウス細胞を急激に増殖させていたのだ。つまり、この断片にはがん遺伝子が含まれている。ワインバーグとシーは、マウスとヒトのＤＮＡの違いを利用することで、がんを駆動させている遺伝子をなんとか抽出し、それが正常なヒトゲノムの配列に合致することを示してみせた。二人がこの作業をし終えた直後、ワインバーグは彼らが追っていた謎の遺伝子が *v-Ras* とほぼ同じであることに気づいた。*v-Ras* は、げっ歯類の発がんウイルスとしてすでに特定されていた遺伝子だ。この情報のおかげで、本来なら二年間かかるはずの作業と心労をカットすることができた。

Src がそうだったように、*Ras* も正常な細胞にある遺伝子で、変異すると細胞を無制限に増殖させる力を有している。それまでに見つかっていた他のがん遺伝子の多くと同様に、*Ras* はキナーゼと呼ばれる分子「スイッチ」をつくり出す遺伝子だ。*Ras* に変異が生じると、永遠に「オン」のままになるスイッチがつくられ、細胞に分裂せよという信号が出続ける。私たちは現在、さまざまな種類のがんにおいて約二割の割合で、*Ras* に変異があることを知っている。つまり、この遺伝子の変異は正常細胞ががんになるまでの道のりにおける重要なステップなのだ。ワインバーグの研究を皮切りに、一九八〇年代と一九九〇年代は「すべての遺伝子を探せ」という時代となり、研究者らはがん遺伝子をつぎつぎ見つけたが、その多くは、がんを誘引するウイルスに同じ遺伝子があった。

染色体異常発がんが加わる

一方で、がん細胞の全染色体を研究するという分野からも、がんを引き起こす遺伝子が見つかった。それは、一九世紀から二〇世紀への変わり目にボヴェリとハンゼマンがやっていたことをなぞるようなものだった。ボヴェリらの時代以降、顕微鏡を使っての染色体研究は格段の進歩をしていたが、ヒトのすべての細胞に四六本（二三対）の染色体があることを証明するに足る技術が確立したのは一九五〇年代になってからだ。[*2]

一九五九年、ペンシルヴェニア州フィラデルフィアの現フォックス・チェイスがん研究所にいたデイヴィッド・ハンガーフォードとピーター・ノウェルは、血液がんの一種である慢性骨髄性白血病の患者の細胞に、奇妙なものを見つけた。すべての染色体が存在しており、正しくもあったのに、二対ある22番染色体の片方が、異常に短かったのだ。ヒト染色体のうち22番はもともと短い染色体なのだが、それでもこの短さは異常で、通常の半分に満たなかった。

ノウェルとハンガーフォードは別の慢性骨髄性白血病の患者から採取したがん細胞を調べた。そこにも、本来より短い22番染色体があった。彼らの発見は一九六〇年に、たった三〇〇語の短い論文として発表された。このあと数十年続く「がん治療薬発見物語」が幕を開けた瞬間だった。

この染色体異常が白血病の進行にどう関係しているのかがわかるまでには、さらに一〇年以上かかった。この短い「フィラデルフィア染色体」は、染色体の融合によるものだとわかった。大きな9番染色体のごく一部が、小さな22番染色体の大部分と入れ替わる融合が起きていたせいで、*BCR*（機能は不明）と、マウスの白血病ウイルスで見つかっていた強力ながん遺伝子*ABL*が、本来なら接触するはずがないのに接触してしまっていたのだ。

この融合は化け物を生み出す。ハイブリッド遺伝子*BCR-ABL*は、増殖を駆り立てるキナーゼを恒常的に産生するため、新しい血液細胞が血液中にとめどなく送り出される。このキナーゼの過活動を止めようと開発された薬がグリベック（一般名イマチニブ）である。グリベックは、これまでに開発されたがん治療薬で最も成功したと言われている薬で、二〇〇一年の販売開始以来、慢性骨髄性白血病の患者の生存率を劇的に向上させ、ノバルティス社に莫大な利益をもたらした。[*3] グリベックの登場前、慢性骨髄性白血病の患者が診断から五年後まで生きられるのは四割だった。二〇年後、五年生存率は七割になった。さらに、一部の慢性骨髄性白血病の患者では、この薬で治療後わずか二年でがんが消失し、この病気になったことのない人と同じくらい長く生きている。

フィラデルフィア染色体の発見に続けと、多くの研究グループが、がんを駆動する融合遺伝子を探そうと躍起になった。みな、儲かる薬の開発が見込める*BCR-ABL*のような融合遺伝子を見つけようとした。技術の向上にあわせ、研究者らは、ギムザ染色法で明らかになる染色体の帯の明暗パターンに基づく詳細なマップをつくり始めた。紫色の染料であるギムザ液は、ＤＮＡの特定配列によく付着し、バーコードのような特徴的な縞模様を浮き上がらせ、各染色体の識別および異常の検知を可能にした。

つぎにやってきたのは、鮮やかな蛍光染色法だ。この方法は、複数の蛍光染料を組み合わせて染色体ご

＊2　それまで長く容認されていた染色体数は四八本（二四対）だったが、インドネシア生まれの遺伝学者ジョー・ヒン・チョーが一九五五年にやっと正確な数を出した。一九五〇年代半ばまでヒトゲノムを構成する染色体数が確定していなかったと知り、私は純粋に驚いた。

＊3　グリベック開発の裏にある科学と歴史については、ジェシカ・ワプナー著『フィラデルフィア染色体――遺伝子の謎、死に至るがん、画期的な治療法発見の物語』（斉藤隆央訳、柏書房）に詳しい。

とに違う色をつけ、がん細胞内で遺伝子がどう入れ替わったのかを示すことができる。さらにＤＮＡ配列技術が安価に高速にできるようになると、それも融合遺伝子探しを後押しした。しかし、多くのがんで融合遺伝子は見つかったものの、グリベックのような輝かしい薬はその後一例も現れていない。

だが、遺伝子変異が細胞増殖の引き金になってがんの成長を促進するという発見は、コインの片面でしかない。がんは「生」が過剰なだけでなく、「死」が不十分なことも関係している。私たちの体は一分ごとに何百万という新しい細胞――血液、腸、皮膚、骨、その中間にあるものすべて――を生産しているが、どの細胞もすべて死滅することになっている。生まれては死ぬをくり返す細胞周期は、がんを予防する強力なメカニズムの一つだ。細胞が死ねば、その細胞はそれ以上増殖できない。

そのため細胞には、ＤＮＡの損傷を修復するために細胞周期を一時中断するシステムが備わっている。修復不可能なときは細胞を自殺させるシステムが作動する。こうしたシステムを制御しているのは腫瘍サプレッサーとも呼ばれる「がん抑制遺伝子」だ。がん遺伝子が細胞を全速力で増殖させるアクセルだとすると、がん抑制遺伝子はブレーキで、状況が安全になるまで細胞を増殖させない役割を担う。アクセルが踏まれたままになり、なおかつブレーキが効かなくなってはじめて、がんは進行する。

家族性のがんもある

いま、この本を読んでいるあなたは脳の「ブローカ野《や》」という領域を使っている。左のこめかみのすぐ下に位置し、言語処理を担っているブローカ野は、一九世紀のフランス人解剖学者、ポール・ブローカにちなんで名づけられた。彼は、発話困難な患者二名の脳がこの部分に損傷を受けていることを発見した人物だ。

ブローカは神経科学に貢献したことで有名だが、がん研究においても重要な貢献をした。乳がんを複数例発症した家族の血縁者を三世代前までさかのぼって調べ、詳細な家族歴を作成したのである。なぜそんなことをしたかと言えば、彼の妻がそのがん家系に属していたからだ。

一七二八年に生まれ一七八八年に乳がんで死亡した「マダムZ」を起点に、ブローカは一八五六年までにがんで死亡した血縁者一六名をたどった。うち一〇名が乳がんになっており、そのほとんどが三〇代か四〇代で死んでいた。乳がん以外では、数名が肝臓がんでなくなっていた。ブローカはこの肝臓がんを、近くの卵巣から来たものではないかと疑っていた。幸い彼の妻アデルは遺伝病を免れ、七九歳まで生きた。とはいえブローカ自身が一八八〇年に心臓発作で死亡したため、アデルは四〇代で寡婦となった。

ブローカが妻の家族歴を発表してから三〇年後の一八九五年、オルドレッド・ワルチンという若い医者が、お針子のポーリン・グロスと運命の出会いをした。ワルチンはミシガン大学で病理学講師の仕事を始めたところで、通勤経路のドイツ人居住区で彼女と出会い、二人は会うたび話を交わすようになった。ポーリンの祖父母は一八三〇年代にドイツからアメリカに来た移民で、その子孫には胃がん、大腸がん、子宮がんが多発していた。

「いまの私は健康ですが、若くして死ぬ運命にあります」と、ポーリンは彼に打ち明けた。二人は二五年かけてポーリンの家族歴を調べ上げた。ポーリンは自身が予想したとおり、一九一九年に四六歳で子宮がんで没したが、それまでにワルチンに一五〇名にのぼる親戚の詳細な医学情報を提供した。それはがんの遺伝パターンを明らかにするのに十分な情報量だった。[*4]

盤石なデータをそろえたにもかかわらず、ワルチンの研究は周知されなかった。当時は、がんになるかならないかは個人の努力に帰するという考えが一般的だった。ちょうど、米国がん征圧協会（現、米国がん協会）が設立されたころでもあり、がんが遺伝性で不可避だとするメッセージは希望を失わせるものとして嫌われたのだ。ワルチンが優生学に傾倒していたことも関係しているかもしれない。当時は知識層の一部で優生学への反発が始まっていたからだ。

彼の研究が日の目を見るのは一九七〇年代になってからだ。ネブラスカ州オマハのクレイトン医科大学で働いていた医師のヘンリー・リンチと、ソーシャルワーカーのアン・クルシュは、ポーリン・グロスの血縁者六五〇名をさらに追跡し、九五例のがん発症を見出した。ほとんどが大腸がん、子宮がん、胃がんだった。現在では「ファミリーG」として知られるポーリン・グロスの子孫は、遺伝学の歴史における最長の研究対象となっている。

ワルチンがファミリーGの系図を追いかけていたのと同じころ、シカゴ大学の研究者が何千、何万という大量のマウスを使って繁殖実験をくり返し、マウスに見られるいくつかのがんが遺伝性であることを示していた。この研究結果は激しい抵抗に遭った。当時、がんは純粋に環境またはウイルス感染によるものだと広く信じられていたからでもあり、また近交系マウスを対象にした観察では複雑なヒトの遺伝疾患モデルになりえないと考えられていたからでもある。しかし、それだけではなく、この研究をしたモード・スライが女性だったことも理由の一つにあった。

スライの人生はマウスを中心に回っていた。病気の母を見舞うためにカリフォルニアに帰省するときも、飼育しているマウスを車に乗せて連れて行くほどだったという。彼女は論文を多数発表し、いくつか受賞歴もある。米国医師会のゴールドメダルもその一つだ。女性ならではの理不尽な扱いをよく受けたが、果敢に立ち向かった。「あいつは男性研究者から実験記録を見せてくれと言われたとたんに泣き出した」という根も葉もない噂を流されたときには、名誉毀損だと声高に訴えた。[*5]

ワルチンがそうだったように、スライのマウス研究も優生学へと傾いていき、そのため彼女の考えは容認されなかった。がんが家系的に遺伝する病気なら、その家系を人類集団からなくすよう努力すべきだ、と彼女はしばしば主張した。一九三〇年代に彼女はこう語っている。「私たちは現在、遺伝の法則を何も考えずに恋をします。恋をすれば結実が生じます。恋に落ちる前にぜひ、知識を身につけてください」

モード・スライ以上に見過ごされたのは、マサチューセッツ州のマウス育種家、アビー・ラスロップだ。現在、世界中で使われている何百万という実験用マウスは、もとをたどればラスロップの農場で育てられたものだ。彼女は飼育中のマウスでさまざまな交配実験をして詳細な記録をとっていた。一九一五年以降はペンシルヴェニア大学の著名な病理学者レオ・ローブの協力を得て、マウスのがんの遺伝性について多数の科学論文を発表した。だが彼女も、科学者ではなくただのマウス好きの女性と思われて、既成の学界で相手にされることは一度もなかった。

こうしたマウス研究に目を留めたのは、ロンドンのセントマークス病院の外科医、パーシー・ロックハート＝ママリーだ。彼は、家族性大腸腺腫症の患者のデータを集めていた。大腸腺腫症とはポリープが大腸に何千個もできる希少な病態で、この病気になると人生最盛期にがんを発症し、命を落とす。ロックハート＝ママリーは一九二五年、『ランセット』誌にこれらの患者の家族歴を報告し、がんとそ

＊4　（九七ページ）ポーリン・グロスの二世代後の姪にあたるエイミー・マッカイがこの話を、回想録『ファミリーGの娘』（*Daughter of Family G*）に書いている。

＊5　スライは科学者であると同時に詩人でもあり、しばしば自然界や自身の研究テーマについて熟考した。「私は世界を先導する、なぜなら私は嵐に駆り立てられるから、そして創造せずにはいられないから」は、私がとりわけ好きな詩行である。

れに先行する肥厚《ひこう》した腸管は遺伝性のものだと結論づけた。彼はさらにつぎのように記している。

モード・スライ女史のマウス研究をきちんと読めば、女史が引き出した秀逸な結論に感銘を受けるであろう。この研究結果が明示しているのは、子孫世代をがんで死なせるマウスには、親から子に受け継がせている明白な因子が存在するということである。

ヒト患者による詳細な家族歴と、大量のマウスを使った研究が出てきたにもかかわらず、がんの遺伝性と、その背景に当然あると思われる遺伝子の故障については、その後何十年も整理されないままになっていた。当時は、がんの原因は発がん物質やウイルスなど外因だという考え方が主流で、親子の遺伝は無関係だとされていたため、ロックハート＝ママリーの家族歴の報告は別次元の話として相手にされなかった。さらに、遺伝子の変異が少しずつ蓄積されてがんが生じるという考え方が広がると、家族性のがんの話はますます脇に追いやられた。

がん遺伝子とがん抑制遺伝子

二つの考え方が再び交わるのは一九六〇年代後半、オクスフォード大学の研究者ヘンリー・ハリスが奇妙な実験をしてからだ。ハリスは、異なる動物種の細胞を融合させるとどうなるかを調べることに熱中していた。その場合、どちらの動物の遺伝子を使うのか？　ハイブリッド細胞にはどんな特徴が現れるのか？　正しく細胞分裂できるのか？　ハリスは、ウサギとラット、ヒトとカエルといった二つの動物種の細胞融合実験をくり返し、ときにはそこにニワトリの細胞を加えることもあった。

あるとき彼はひらめいた。健康な細胞とがん細胞を融合させたらどうなるのだろう？　それを調べるため、培養皿で育てたマウスのがん細胞を三種類、手に入れた。どれも生きたマウスに移植すれば腫瘍を形成させる力のあるがん細胞である。彼はそのがん細胞をそれぞれ、正常な線維芽細胞と融合させた。驚いたことに、正常な線維芽細胞はがん細胞の横暴な性質を完全に抑えこんだ。その融合細胞を生きたマウスに戻しても、増殖速度は穏やかで、腫瘍は形成されなかった。

しかし、健康な細胞の特定の染色体が欠けると（これは異なる種の細胞を融合させたときによく起こる現象である）、がんを抑制する効果が消える。ハリスが出した結論は当時としては急進的だった。健康な細胞にある何らかの遺伝子ががんの発生を抑制している。正常な状態で細胞が無秩序に増殖しないのは、この遺伝子のおかげだろう。逆に言えば、そうした抑制型の遺伝子が欠けたり故障したりすればがんが発生する、とハリスは論じた。

さらなる手がかりが、一九七一年に発表された論文から出てきた。執筆者はテキサス医療センターの遺伝学者アルフレッド・クヌードソンで、小児に発生する網膜芽腫《もうまくがしゅ》という眼のがんの研究者だった。彼は、この病気になる小児患者には二つのタイプがあると気づいた。一方は、網膜芽腫の濃厚な家族歴があるタイプで、幼児期から両眼にたくさんの腫瘍ができる。もう一方は、二万人に一人という低い頻度で発症するタイプだが、こちらは完全にランダムに、片眼だけに出現し、発症する年齢がやや高い。

このころ、がんは年齢を重ねるにつれて変異が多数蓄積されてなる病気だという説が広く行き渡るようになっていた。だがクヌードソンは、その説ではこの小児がんがまったく説明できないと感じた。そこで彼は数学的手法で、家族性の網膜芽腫もランダムな網膜芽腫もたった一つの防御遺伝子の故障で説明がつくことを示した（ただし故障の拾い方は違う）。

クヌードソンの考えはこうだ。ヒトのすべての細胞には、同一遺伝子の二つのコピーがある。一つは母から、もう一つは父から来たものだ。細胞が無制限に増殖するのを防ぐ「がん抑制遺伝子」にも二つのコピーがある。がん抑制遺伝子のどちらか一つが機能してさえいれば細胞は正常に保たれるが、二つとも故障すると正常でなくなる。クヌードソンには、どの遺伝子がこの病気のがん抑制遺伝子なのかはわからなかった。しかし、家族性の網膜芽腫になる小児患者には、生まれた時点ですべての細胞に故障したがん抑制遺伝子が一コピー入っているので（ワン・ヒット）、もう一つのコピーが故障するだけで（ツー・ヒット）、その細胞は防御力を失いがん化する方向に行く。だから家族歴のある小児には家族性の網膜芽腫が出現しやすい。一方、二つの正常ながん抑制遺伝子を受け継いだ小児では、同じ細胞で両方のコピーが故障しないかぎり無事なので、がんになるリスクはかなり低い。家族歴のない小児に散発性の網膜芽腫が出現するのがひじょうにまれなのはこれで説明がつく。

がん抑制遺伝子をハリスが発見し、「ツー・ヒット仮説」をクヌードソンが発表したことで、遺伝性のがんは、がん抑制遺伝子の二つのコピーが欠落すると発生するのだろうという見通しが立った。しかし、ウイルス性がん遺伝子の研究界隈からは、これらの遺伝子に変異コピーが一つあるだけでがんが発生することが示されている。さらに、家族歴もウイルス感染もないのにがんになる人が大勢いる。こうしたばらばらの発見を一枚の絵につなぎあわせることのできる人は、まだいなかった。

すべての点と点をつなぐことに成功し、網膜芽腫の遺伝子を突き止めたのは、がん遺伝子を血眼《ちまなこ》になって探していたワインバーグの研究室に所属する二人組だった。網膜芽腫に関連する遺伝子は「がん抑制遺伝子」として初の認定を受け、*RB* と名づけられた。私たちは現在、*RB* が細胞周期で重要な「ブレーキ」として働くタンパク質をつくることを知っている。このタンパク質は、真に必要なときまで細胞が分裂しないようブレーキをかけている。もう一つ、細胞増殖をコントロールする遺伝子として*APC*がある。この遺伝子の故障版は、多発性大腸ポリープを発症する家族で受け継がれている。*BRCA1*と*BRCA2*は損傷したDNAを修復するのに重要な役割を果たす遺伝子で、これらが故障していると家族性の乳がん、卵巣がん、前立腺がんになりやすい。ファミリーGのメンバー（ポーリン・グロスの血縁者たち）は、また別のDNA修復遺伝子に欠陥を抱えていた。そしてもちろん、ゲノムの守護者と呼ばれる*TP53*がある。この遺伝子の欠陥バージョンを受け継いだ人は、若くしてリ・フラウメニ症候群という多発がんを発症するリスクが高い。

パズルの最後のピースは一九八七年にやってきた。家族歴のない患者の大腸がんのサンプルから、ゲノム内の*APC*が位置する場所に変異が見つかったのである。これは、一九七一年にクヌードソンが散発性の網膜芽腫の小児で予見したように、家族歴なしに発生するがんの背景には、がん抑制遺伝子の二つのコピーが二つとも「ヒット」するという不運な事象があると考えられた。その後、非家族性のがんを調べれば調べるほど、がん遺伝子のシングル・ヒットに加えて、がん抑制遺伝子のダブル・ヒットが見つかるようになった。

こうして、がんには二種類の遺伝子が関係しているという絵が浮かび上がった。細胞の保護と修復を担うがん抑制遺伝子と、細胞の増殖を駆り立てるがん遺伝子だ。ブレーキが故障し、アクセルが過活動になると、細胞は制御不能になり腫瘍へと成長する。

一九九〇年代初期には、正常な細胞ががん細胞になるまでの過程に生じる変異を具体的に示すマップが描けるまでになった。とくによくできていたのは遺伝学者のバート・フォーゲルシュタインが提唱したフォーゲルグラムで、健康な腸細胞が小さなポリープになり、大きなポリープになり、発生期のがんになり、ついに侵襲性のある転移がんになるまでの、五つの明確な変異が示されていた。

ワインバーグのチームは、五つのがん遺伝子とがん抑制遺伝子の組み合わせで正常なヒト細胞をがん細胞に変えることを実証し、フォーゲルグラムの正しさを裏づけた。不思議なことに、マウス細胞は二つのがん遺伝子だけでがん細胞になる。ここから、短命のマウスと長命のヒトでは発がん感受性が異なることが明らかになった。ピートのパラドックスで予見されていたように、体の小さなマウスに比べ、ヒトのような長寿で大型の動物の場合、がんをスタートさせるのにより多くの「ヒット」が必要なのだろう。ヒトは、私たちが思うよりもずっと、がんになりにくい動物なのである。

がんは染色体異常によって生じる病気だと提唱されてから一〇〇年、やっと、エラーを起こしたがん遺伝子とがん抑制遺伝子の段階的な組み合わせが細胞の無制限増殖と自死回避を可能にする、というロードマップを描くところまで来た。エラーのいくつかは家族間で受け継がれ、それを持って生まれた人は残念ながら一足先にスタートすることになる。だが、大半のエラーは生きているあいだに蓄積する。私たちの細胞にある遺伝子指示書にスペルミスがたまっていくのだ。遺伝子のエラーを受けた細胞は抑制されずに増殖し、スピードを上げ、その過程で必要な変異を一つひとつ拾っていき、最終的に制止できない転移がんになる。

話はボストンのホワイトヘッド生物医学研究所、ボブ・ワインバーグのオフィスに戻る。彼はホット・チョコレートを飲み終えると、がんの遺伝子を追いかけてきた長い年月をふり返った。

「私たちは、すべての遺伝子を探せると言ったつもりはありません。がんを治せると言ったわけでもありません。*Ras* を発見したからといって、それだけで道が開けるほど単純なものではなく、この先もっと複雑なことがあるだろうと、そう私たちは言ったつもりでした」と、ワインバーグは語った。「それでも、一九九九年には人々が幻想を抱くようになったのです。正常なヒト細胞をがん細胞に変えるのに必要な変異レパートリーが明らかになりさえすれば、がんの問題は片づいたも同然だと、みな考えはじめました」

だが、その幻想は、急速に打ち砕かれていく。

変異のパッチワーク

非メラノーマ性の皮膚がんは、腫瘍学の分野では少しばかり変わり者だ。このがんはめったに命を奪わず、簡単に治療できるため、多くの国でがんの統計に含められてさえいない。だが、非メラノーマ性の皮膚がんは世界で最もよく見られるがんであり、毎年一〇〇万人以上が罹患している。とくに日射の多い土地で暮らす白人に多い。このがんは、患者が多く、また皮膚というアクセスしやすい場所にできることから、正常細胞が遺伝子エラーを段階的に拾っていく過程を研究するのにうってつけだ。

DNA配列決定技術がより速く、より安価になったおかげで、私たちはがんゲノムに何万、何十万という変異と再配列があることを知った。もちろん、すべての変異ががんに影響するわけではない。がん遺伝子を過活動させたり、がん抑制遺伝子を不活性化させたりする変異が問題なのである。そもそもヒトゲノムには、ジャンクDNAをはじめ、がん関連の経路やプロセスにかかわっていない遺伝子や領域がたくさんあり、そこで生じる変異はおそらく何の問題もない。

世界中の研究室が、金の卵を産む遺伝子を探そうと、ありとあらゆるがん細胞から変異を集め、それを詳述した分厚いカタログを作成した。そこから数百の「ドライバー変異」が浮かび上がった。ドライバー変異とは、がんの駆動に直接かかわるドライバー遺伝子に生じる変異で、変異リストの中に何度もくり返し現れるものだ。なお、残りの数千は「パッセンジャー変異」と分類される。最新の研究によれば、個々のがんは最大一〇個のドライバー変異によって成立するという。一部には、もっと多くのドライバー変異を必要とするものもあるそうだ。がんの成長を示す現行モデルによれば、正常細胞が腫瘍に育つまでにこうしたドライバー変異が蓄積されていく。

分厚い変異カタログが準備されたことで、多くのがん研究者はよろこんだ。なぜなら、がんを駆り立てる遺伝子と分子を突き止めれば、製薬会社はそれを標的にした薬を開発するだろうと思ったからだ。しかし、一個人の腫瘍に蓄積されたすべての変異のリストを見たところで、それでわかるのは「終点」つまり「がんになる」ということだけだ。途中途中のようすはわからない。体細胞突然変異説によれば、正常細胞は少しずつ変異を拾っていき、どこかの時点で転換点を迎えると、その後はがん細胞に向かってまっしぐらに進む。つぎに必要なのは中間ステップをマップ化する作業だ。だが、それが一筋縄ではいかないことが、だんだんわかってきた。

それまでの研究のいくつかで、腫瘍のすぐそばから採取した正常細胞に変異を見つけたとする報告はあったが、それは逃げ出したがん細胞による汚染（コンタミネーション）のせいだろうということで脇にやられた。それより大きな問題は、すりつぶされた組織からとった比較的大きなサンプルから変異探しをしていたことで、中間ステップの細胞があったとしても混ぜこぜになってしまっていたことだった。

研究者の大半は依然として、正常細胞に変異を探すのは無意味だと感じていた。過去一世紀続いた体細胞突然変異説にどっぷりつかってきた研究者にとって、がんとはもともと正常だった細胞が変異してなるものなのだから、正常な組織に変異などあるわけがなかったのだ。しかし、時代のほうは刻々と進む。いつのまにかDNA配列技術は精度を上げ、費用を下げ、正常な組織の小さなサンプルにわずかな変異を見つけるに十分なものに変わっていた。

ケンブリッジにあるウェルカム・サンガー研究所のフィル・ジョーンズ教授と同僚らは、研究材料として皮膚組織のサンプルを集めたいと思った。具体的には、これまで特別な日焼け予防策をしてこなかった（日焼け止めを塗ったり衣服で覆ったりしてこなかった）中年男女の正常な皮膚サンプルだ。こうした皮膚の細胞には、紫外線を浴びて変異した遺伝子が隠れている可能性がある。

どうしたものかと悩むうち、地元の病院の形成外科と提携することを思いついた。形成外科医は日々、患者のまぶたから余分な皮膚を取り除いている。美容目的であれ医療目的であれ、この手術で切除される皮膚の切れ端は、そのままでは生体有害廃棄物のゴミ箱に捨てられるだけである。まぶたは、大量に紫外線を浴びながら日焼け止めクリームを塗り忘れられがちな場所だというのもありがたかった。

四人の患者が、不要になった皮膚の切れ端を科学者に提供することに同意してくれた。サンガーの研究チームは手術後に得た切れ端を、二三四片の小さなサンプルに切り分けた。そして高感度ＤＮＡシーケンサーを使い、以前から非メラノーマ性の皮膚がんと高頻度で関連づけられていた七四個の遺伝子にあるのと同じ変異を探した。ドナーたちの年齢幅は五五歳から七三歳で、全員健康で、皮膚がんの兆候はなかった。ジョーンズらが見つけたものは、驚き以外の何物でもなかった。

ドナーたちのまぶたは、長きにわたり紫外線その他の物質にさらされ、さまざまな刺激や傷害を加えられてきたのだから、紫外線その他による損傷の跡が数個くらいは見つかるだろうと予想はしていた。ところが、数個どころか何千個もの大量の変異が見つかった。完全にがん化した腫瘍細胞に見つかるのとほぼ同数の変異を抱える細胞まであった。つぎなる驚きは、一見すると完全に正常な皮膚組織であっても、実際には変異した細胞集団（クローン）がいくつもあり、パッチワークのように入り乱れているのを発見したことだ。それぞれのクローンは、それぞれ別の前駆細胞から発生、増殖したものだ。たった一平方センチメートルの皮膚に約四〇種類のクローンが存在し、そのうち一番大きなクローンにはおよそ三〇〇〇個の細胞があった。

ジョーンズらはさらに、こうしたクローンの四分の一に、がんのドライバー変異があることを発見した。そうした危険な変異をすでに二〜三個抱えているクローンもあった。多くのクローンに、p53タンパク質をコードする遺伝子*TP53*の変異があった。体細胞突然変異説によれば、このような危険な変異を拾った細胞はがん化の途中ということになるのだろうが、外から見るかぎりおかしな兆候は何もない。ジョーンズらは一例として、既知のドライバー遺伝子*NOTCH*の変異に関してつぎのような報告をした。彼らが五平方センチメートルの正常な皮膚に含まれるクローン群から見つけた同遺伝子の変異数が、ゲノムアトラスがそれまでに同定していた同遺伝子の変異数より多かったのである(ゲノムアトラス[*6]は世界最大のがん誘発変異データベースで、この当時、五〇〇〇点以上の腫瘍から各種の変異を同定していた)。こうした変異細胞集団のどれかが最終的にがんに育つのだろうか? 私たちにはまだそれを知る方法はない。だが少なくとも、正常な組織には私たちが想像していた以上に危険な変異が多く存在していることがわかった。正常な組織に、いつどこでがんが出現してもおかしくはない。

正常とは何だろう?

見たところ正常な細胞が変異だらけだったというのは、じつはそれほど衝撃的な発見ではない。研究者らは一九八一年の時点ですでに、発がん物質を与えたマウスの肝臓に、がん化の可能性のある変異を抱えた細胞のパッチがあることに気づいていた。顕微鏡下ではまったく正常に見えるにもかかわらずだ。また、互いに無関係の二か所の研究グループが、健康な六五歳以上のおよそ一〇人に一人の血液中に、白血病患者に現れるのと同じタイプの変異があるのを見つけていた。別の研究チームは、完璧に健康な肺の細胞の多くに、変異した肺がんドライバー遺伝子が含まれていることを見出していた。興味深い発見もあった。ある研究が、子宮内膜症にがんドライバー遺伝子の変異を多数見つけたのだ。子宮内膜症はがんではないが、女性に多大な苦痛を与える病態で、本来あるべきでない場所に子宮内膜組織が出現、増殖する。女性の体内をさまよう子宮内膜細胞を調べると、そこには発がん性の変異があった。そのせいでこの細胞は増殖し、また近隣組織に侵入できるのだとわかった。だが、そうした子宮内膜細胞が悪性腫瘍に育つことはない。

健康な組織に変異のパッチワークが生じることは、二〇一八年、ウェルカム・サンガー研究所のフィル・ジョーンズの同僚にあたる、イニゴ・マーティンコリーナが率いる研究によって大々的に示された。ジョーンズが調べたのは外表であるまぶたの皮膚だったが、マーティンコリーナは内部組織である食道がんを対象に調べることにした。ただし、まぶたとは違い、正常な食道組織のサンプルは簡単に入手できるものではない。そこで、もともと臓器移植の提供を希望しながら不幸にも事故死した人から提供を受けることにした。

マーティンコリーナらは、ドナーの家族からも重ねて同意を得たうえで、二〇歳から七五歳までの健康な九人のドナーの食道から組織片を集めた。集めたサンプルは約八五〇個の断片に分け、まぶたのサンプルのときと同じ方法でドライバー変異を探した。

＊6　がんゲノムアトラス（The Cancer Genome Atlas）は、ＤＮＡを構成する四つの文字に敬意を表して「ＴＣＧＡ」と略称されている。

まぶたの皮膚細胞はつねに紫外線を浴びている。それに比べて、食道の内皮細胞が発がん物質にさらされる機会は少ない。非メラノーマ性の皮膚がんは世界で毎年一〇〇万人以上が罹患する。一方、同じタイプの食道バージョンである扁平《へんぺい》上皮がんに罹患する人はその五〇分の一程度しかいない。ということは、正常な食道にある変異の数は、正常な皮膚にあるそれよりずっと少ないと考えるのがふつうだろう。

さて、どうだったか。正常な食道組織もまぶたと同じように変異細胞クローンのパッチワークになっていたが、まぶたのときよりクローンの数が多くサイズも大きかった。どのクローンもそれぞれ異なる発がん遺伝子の変異を抱えていて、すでに増殖を始めており、近隣の正常な細胞を圧迫していた。意外なこともあった。年齢の条件を同じにして比べると、まぶたの変異より食道の変異のほうが全体的に少ないのだが、がんドライバー遺伝子の変異を抱えたクローンは、まぶたより食道のほうに多く存在した。つまり、あなたが中年になるころには、あなたの食道のおよそ半分の細胞で *NOTCH* に発がん性の変異が生じており、ほかの多くの細胞でもがんに直結しうる遺伝子に変異ができているということだ。

マーティンコリーナらの論文には、この研究結果を視覚的に表す絶妙なイラストが載っていた。変異細胞クローンが、ちょっとレトロな水玉模様の布地のように、それぞれ異なる色と大きさの「円」で描かれていたのだ。二〇代、三〇代の若い人からとったサンプルでは小さな色つき水玉がぱらぱらと散在するだけだが、中年になるにつれて各色の円が大きくなり、七〇代男性のサンプルでは円が重なるほどぎゅうぎゅうに詰まっていた。七〇代男性のサンプルには、ほぼすべての細胞に一つか二つのがんドライバー変異があった。それでも、この男性の食道に問題がありそうな兆しは外からは何も見えなかった。

危険な変異があっても、がんになるわけではない

科学者が正常な細胞を探せば探すほど、ますます発がん性変異が見つかる。私たちは一定の年齢に達するころには、体中の細胞が複数の変異を抱えるほどになっている。その変異の多くはおそらく、ドライバー変異だ。つまり、私たちの細胞は一つ残らず、いつがんになってもおかしくない状態にある。それでも私たちは問題なく生きている。

フィル・ジョーンズは私の顔をしばし見つめてから、「あなたのお肌は変異のパッチワークになっていますね」と言った。「日焼けのダメージはすでに出ています。おそらく、あなたの皮膚細胞の五パーセントくらいには、皮膚がんで見つかるのと同じ変異ができているでしょう」

「長生きすれば、非メラノーマ性の皮膚がんが二つ、三つできるかもしれませんね。仮にそうなったとしても心配はいりません。皮膚科のお医者さんがきれいに取ってくれますから」と、ジョーンズは安心させるようにつけ加えた。「でも、皮膚全体の変異割合を考えれば、二つか三つですむというのはずいぶん少ないことになります。変異があるからといって、かならずがんができるわけではないのです。素因となる遺伝子変異を抱えているだけの状態から、非メラノーマ性の皮膚がんになるまでのあいだに、何が起こっているんでしょうね」

ジョーンズはこの疑問を解こうと、*TP53* 遺伝子に致命的な変異を抱えるマウスで実験することにした。ちなみにこの遺伝子のスイッチは、人為的にオン・オフできる。また、このマウスの皮膚細胞に蛍光グリーンに光るマーカーを仕込んでおくと、その細胞が増殖したとき顕微鏡ですぐに見分けられる。ジョーンズらは、*TP53* のスイッチをオンにして、辛抱強く観察した。すると、まずこの細胞はぐんぐん増殖し、周囲の細胞を押しのけて蛍光グリーンに光る小さなパッチをつくるようになった。つぎに、増殖ペースが落ちてきた。グリーンのパッチは六か月後に最大になったあと縮小していき、一年後には消えてもとの正常な状態に戻った。

それ以上に興味深いことがあった。ジョーンズは、グリーンのパッチができたマウスに紫外線ランプを照射した。マウスが「日差しの強いコスタデルソルでバカンスを楽しむ」という設定である。驚くことに、変異を抱えたグリーンの細胞は前回の実験より急ピッチで増殖し、六か月後ではなく六週間後に数平方ミリメートルのパッチが数個できた。数平方ミリメートルというのは、マウスの背にできる変異細胞クローンとしてはかなり大きな面積だ。紫外線ライトは正常細胞の成長には何も影響を与えないようだが、変異細胞の増殖を劇的に加速させて大きなパッチをつくらせる。これは、ドライバー遺伝子に二番目の「ヒット」が生じ、がん化に向けて新たな局面に入る可能性があることを意味する。ここであなたはこう思うかもしれない。このままでいくと、マウスのグリーン・パッチはますます大きくなり、やがてグリーンの腫瘍になるのでは？　答えはノーだ。

紫外線ランプを当てられてから三か月後、マウスの皮膚にはあちこちにグリーンのパッチが現れたが、九か月たつとパッチは縮小し、消えた。ヒトのまぶたで使ったのと同じＤＮＡシーケンサーで調べたところ、*TP53*が変異していたグリーンのパッチは、紫外線を浴びることで別の変異を拾った別の細胞クローンに少しずつ追いやられていることがわかった（こちらの細胞クローンもがん化する可能性はある）。グリーンのギャング団は、自分たちだけが町の不良集団であるうちはのさばっていられたが、別の不良集団がやってきたら落ち目になったというわけだ。とはいえ、かならずしも食うか食われるかの状況になるとはかぎらない。ジョーンズはそのことを、最初のころ、まぶたのサンプルで変異パターンを観察していたときに発見した。

「まぶたに一平方センチメートル以上のコロニーをつくっていた細胞がありました。その細胞には、

FGFR3という遺伝子を活性化させる変異があったのですが、うれしいことにFGFR3は皮膚がんのドライバー遺伝子ではないので、そのコロニーが腫瘍に育つことはないのです」

それはつまり、トラブルを起こさない行儀のいい細胞のクローンをつくってくれる変異もあるという意味だろうか？「そうです」とジョーンズは答えた。脂漏性角化症《しろうせいかくかしょう》（ポロポロとかさぶたのようにはがれる脂っぽいイボのような褐色の隆起）には、FGFR3変異を促す因子が実際にある。脂漏性角化症は五〇歳以降によくできる、無害の良性腫瘍だ。脂漏性角化症になると、その因子が働いて行儀のいい細胞ができ、角化症以上に悪い皮膚がんが出現するのを防いでくれるかもしれないのだ。少し悪い道でもがまんして走り続ければ最悪の事故に遭わずにすむ、というような安全策だろうか。そんな知見があるのなら、細胞を危険度の低いルートに誘導して皮膚がんを予防するような軟膏《なんこう》を開発すれば、みんなハッピーになれるのでは、と私は尋ねた。

「問題は、そのクリームを顔に塗ると顔がイボだらけになることです」と彼は笑った。「そうならないクリームができたら話は簡単なのですが」

ジョーンズが研究対象としている非メラノーマ性の皮膚がんで患者が死ぬことは、めったにない。だが、患者を死なせるがんが出現する皮膚以外の場所にも変異のパッチワークは存在する。ということは、この方法はそうした場所でなら有効に使えるかもしれない。健康な細胞が変異細胞の増殖を抑えるのを助ける方法、あるいは単に「お行儀のいい」細胞の増殖を促す方法が見つかれば、現時点で不良細胞を叩くことだけを目標にしている治療薬の開発にパラダイムシフトを起こすだろう。

とはいえ「敵の敵は味方」という原理だけに頼るのは危険だ。こうした人為的な操作を安易に治療に使うと、意図せぬ作用が出ることもある。まずは、人体にいるさまざまな細胞集団（お行儀のいい集団も悪い集団も含めて）の性質とふるまいをもっと理解する必要がある。中途半端な知識で細胞たちの作用に干渉すれば、意図せぬ怪物を生み出すことになりかねない。

ウェルカム・サンガー研究所ではほかにも、ある種の変異が腫瘍細胞より正常細胞のほうで多く存在している事実に気づいた研究グループがあった。これもまた興味深い観察で、いわゆるがん遺伝子の変異の中には防御的に働くものがあるということだ。たとえば、あるがん遺伝子の変異は細胞集団を急速に増殖させるが、がん化するコースに入る直前になると、本来のタイミングより前に細胞を分裂させるようになる。その細胞集団は不完全な細胞分裂しかできず、やがて消滅する。

別のタイプの変異として、細胞の競争力を不利にするものもある。その変異が生じると近隣の細胞より増殖速度が遅くなり、結果として競争に負けるというのだ。だが、重要なのはその変異が生じるタイミングだ。がんが育つ過程の後半でこの種の変異が生じれば、がん細胞を逆に有利にさせるかもしれない。染色体がさらに混乱し、腫瘍をとりまく環境がさらに有毒になってくると、他の細胞よりゆっくり増殖することで、そのがん細胞は安全に成長できるかもしれないからだ。

もう一つ指摘するに値するのは、私たちの正常な組織の大半にこうした微小な故障が数多くあるのだとすると、腫瘍内に見つかるドライバー変異の産物を標的にする現行の薬剤は、逆効果になるかもしれないことだ。腫瘍細胞に相当な割合で含まれているドライバー遺伝子*NOTCH*の変異が一見健康な皮膚や食道組織にも含まれていることを思えば、腫瘍の中にいるそうした変異細胞を一つ残らず殺そうという戦術はどこかで予期せぬ副作用を招く可能性がある。

がんは、いつからがんになるのか？

がんの兆しがまったくない健康な組織に、危険とされている変異が混在していることを示すデータがたくさん集まってくるにつれ、興味深い疑問が生じる。がんとは厳密には何なのか？　いつからが、がんなのか？　私たちの身体は、正常な細胞が整然と配置された静的なものではなく、少しずつ違う変異をもつ細胞集団が互いにスペースの奪い合いをしながら盛衰をくり返す、動的なものと考えるべきときが来ているようだ。ある変異は細胞集団の増殖ペースを下げ、縮小させる。別の変異は増殖ペースを上げ、拡大させる。それでも全体としてはさほど変わりなく、健康な状態が維持される。

問題が始まるとすれば、ある細胞がドライバー変異を拾って近隣の細胞より急速に増えるようになったときだ。その細胞集団は同じ遺伝子変異を有する数百、数千の複製でパッチをつくる。パッチの面積が急拡大すると、いずれかの細胞のドライバー遺伝子に二度目の「ヒット」が起こる可能性が通常より高まる。この細胞クローンはすでに数量が多く、また分裂周期が速いため、ますます拡大する。ヒット、拡大、ヒット、拡大がくり返され、やがて、がんになるのに十分な変異を蓄積した細胞集団が現れる。特定の変異一式を集めた細胞が一気にがん化に舵《かじ》を切るというこの図式は、がん化の道筋を図式化した古典的な「フォーゲルグラム」にあてはまる。人体には数兆個の細胞がいて、それらの細胞がいまこの瞬間にも分裂をしていることを思えば、がんがいつはじまるのかはナンバーズゲーム（数当てくじ）と大差ない。

過去一世紀で築き上げられてきた現在の考え方によれば、正常な細胞が重要な遺伝子の故障を段階的に蓄積してゆき、最終的に凶暴で侵略的な腫瘍になるというのが「がんに至る道」だ。しかし、私たちのすべての細胞にすでに故障や損傷があるのなら、とりわけ中年期にはそうなっているのなら、なぜ私たちはまだがんになっていないのか？　何が、本格的ながん化をスタートさせるのだろう？

第5章　いい細胞が悪い細胞になるとき

ちょっとした計算をしてみよう。

私たちは習慣的に、がんはよく起こるものと考える。だが、個人のスケールで見た場合、そうなる確率は無視できるほど小さい。典型的なヒトの身体は三〇兆個を超える細胞でできており、一生のうちに数えきれないほど増殖している。三〇兆個のどの細胞もがん化する可能性があるが、実質的にそうなるのはほぼゼロだ。体細胞突然変異説によれば、健康な細胞が数個のドライバー変異を拾うとがん化が始まるというが、これはナンバーズゲームのようなもので、くじに当たって賞金を得られる確率は一〇〇兆分の一、つまり銀河系一〇〇〇個の中にある星を一つ当てるようなものだ。私たちは、数十年がかりで変異が細胞にたまっていくあいだ、何億万枚ものチケットを買うことになる。ひょっとするとその中で一枚だけが大当たりするかもしれない。

大当たりする確率を上げる方法はいくつかある。一つは、発がん物質に触れたり放射線を浴びたりすることだ。もう一つは、フィル・ジョーンズとイニゴ・マーティンコリーナの研究が示したように、健康な組織を変異細胞クローンのパッチワークにすることだ。あるドライバー遺伝子に一番目の「ヒット」が生じると、その故障を抱えた細胞の数が増え、パッチのサイズは通常の一〇倍ほどに拡大する。すると、その中の一つの細胞が二番目のヒットを拾う機会が増える。二つのヒットを得た細胞は周囲の細胞より競争力を得て拡大し、さらに攻撃的なクローンになる。ヒット、拡大、ヒット、拡大。たった一個の細胞がドライバー変異一式をすべて集めなければならないのなら、その達成はまずもって不可能だが、それぞれの変異を獲得したパッチが周囲より速く、広く拡大するなら、目標達成の可能性は高まる。ナンバーズゲームにたとえれば、あなたがひとつの数字を当てるたび、それまでの一〇倍のチケットをもらえれば、勝利の組み合わせを当てるチャンスはさらに高まる。

加算のペースはどんどん上がる。ビーチバカンスに出かければ、皮膚細胞一個につき一〇もの変異が増えるだろう。一五本タバコを吸えば、有害な変異を誘発するに十分だ。全体的に見て、あなたの細胞の五個に一個は、がん遺伝子に一つの変異を抱えている。二つか三つの変異を抱える細胞もあるだろう。あなたの体のどこかで、変異のフルセットを獲得した小さな腫瘍がたくさん潜んでいるかもしれない。

でも、私たちはどのくらい心配すればいいのだろう？　ある程度歳をとれば、だれでも原因不明のしこりやこぶの二つや三つはできているものだ。四〇代の女性の少なくとも三人に一人は胸に小さな腫瘍を抱えているが、その年代で乳がんと診断されるのは一〇〇人に一人しかおらず、残りの多くは正式にがんと診断されることなく一生を終える。前立腺がんも状況は同じで、このがんで死ぬ人より、このがんを抱えたまま死ぬ人のほうがはるかに多い。五〇歳から七〇歳の人ならほぼ全員、甲状腺に小さながんができているが、甲状腺がんと診断されるのは一〇〇〇人に一人だ。全体的にならすと、私たちの半分かそれよりやや少ないくらいの人が、生涯のどこかの時点でがんと診断される。

がんの発生率は、がんの種類別によってばらつきがある。たとえば、小腸と大腸はどちらも消化管で生理的な条件はほぼ同じだが、小腸がんの発生率は低く、大腸がんのそれは三〇倍も高い。また、重要なドライバー遺伝子に変異が一定数たまるとがんになるとは言うものの、それに必要な蓄積回数もがんの種別で異なる。肝臓がんは約四回、子宮がんや大腸がんは一〇回だが、精巣がんや甲状腺がんはたった一回だ。こういう話をすると、必要な変異回数の少ないがんほど若いころ出現しそうな気がするが、小児がん以外の大半のがんは、種類にかかわらず六〇歳以前に発生することはあまりない。私たちの正常な組織は中年期に達するころ、すでに変異のパッチワークになっているにもかかわらず、五〇代まではまあまあ抑えられているのである。

六〇歳以降に変異が生じるペースが上がるわけでもない。意外かもしれないが、変異の発生ピークは人生の初期だ。DNAの複製エラーは細胞が増殖するたびにちょこちょこ起きるものだが、幹細胞に起きるエラーはとりわけ危険だ。身体を生涯維持する役目を担っている幹細胞は増殖力がひじょうに高いからだ。増殖力の高さがとくに求められるのは発生期から成長期である。卵細胞が成体になるまでに必要な増殖回数は、その後の人生を維持するのに必要な日々の増殖回数とは比較にならないくらい多い。私たちの細胞は最初の九か月で一個から数兆個にまで増え、その後も少しずつ増えていき、「成人」という完成形になる。じつのところ、あなたが七〇歳の時点で保有する変異の半分は、一八歳の誕生日までに得てしまっている。

変異の回数だけではない。喫煙者は非喫煙者より肺がんになりやすい。DNAを傷める物質を吸うことは、重要なドライバー遺伝子を変異させるチャンスをぐんと高める。では、喫煙者ほど人生の早い時期に肺がんになるのだろうか？　これも違う。愛煙家のグループも、一度もタバコを吸ったことのない人のグループも、肺がんと診断される年齢はほぼ同じで、たいてい六〇歳以降である。喫煙は、肺がんになるかならないかに強く影響するが、いつなるかには影響しない。

足し算できないものもある。

環境に最も適応した細胞が生き残る

コロラド大学の生化学分子遺伝学部のキャンパスは、ロッキー山脈の端に位置するオーロラにある。ジェイムズ・デグレゴリ教授はこのキャンパスの片隅で、がんの発生が足し算だけで説明できないことを説明しようと、「環境適応発がん」と呼ぶ理論を提唱している。彼によれば、生命は（少なくともがんリスクという点で）ゆりかごから墓場まで直線的に進むものではない。統計を見れば、病気で死ぬ確率は一八歳から三六歳まで、どの年齢でもほぼ同じで低い。そのあと上昇しはじめるが、年齢が上がるにつれて曲線を描くように加速する。研究者の多くはこの急カーブ以降の部分に注目し、なぜ高齢になるとがんになりやすいのかと考える。だが、デグレゴリは逆のことを考えた。なぜ、若いときにはがんになりにくいのだろう？

ヒトの身体は何万年もの時間をかけて、必要な期間は生存を維持するがそれ以降は関知しない、という進化原則にのっとって磨かれてきた。進化は寿命より生殖を優先する。ヒトは子を産み育てる期間、つまり青年期から中年初期までは、がんにならないよう進化してきた。子を産み育てる前にがんになりやすい遺伝子をもつ人は、その遺伝子を次世代に伝える前に死にやすい。そのため、世代を重ねるごとに、生殖可能期間だけは無事でいられる遺伝子を保有する集団が拡大した。

逆に言えば、六〇歳以降にがんの発生率が激増するのは自然選択の結果だ。祖父母はたとえ子育ての応援要員として必要な存在であったとしても、自然選択が定めた保証期間は切れている。デグレゴリの理論は、この「サポート切れ」を細胞レベルで説明するものだ。進化論が確立されてから一世紀以上が過ぎた。

デグレゴリは、地球上に拡散した生物種の適応という進化論からスケールダウンし、人体の内側にあるがん細胞の進化論を説く。

環境適応発がんを理解する前提として、自然選択による進化のキーコンセプトをおさらいしておこう。第一に、あなたは生殖しなければならない。でないとあなたの遺伝子を未来に残せない。第二に、どんな生物集団も（細胞も、ネコも、樹木も、昆虫も）、その集団に属するメンバー個々の遺伝子に変異のバリエーションがある。遺伝子多型とも呼ばれるこうした遺伝子の変異バリエーションには、生殖の可能性にプラスにもマイナスにもならず、そのときどきに集団内で増えたり減ったりするだけのものが大量にある。有利でも不利でもない変異が集団内に浮遊するように存在する現象は、遺伝的浮動または中立進化と呼ばれている。

ごくまれに、有利になる変異もある。たとえば、仲間よりほんのわずかに速く走れる変異を得たチーターは、仲間より多くの獲物をとらえ、多く食べることができるだろう。すると仲間より元気で活発になり、交配相手を引きつけ、その遺伝子の変異を次世代に継がせるチャンスが高まる。世代を経るうちに、そのチーター集団内には足を速くする変異が広まる。正の選択と呼ばれる自然選択の作用である。一方、狩りや生殖成功を妨げる変異は除去されやすい。次世代に継がせるチャンスが低くなるからで、これを負の選択という。

最後にもう一つ、自然選択の本質は、遺伝子や変異ではない。ある生物が遺伝子変異のおかげで環境内での生存と生殖の可能性が高まること、つまり「環境に適応すること」が自然選択だ。新しい変異はひっきりなしに生じる。変異を起こすきっかけは、細胞内の生化学バランスの崩れだったり、化学物質や放射線への曝露《ばくろ》だったり、いくらでもあるからだ。ほとんどの変異は中立または負にしか作用しないが、ごくまれに正に作用する。正になるかどうかは環境次第だ。自然選択はよく弱肉強食の考え方と混同される。この考え方は、一般的に、同じ生物種間で仲間より大きく強い者が生き残ることだと思われている。だが実際のところ、環境に最も適応した者が生き残るのである。

重要なのは、環境が以前と同じであるかぎり、身体をがらりと変えるような選択圧は生じないということだ。「生きた化石」と呼ばれる生物のことを思い浮かべてみよう。現在のカブトガニは、四億五〇〇〇万年前の海にいた祖先と見た目はほとんど変わらない。甲羅の下ではそれなりに変化しているはずだが（遺伝子の変異はひっきりなしに起きているのだから）、カブトガニの姿かたちは生息環境にあまりにも適応しているため、少し変わった形質の個体が現れたとしても、その変更は役に立たないかむしろ有害でさえあり、集団内で広がることはなかったものと思われる。自然選択はカブトガニを、五億年近く最適に保ち続けられるほどまで磨き上げた。これは進化用語で「適応度のピークに達した」と表現される。要は、壊れてないなら下手にいじるな、という進化戦略だ。

ある生物における適応度を決めるのは、もっぱら環境だ。視覚を失った洞窟魚は、暗闇の地下水系で暮らしているが、視覚に頼る捕食者が来ないこの環境に適応している。厚い毛皮に覆われたホッキョクグマは、厳寒の北極圏で狩りや繁殖をするのに完璧に適応していたが、最近は地球温暖化の影響を受けて存続が危ぶまれている。進化は、環境の変化に追いつくために急な選択をしたとき最も顕著に現れる（そうでなければ絶滅する）。

加齢は環境を変える

環境適応発がん説によれば、がんの出現も同じ原則で理解できる。人体の各器官にある幹細胞は、各部位の個別の環境に正しく適応している。平坦な草原のような皮膚、流れの速い水系のような血管、スポンジ状の肺、波のようにうねる腸、というような環境に。さらに重要なことに、進化はこれらの幹細胞を、人体が若いときのぴちぴちした環境に最大限適応するよう磨き上げてきた。ニッチな環境にあまりにも適応しているために何億年も姿かたちが変わらないカブトガニがそうだったように、ヒトの幹細胞も、若いときの環境が変わらず続くかぎり各器官は現状のまま維持されるだろう。

だが、若年期を過ぎると、私たちの細胞はさまざまな変異をさまざまな組み合わせで拾い、遺伝子的に多様な細胞集団パッチワークになる。それらはときに自然選択を作動させる。ただし、幹細胞は若い人体環境にぴったり適合しているため大半の変異は適応度に中立または負の影響しか与えず、そうした変異を拾った細胞は周囲の健康な細胞より増殖が遅くなる、あるいは単に死滅する。ごくまれに、周囲よりわずかに速く増殖してパッチを広げる力をもつ変異が生じることもある。これは正常な細胞ががん化するときの第一歩と同じだが、こうした変異細胞が生き延びることはまずない。ホームグラウンドを押さえている若い幹細胞との競争に勝てないからだ。まれに勝つことがあると、二〇代や三〇代、四〇代、五〇代でがんと診断される。ただ、若いときにがんになるのは、遺伝性の変異を抱えている場合のほうが圧倒的に多い。家族性のがん家系の人は生まれた時点で、がんへの道の第一歩が全身の細胞に埋めこまれているからだ。

しかし、年月とともに状況は変わりはじめる。私自身、四〇代になってからそれをしみじみと感じる。ただし、ここで言いたいのは、白髪が気になるとか、乳房がたるんでくるとか、短いスカートを穿《は》けなくなるとかではない。細胞レベルでの老いだ。私たちは八〇年あるいはそれ以上をこの体を使って生きるわけだから、細胞がくたびれていくのは当然だ。

歳をとるにつれ、私たちの組織も器官も損傷をためていく。細胞修復機構がどれだけがんばっても、変異はたまり、それが分子組成と細胞のふるまいを変え、細胞が暮らす居住地の環境を変える。こうした変化は、重要なドライバー遺伝子に発がん性変異を促す機会を増やすだけではない。正常細胞の機能と修復を担う他の遺伝子すべてに影響を与え、細胞どうしを結びつけている分子接着剤に干渉し、ホルモン量を変動させるなどの混乱を起こす。

日々の細胞のメンテナンス作業は年齢とともに、とくに生殖年齢のピークを過ぎたあとは、雑になっていく。たとえば、若いときの肌の細胞はしっかり結合している。がん化しそうな不良細胞が出てきても、広がる余地を与えず、最終的には追い出してしまう。だが、歳をとると細胞の結合がゆるむ。不良細胞はその隙に入りこみ、やがてがん化し、拡大する。また、タバコの煙や紫外線のような発がん物質は、DNAに損傷を与えるだけでなく、細胞の結合組織となるコラーゲン分子を傷つけるので、不良細胞がのさばる余地をさらに与えてしまう。

老化によるゆっくりとした衰えは、遺伝子の収納状態やスイッチの作動にも影響する。若い細胞はDNAを、ヒストンというボール状のタンパク質のまわりにコイルのように巻きつけて、きっちり収納している。ヒストンには、遺伝子の活性・不活性をコントロールするためのエピジェネティック修飾と呼ばれる各種の分子タグがついている。老いた細胞では、この整然とした仕組みがうまく働かなくなる。DNAのコイルがほどけ、修飾が乱されると、遺伝子は間違ったタイミングや場所でスイッチをオンまたはオフにするようになる。老化はゲノム全体で同時多発的に進む。

炎症も環境を変える

老化が何より顕著に現れるのは、シワでも白髪でもゆるんだ染色体でもなく、炎症だ。一八六三年、ドイツの病理学者ルドルフ・フィルヒョウは、免疫細胞の一種である白血球が、腫瘍内で増殖している悪性細胞に交じって存在していることに気づいた。彼はそこから、がんの原因は「持続的な刺激」つまり体の免疫系を活性化させる炎症ではないかという仮説を提唱した。[*1] だが当時は、のちに体細胞突然変異説（七〇ページ参照）となる考え方に注目が集まっていたこともあり、フィルヒョウの提案はナンセンスだとして退けられた。一五〇年以上を経た現在、研究者らは、フィルヒョウの着目は悪くはなかったと思い始めている。

炎症は、免疫システムが作動中であることを知らしめる症状だ。感染や外傷を受けた箇所にできる発赤《ほっせき》、腫れ、漏出などの急性炎症は、だれでも一度は経験したことがあるはずだ。急性炎症は体に備わった救急部隊のようなもので、召集した免疫細胞の兵士たちに、外来微生物とそれに感染した細胞を破壊させたり、栄養を運ぶ血流を増やして修復作業を急がせたりする。だが、私たちは自身の体内で慢性炎症が生じていても気づかないことが多い。慢性炎症はゆっくりとした免疫反応が数か月または数年続く。心臓病や糖尿

＊1　フィルヒョウは初期のがん研究のパイオニアであると同時に、当時ドイツで流行していた回虫感染の原因を、ドイツで広く食されていた加熱不十分な肉だと指摘したことでも知られている。彼は政治的にリベラルの立場で、貧困層の住居や教育、衛生状態の改善を唱えていた。それを目障りだと感じたプロイセンの保守派の首相ビスマルクは、フィルヒョウに決闘を挑んだという。伝説によると、フィルヒョウが用意した「武器」は二本のソーセージで、どちらも見た目は同じだが、片方にだけ回虫を入れていた。怖くなったビスマルクはその決闘を断ったという（風刺に富んだ面白い話であるが、残念ながら事実ではない。ビスマルクはフィルヒョウに決闘をもちかけたが、あっさり断られたという）。

病を発症させることもあるし、もちろん、がんを発生させることもある。

　慢性炎症の原因は、持続感染、有害物質への長期曝露、自己免疫疾患などだが、もう一つ避けがたい最大の原因が加齢だ。歳をとるにつれて、私たちの組織の慢性炎症のレベルはじわじわと上がる。これは、細胞内で働く生化学プロセスから受ける経年劣化、体内に少しずつたまる有害物質、人生でそれまでに経験した感染や苦痛、全般的な体の衰えなどによる必然的な結果だ。性ホルモンの減少も関係しているかもしれない。エストロゲンやテストステロンには炎症を抑える役目があるからだ。お察しのとおり、喫煙も、肺に炎症性傷害を与えたり体の抗炎症反応を弱めたりする。過剰な体脂肪もリスク因子だ。体脂肪は、何もせずただ体についているだけのぜい肉ではない。脂肪を貯蔵する細胞は、慢性炎症を悪化させるさまざまな活性物質をつくり出す。

　もう一つ慢性炎症の要因として、研究はあまり進んでいないが有力視されているものに、ストレスがある。私たちはストレスでがんになると聞くと、さもありなんと考えがちだが、実際のところ、近親者の死別や離婚といった強いストレスのかかる人生節目の出来事ががんの発生率を高めるという関連性はほとんど見出されていない。しかし、生活苦や不安定な居住環境といった長期のストレスとの関連性はありそうだ。社会経済的な弱者ほど、がんを含むあらゆる病気で早く死ぬ傾向があることは、健康格差の問題としてよく知られている。社会的弱者が早く死ぬのは肥満、喫煙、飲酒、偏った食生活といったお決まりの容疑者のせいにされがちだが、これらの要素だけですべてを語ることはできない。

　イギリスのエセックス大学の研究者らは、すべての社会階級にまたがる八〇〇〇名以上を対象に、二種類の物質の血中濃度を測定した。どちらも慢性炎症と関連し、ストレスにより増大することで知られる物質である。その結果、これらの物質の濃度は、低所得者のグループにおいて三〇歳から急上昇し、中年でピークに達することがわかった。だが高齢になるにつれ、豊かなグループと貧しいグループで濃度の差は縮まる。おそらく、いくらお金をもっていても老化による炎症の影響は避けられないということなのだろう。

どんな社会階層グループにもストレスがないということはないが、この調査からわかったのは、不安定な住まいや借金など経済的不安定さに起因するストレスを受ける人々は、人生の最盛期に慢性炎症を抱えるリスクが高いということだ。睡眠時間の短さも関係する。睡眠不足は慢性炎症はもちろんのこと、不安、ストレス、生活苦と関連する。つまるところ、がんのリスクというのは生理上の問題であると同時に社会的な問題なのであり、これは早急に研究が求められる分野だろう。

慢性炎症はその原因が何であれ（人それぞれに複数の因子が関係しているはずだ）、人体組織内の細胞の居住環境を乱す。するとそこは、変異した細胞にとって繁栄しやすい環境に変わるかもしれない。デグレゴリの研究チームはそれを示そうと、タバコを吸わないのに肺がんになった患者に見つかるのと同じ変異をもつドライバー遺伝子を、マウスに導入するという実験をした。

若齢マウスと中齢マウスに変異を入れても、見た目に変化はなかった。マウスの肺の多くの細胞に、事実ドライバー変異が入っていたにもかかわらず、ほとんどのマウスの健康に問題はなく、ごく数匹にアデノーマという前がん状態の小さな固まりが確認されただけだった。同じことを老齢マウスにすると、みるみるうちに肺にアデノーマが広がり、どのアデノーマががん化してもおかしくない状態になった。つぎに、抗炎症作用のあるタンパク質をつくり出す遺伝子を追加で入れると、驚くような変化が現れた。老齢マウスの肺にあったアデノーマの数が、若齢マウスのそれと同等にまで減ったのだ。それだけではなく、老齢マウスは見た目に若々しくなり、毛皮につやが出てきた。炎症と老化に関係があるのは明らかだった。

慢性炎症が体内の環境を変え、がんの成長を促すことを示す証拠はもっとたくさんある。たとえば、肝炎やクローン病など一部の炎症性の病態はがんの発生リスクを高める。ただし、炎症性の病態でもがんに影響しないものもある。一例として、炎症性のぜんそくは肺がんリスクを高めない。

薬としての歴史が古い抗炎症薬のアスピリンを使った大規模臨床試験は、この薬を一〇年以上服用していると大腸がんその他のがんリスクが減少することを示した。アスピリンは安価でどこでも買える薬だ。ただし、毎日飲むと胃からの出血や脳卒中など命にかかわる副作用が出ることがあるので、服用に際しては医者と相談したほうがいい。[*2]

当然ながら、炎症を完全になくすことは不可能だ。急性炎症は治癒の一過程としてなくてはならないものだし、仮にがん予防のためだけにすべての炎症経路を遮断するようなことをしたら、私たちはほんのちょっと怪我しただけで、傷から感染して死んでしまうだろう。だが、免疫反応を弱めることなく慢性炎症を予防または鎮静化する安全な方法さえ見つかれば、体内環境を安定させてがんになりそうな細胞を抑制できる可能性が出てくる。

選択圧を変えてがんの成長を促すのは、老化と炎症だけではない。外科手術、放射線、化学療法といった「治療」も、腫瘍とその周囲の組織に壊滅的なダメージを与える。あとに残るのは、これまでのルールが通用しない荒れ果てた世界だ。がん治療後の微小環境を元に戻すための方法を見つければ、治療薬から生き延びたがん細胞が荒れ地に適応して勢力を広げるのを防ぐことができるだろう。各種のマウス実験によれば、乳がんの外科手術後に抗炎症薬を与えるだけのごく簡単な方法で、がんが戻ってくる可能性を大幅に減らすことが示された。これは注目すべき結果で、さらなる研究に期待が集まっている。

環境次第で細胞のふるまいは変わる

ここで、第2章で論じた「細胞の社会」を想像してみよう。若者の体内環境は、治安のいい文明社会だ。分子でできた街路は整然として管理が行き届いており、すべての細胞は決められた場所で自分のやるべき仕事をする。不法者はすぐに免疫系によって追い出される。幹細胞だけが増殖し、必要に応じて新しい細胞をつくる。ほかの細胞は分裂も分裂の準備もせず（静止期）、負傷したときなど緊急修復が必要になると分裂する。故障したり損傷したりした細胞は死ぬ（アポトーシス）が、老いて必要なくなった細胞は、窓のそばでロッキングチェアでくつろぐお年寄りのように、余計なことに口出しをせず外の世界を眺めて過ごす（細胞老化）。

安定性と抑制力にすぐれた若い組織は、喫煙などによる損傷を受けたところでびくともせず、簡単にがん化を許すことはない。悲しいかな、その状態はずっと続くわけではない。若い体がルール違反を許さない厳格な社会だとすると、老いた体はそれが見逃される規律がゆるんだ社会だ。さらに、自然界のあちこちで繰り広げられている進化がそうであるように、環境が変われば自然選択の圧もまた変わる。

がんドライバー遺伝子の変異が若い人や中年の人に驚くほどたくさん見つかったことから（一一〇ページ参照）、私たちは生まれてから死ぬまで遺伝子をひっきりなしに変異させていることがわかった。ある細胞が発がん性の変異を得たとしても、若い体の秩序正しい環境にいるかぎり、それに釣り合っている細胞との競争に負ける。しかし、老いて秩序が崩れた環境でなら、のらりくらりと存続できるかもしれない。

＊2　ある研究者から聞いた話だが、彼の知る腫瘍医は全員、毎日アスピリンを飲んでいるが、胃腸医はだれ一人として飲んでいないそうだ。

厳格な社会には法に従う若い細胞が適応するが、ルーズな社会には変異した細胞のほうが適応しやすいこともある。若い環境では反社会的とみなされるふるまいも、細胞社会の統制力が落ちるにつれて許容されるどころか奨励されることさえある。これが裏切者のがん細胞が出現し、栄える理由だ。

がんの抑制には体内環境が強く作用するという考え方は、少なくとも一九七〇年代からあった。そのころ、発生学者のベアトリス・ミンツとカール・イルメンゼーが、マウスの胚には健康な幹細胞に交じってがん細胞が存在すること、そのがん細胞はしばらくすると消滅して正常な発生プロセスに戻ること、万全の健康状態で生まれてくる子マウスの親の卵子と精子でも同じ現象が見られることを発見した。

二〇年ほどしてから、イラン系アメリカ人の細胞生物学者ミナ・ビッセルが興味深い現象を報告した。乳がんの細胞を健康な細胞集団の中に入れるとおとなしくなるが、そこから取り出すとまた乱暴なふるまいに戻るというのだ。反対に、品行方正な細胞を不良細胞集団の中に放りこむと不良になるし、もともと健全な細胞を発がん物質に曝露させた組織に入れると悪さをするようになる。残念なことに、この実験結果は日の目をみることがなかった。当時は、がんは特定の変異の蓄積により始まるとの考えのもと、「すべての遺伝子を配列決定せよ」を命題としていた。そんな時代に、がんは細胞社会の崩壊により始まると訴えたところでほとんど相手にされなかっただろう。

がんが始まるのは、一定数の変異を拾った細胞が無秩序に増え出すときではない。細胞が、多細胞社会のルールを守らなくても生きていけるような変異を拾い、環境への適応度が上がって周囲の細胞より増えるようになったとき、がんが始まるのだ。細胞生物学者のハリー・ルビンはこんなふうに表現している。「生命体は秩序維持のため絶え間ない努力を続けるが、いずれくたびれてくる。がんは容赦なくそのスキを突いてくる」

遺伝子の改変で適応度を高める細胞もあれば、他の細胞より相対的に有利になって適応度を高める細胞もある。最強の変異の組み合わせを得た細胞なら、若い組織でも老いた組織でも、周囲の細胞を押しのけてどんどん成長するだろう。逆に、ぱっとしない細胞でも、周囲の細胞が衰弱していくうちに、いつのまにか最も適応した集団になっていることもある。何はともあれ、疲れて管理がおろそかになった環境にうまく適応した不良細胞は、生存と増殖を有利に展開し、がんになる道を歩みはじめる。

余談ではあるが、がん研究における動物実験の大半は若い雄のマウスを使ってきた、という事実は覚えておいたほうがいい。ここまで読んだあなたなら、なぜ期待されていた新しい治療薬が臨床試験で失敗するのか、ぴんと来るだろう。マウスの進化戦略は「速く生き、早く死ぬ」で、ヒトのそれとはまったく違う。おまけに活力のある若い動物は、高齢がん患者の老いた組織にふさわしいモデルとは言いがたい。

おそらくこれが、マウス実験でがんを治せても、ヒトに試すとうまくいかない理由だ。現在、有望な薬はかならず異なる二つの動物種でテストすることになっている。通常は、最初はげっ歯類、つぎにげっ歯類以外の種（イヌ、霊長類、ブタなど）でテストする。だが今後は、若い動物と老いた動物、という二種類でデータをとってみてはどうだろう？

さて、ヒトの進化戦略は、生殖可能な期間さえ無事に生きられればあとはどうでもいい、だった。では、高齢期にがんになることもヒトの進化史に組みこまれた戦略の一つなのだろうか？　もしそうだとすると、ヒトの寿命は有限で、これ以上寿命を延ばすよう進化することはありえないということになる。この疑問は老化研究でホットな論点となっている。ヒトの平均寿命は一二〇年くらいまで延びたとしてもそこで頭打ちになるだろうという主張もあれば、生物学的な限界は存在しないという主張もある。そして長寿化市場を狙うビジネスは、いま生まれている子どもたちは五〇〇歳または一〇〇〇歳まで生きる最初の世代になるだろう、と宣伝する。

アメリカのユタ州の高齢者を対象としたある研究は、がんを発症するリスクは九〇歳までは上昇するが、それ以上生きると逆に下がってくることを示した。なぜそうなるのか、はっきりした理由は不明だが、歳をとるにつれて細胞分裂のペースが落ちるからではないかと考えられている。おそらく、九〇代ともなると幹細胞の分裂スピードが遅くなりすぎて、たとえ細胞ががん化するのに必要な変異がそろっても、腫瘍に育つところまでいかないのではないだろうか。

ヒトの寿命が大幅に延びるとすれば、その前に進化の限界を超えなければならない、と私自身は思っている。もし、今後も女性が高齢出産する傾向が続けば、ヒトは生殖可能な期間と寿命が長くなるような方向にシフトせざるをえなくなる。だが、ヒトの進化は何万年何十万年という時間をかけて遺伝子と環境の相互作用を重ねていくものなので、おそらく追いつけない。よほど劇的なこと（気候変動がそれにあたるかも？）が起きて巨大な選択圧が生じないかぎり、ヒトの寿命が五〇〇歳になることはまずないだろう。

人間超越主義者（トランスヒューマニスト）たちはよく、「不死を達成するための段階的な計画」なるものを唱える。私もそうしたものは楽しく読ませてもらっている。彼らの言う計画の筆頭に挙がるのが、がんは修復可能な工学的な問題であり、そこさえ克服すればすぐにも治療可能な病気になる、というものだ。だが、長年生物学にたずさわってきた私から言わせれば、生物学はどんな工学研究者が想像するよりはるかに複雑で予測不可能な分野だ。

好むと好まざるとにかかわらず、ヒトには「内蔵タイマー」が埋めこまれている。一定期間だけ治安を保ち、その後はギャング団に荒らされても仕方ないとあきらめるよう私たちは進化してきた。この問題を克服するためには、私たちの組織を永遠に修復、再生させるだけでなく、不良細胞が居づらくなるような若々しい環境を保たなければならない。これは、建物の一枚の窓が割られているのを放置すると他の窓も割られ、犯罪が増え、やがて街全体が荒廃するという「割れ窓理論」を思い起こさせる。ニューヨーク市は一九九〇年代にこの理論を採用し、軽犯罪を徹底的に取り締まったり市民の善行を奨励したりして、ついに治安を回復させた。私たちも、体全体が歳とともに少しずつ老衰するのをどこかで食い止め、願わくは逆行させることができたなら、がんを恐れなくてもすむようになるかもしれない（ついでに若々しいお肌を手に入れることができるかも）。

子どもでもがんになるのはなぜ？

では、子どもががんになるのはなぜだろう？　小児がんほど悲惨な病気はない。私たちはふつう、それなりに長く生きて楽しい暮らしを送ったあと死ぬものと思っている。だからこそ、よちよち歩きの子どもが腎臓がんでお腹を異常に膨らませている姿や、小学生が白血病と闘いながら勉強している姿を、涙なしには見ていられない。老いてルーズになった組織に、変異した細胞が「余地」を見つけて拡大するのががんだというのなら、小児がんはこの説明にまったく合わない。そう、小児がんは、大人のがんとは根本的に違う病気である。

私は大学院時代、来る日も来る日も顕微鏡をのぞき、生命開花の瞬間、つまりマウスの初期胚が分割して指数関数的に増えていくのを計測していた。一、二、四、八、一六……。私が数えきれなくなったころ、卵割球の一部がへこんでいき、中央が空洞のボールとなる。その内側のどこかに、見えるか見えないかの幹細胞がぎゅっと詰まっている。もし、このボールを雌のマウスに移植して戻したら、子宮に着床するだろう。外側の細胞は胎盤になり、内側にある幹細胞は増殖しながら分化してゆき、やがてピンク色の赤ちゃんマウスが誕生する。私は数えきれないほどの胚を観察してきたが、観察するたびに、こんなちっぽけな細胞からマウスの全身の組織——鼻先のヒゲから尻尾の先まで——ができあがる奇跡に、感動を覚えずにはいられなかった。

小児がんは胚の発生過程が乱れることで起こる。ウィルムス腫瘍（腎臓がんの一種）や神経芽腫（神経細胞のがん）などの固形がんは、発生のある時点で細胞の「目詰まり」が起こり、決められたとおりに分化せず、その状態でひたすら増殖してしまうことで生じる。各種の小児固形がんは、特定の場所または特定の細胞に特定の変異一式がそろったときに生じるが、それが育つかどうかは正常な発生を妨げるものに出会うかどうかに左右される。小児白血病は「ツー・ヒット」で生じるようだ。最初のヒットは親から受け継いだ何らかの遺伝子変異で、二番目のヒットは生後二〜三年のうちに感染を経験することだ。

とはいえ、子どもががんになる確率はひじょうに低く、また現在は、多くの小児がんでそこそこ高い治癒率を上げている。小児がん患者の命を救えるようになったことはよろこばしいが、一方で、小児がんを生き延びた子どもたちが、その後も不妊や聴覚消失、記憶障害などを何十年も抱えることになるという問題が生じている。巨大な市場が見込める大人の病気と比べ、こうした小児がんは患者数が少ないという点がネックになっている。研究者や製薬会社にはもっと目を向けてもらいたいものである。

がんができやすい臓器、できにくい臓器

イースト・ロンドンにある病院の冷凍庫のどこかに、私の友人デザレイ[*3]の乳房組織の一部が眠っている。将来、研究者たちが、彼女の家系に受け継がれている *BRCA2* 遺伝子の変異を調べたいと思ったとき、いつでも使えるようにと保存されているのだ。デザレイは遺伝子検査を受け、この遺伝子の片方のコピーに

変異があることを知った。この変異のために、母と、祖母と、祖母の女きょうだいとその娘たちの多くが乳がんを発症していた。彼女自身も予防的に両乳房切除術を受けようと決めたが、予約を入れたときにはすでに遅かった。

デザレイは、私がキャンサー・リサーチ・UKで働いていたときの同僚だ。私は彼女が乳がんの診断と治療を受け、職場復帰するまでを、すぐそばで見守っていた。失った髪の代わりにと、他の同僚たちといっしょに奇抜な髪のついた道化の帽子を贈ったこともあった。あのときの私は、彼女のことを大切に思う気持ちをどう伝えればいいかわからずに、そんなジョークでごまかすことしかできなかった。

最近、そんな彼女にばったり会い、私はこの病気にまつわる謎をまた一つ思い出した。彼女の体にあるすべての細胞は、母親からもらった *BRCA2* の不良コピーを一つ抱えている。そして、三〇兆個ある全身の細胞のどれかで、父親からもらった *BRCA2* の正常なコピーにうっかり損傷を受ける。「ツー・ヒット」を受けた細胞はＤＮＡ修復機構が機能しなくなる。では、なぜ彼女のがんは乳房に出たのだろう？ 彼女だけではない。家族性の *BRCA1* 変異または *BRCA2* 変異を受け継いだ人に現れるがんの種類は限定されている。女性なら乳がんと卵巣がんで、男性なら前立腺がんだ。ひじょうにまれだが男性に乳がんが出ることもある。男女共にときおり、すい臓がんや脳腫瘍になることがある。しかし、肺がんや大腸がん、その他のがんになるリスクがほかの人より高くなることはない。

ほかにも不思議なことがある。*APC* という遺伝子に変異のある家系には、腸に数千もの小さなポリープができ、治療をしないで放置しているとがんに進行する。こうした家系は肝臓がんと甲状腺がんのリス

＊3　本人のプライバシーのため仮名にしてある。

クも高いが、それ以外のがんのリスクはとくに高くない。こうした家系でない一般集団に範囲を広げてみても、なぜ肺がんの患者に*EGFR*や*ALK*の変異をもつ人が多いのか。なぜメラノーマ（皮膚がん）の患者は*BRAF*に変異があるのか。乳がんと前立腺がんになる人は多いのに、心臓がんになる人がほとんどないのはなぜなのか。私たちはまだ、何もわかっていない。

理由として最も理屈に合いそうなのは、体の各部位における組織の働き方が違うということだろう。あなたの体のすべての細胞には同じ二万個の遺伝子が含まれているが、すべての遺伝子のスイッチが常時オンになっているわけではない。たとえば肝臓の細胞は、肝臓としての仕事（消化酵素を産生するなど）をするために特定の遺伝子セットをオンにするが、関係ない仕事をするための遺伝子はオフにしている。脳細胞は神経伝達物質をつくるためにその指示を出す遺伝子をオンにしなければならないが、筋肉をつくる指示を出す遺伝子をオンにする必要はない。

こうした部位ごとの相違は、一つの卵細胞が胚になり、赤ん坊になり、成人になるという過程で、周囲の細胞から信号や合図を受けながら増殖、移動、特化するための決定が、いつどのように選択されてきたかの総合的な結果だ。発生と成長の過程でどんな経路をとおってどんな選択をするかによって、集団生活のルールを破る変異を得やすいところとそうでないところが出てくるのだろう。

つぎに考えられるのは、体の部位によって細胞の置かれている状態が違うことだ。ご存じのように、大半のがんが最初にできる場所は「管」の内壁だ。乳腺や前立腺、肺の気管支、腸管などがそれにあたるが、そこには周囲に拡大できるだけの「余地」がある。反対に、細胞がすき間なく詰めこまれている脳やすい臓でのがん発生率は低い。細胞が入れ替わる回転率も関係する。大腸壁の細胞はほんの数日ではがれ落ち、新しい細胞にとって代わられるが、それはすなわち、幹細胞が大量にプールされていることを意味する。

たくさんある幹細胞のどれか一つに条件がそろえば、がん化する可能性がある。

私たちが毎日トイレで大量の細胞を捨てているのは、がん予防として悪くない戦略だ。不良細胞を体から追い出せば、それががんに育つことはないからだ。とはいえ、この作戦がいつもうまくいくとはかぎらない。大腸がんは、いまなお世界各地で最も患者の多いがんの一つである。一方、心臓には幹細胞がごくわずかしかなく、その増殖能は限定的だ。心臓幹細胞のこの特性は、心臓がんのリスクをほぼゼロにするという点ではありがたいが、心臓発作を起こしたときに修復をすることができない。

細胞の回転率は、各組織がDNAエラーの修復をどれだけ熱心にするかを左右するだろう。数日中にはがれ落ちる細胞に一生懸命エラーの修正をしてもあまり意味がないが、長年とどまる細胞になら価値がある。これに関しては植物も同じ戦略をとっているようで、長く生きる葉や茎よりも短命の花びらに多くの変異がたまっている。一年しか生きないアフリカン・キリフィッシュも、DNAに大量の変異をためている。

もう一つの説明は、単なる「運」だ。二〇一五年、数学者のクリスティアン・トマセッティと、腫瘍遺伝学者で伝説的人物のバート・フォーゲルシュタインが発表した論文は、控えめに言っても「お騒がせ」だった。この二人は、休むことなく新しい細胞をつくり続ける大腸や皮膚が、そうでない脳や筋肉に比べてがんを発生しやすいのはなぜなのかと疑問を抱いた。それを解明しようと、二人はアメリカのがん患者たちの三〇か所を超える身体部位ごとに、がんが発生する割合と、幹細胞の数、どのくらいの頻度で細胞分裂するかを調べた。二人が出した結論は、部位ごとのがん発生率の違いの三分の二は、細胞の増殖時に生じる偶然の複製エラーすなわち「運の悪さ」に由来し、残りの三分の一は環境や生活習慣、遺伝性の変異に由来する、というものだった。何のことはない、細胞の増殖が盛んな部位ほど偶然の複製エラーを起こしやすいから結果的にがんが発生しやすい、というだけの話だ。

ここで注意してほしいのは、これは「部位」の話であって「個人」についての話ではない。トマセッティとフォーゲルシュタインの論文には、がん患者の三分の二が「運が悪かった」とはどこにも書かれていない。にもかかわらず、彼らの研究結果はあちこちで何度も誤った解釈をされた。研究結果の本来の趣旨は、部位ごとのがん発生率の違いを決めているのは半分以上が偶然の複製エラーで、それに比べれば、遺伝性の変異や外因（発がん物質など）が決め手になることは少ない、だったにもかかわらず。

彼らの論点を整理してみよう。速く増殖する幹細胞がたくさんある部位はそうでない部位よりがんになりやすい。なぜなら細胞分裂の回数が多いほど、偶然のエラーが起こる回数も多くなるからだ。環境や生活習慣、家族性の遺伝子が要因として作用するのはあくまで付加的なもので、そのベースにあるのは細胞の回転頻度に比例する変異の発生頻度だ。

彼らのデータからは、突出した「例外」がいくつか見られた。肺がんにおける喫煙要因、頭頸部がんにおけるヒトパピローマウイルス（ＨＰＶ）要因、肝臓がんにおけるC型肝炎要因だ。ある種の大腸がんが家族性の不良遺伝子に強く相関していることも示されていた。一方で、メラノーマと外的要因はほとんど関連していないというデータも示されており、これは、マイク・ストラットンらがメラノーマのがんゲノムに紫外線による損傷の指紋を数多く見つけたという事実と矛盾する（七八ページ参照）。

トマセッティとフォーゲルシュタインの論文は科学的には不十分だったが、大半のメディアは「成人のがんの三分の二は遺伝子ではなく運の悪さのせい」「ほとんどのがんは不可抗力」というような断定的な見出しをつけた。この論文をめぐる曲解の、最たる記事が元日に出た。人々がクリスマス休暇に飲み食いしたあと、さあ今年こそは健康な生活を送ろうと誓いを立てるそのタイミングで、書くことに事欠いたジャーナリストらが、すべて運の悪さのせいなのだから、禁酒も禁煙も運動もするだけ無駄だという趣旨で、この話を蒸し返したのだ。[4]

「運の悪さ」論文はメディアを暴走させただけでなく、がん研究界でも一〇〇件を超える反論が来るなど大騒ぎとなった。この本を書くために私がインタビューした科学者の多くがこの論文に対し、頼まれもしないのに各種媒体に意見を書いていた。ほとんどが批判的な意見だった。細胞数の推定値から、データセットの選択、統計手法、分析方法と、ありとあらゆることが批判の的となった。この論文を「どうしようもないゴミ」と罵倒したものまであった。

そうした批判に応えて、トマセッティとフォーゲルシュタインは新しい論文を二〇一七年に発表した。修正した推定値を使って分析し、前回とほぼ同じ結論を導き出したのだが、これが再び誤解を呼ぶ見出しと科学界の反発を呼んだ。論点の一つとなったのが、彼らがヒトではなくマウスのデータを使って幹細胞の数と増殖頻度を推定したことだった。そもそもマウスは「速く生き、早く死ぬ」という生き方で、ヒトの「ゆっくり、長く」という生き方とは違う。マウスの細胞はマウスの進化戦略に合わせて回転率を上げてきた。体の部位によるがん発生率もマウスとヒトでは大きく異なる。マウスでは大腸よりもむしろ小腸

＊4　私はこのときの騒ぎについてトマセッティと話したことがある。彼は、自分たちの書いた論文は、喫煙ががんの発生率を大幅に高めるといった既知のリスク因子を一貫して強調しており、健康的な暮らしを心がけるのは時間の無駄だなどと書いた覚えはない、と言った。「もしだれかに、がんにならないためにどうしたらいいかと聞かれたとします。そのとき、がんの全例の三分の一についてリスク因子があるとわかっているのに、それを気にしなくていいと答えるのはあまりに無責任です。確率的に高いとわかっているリスクをできるだけ避けるのが賢明というものでしょう」

のがんが多いが、ヒトでは逆だ。

同じころ、オランダのプリンセス・マクシマ研究所の幹細胞研究者のルーベン・ヴァン・ボクステル率いるチームが研究結果を発表した。その研究は、ヒトの肝臓も小腸も大腸も一年につきおよそ四〇個の塩基エラーで変異が蓄積されることを明らかにしていた。しかし、肝臓がんの発生率は小腸がんのそれより九倍も高い。大腸のがんは、すぐとなりの小腸のがんの二八倍だ。つまり、部位ごとのがんリスクというのは、単純に変異の累積回数だけで語れるものではないということだ。

「運の悪さ」論文のもう一つの問題は、体のすべての部位の働き方が同じで、それを維持する幹細胞の貯蔵量も同じだという前提に立っていたことだ。生物学はこのような前提を認めたりはしてはいない。幹細胞には、いまだ未知の部分がありすぎる。がんの出現についても、正常な幹細胞が変異を拾って不良化するからそうなるのか、それとも分化した細胞が必要な変異数を集めたところで元の幹細胞の状態に戻るからそうなるのか、さまざまな意見が出ている。[*5]

腸には、ただひたすら増殖し、週単位で腸管内壁をすべてとりかえるのを使命とする「プロ」のような幹細胞がいる。幹細胞は特化した内壁細胞をつくることに専念し、その内壁細胞はそれ以上増殖せずにはがれ落ちるだけである。ところが、これだけ厳正な体制が敷かれているにもかかわらず、一方通行のはずの旅に出た細胞が、元の前駆細胞が病んだり死んだりしたときに、道を引き返して再び幹細胞に戻ることがある。

肝臓はその逆で、まだだれも肝臓の幹細胞らしきものを見出すことに成功していない。ご存じのように、肝臓は外科手術で三分の二を切除しても、また元の大きさに戻る。これはプロの幹細胞の仕事ではない。「アマチュア」の肝臓の細胞が、必要とされたときだけ副業として幹細胞の仕事をしているのだ。最近わかってきたことだが、幹細胞というのは固定した細胞ではなく、幹細胞的な状態にある細胞で、状況や環境に応じてその状態になったりならなかったりするものらしい。したがって、そもそも「運の悪さ」論文が幹細胞の数をこのくらいと推定したこと自体に無理があったということになる。

トマセッティとフォーゲルシュタインの選んだがんの種類にも疑問符がつく。とりわけ、乳がんと前立腺がんという普及度の高いがんを外したのは不可解だ。アメリカのがん症例だけを対象にすることも問題だ。対象者がどの国の出身で、現在どの国に住んでいるかによってがんの発生率に大きな差があるという事実を見落とす。有名な例として、日本からカリフォルニアに移住した女性の乳がん発生率がわずか一世代で急増したことを示した、一九七三年の古典的な調査がある。太平洋を渡っただけで体の構造が変わるわけではないから、これはやはり、アメリカでの暮らしが影響したと考えるべきだ。

予防について考えてみよう

彼らの論文が科学的に疑問符のつくものだったことはさておき、心配なこともある。過去数十年のがん予防キャンペーンは人々に、健康でいるためには何をすべきか、すべきでないかを発信してきた。タバコを吸うな。酒を飲みすぎるな。野菜を食べろ。体重を増やすな。こうしたメッセージの裏にあるのは、がんの原因は大半が外的要因だから避けようと思えば避けられる、という考えだ。名指しされる外的要因には、科学的根拠のあるもの（大気汚染や発がん物質など）から、怪しさ満載のもの（風力タービン、飛行機雲、５Ｇネットワークなど）まである。

＊５　この疑問に対する答えはいまのところ、「組織とがんの種類による」としか言えないようだ。

がんリスクのかなりの割合は単なる運だとする記事は、私たちが命と健康を自分でコントロールするのは不可能だというニュアンスを与えた。責めるべき相手を、科学的根拠のあるものや予防可能なものではなく、神や運命という前時代的なものに戻したのである。こうした話は、白黒が明白ではないグレーの部分をいつも相手にしている統計学者なら理解できるのだろうが、そうでない私たち一般人には間違った印象を与える。

「あなたのがんの原因は○○です」と「単なる運の悪さのせいです」という両極端に単純化した話は人々に歓迎されるが、本質的にはどちらも役に立たない。健康体そのものだった人ががんで死んだと聞いたとき「あの人は運が悪かった」と思い、これまでずっとタバコを吸っていた人が肺がんになったとき「あの人なら当然だ」と思うのは、あなたがその瞬間だけ自分を安心させるのには便利だろう。だが、こうした思考回路はときに、混乱、非難、罪悪感を生む。

私には忘れられない経験がある。あるとき、すい臓がんで夫を亡くした女性が私の職場に手紙を送ってきた。その女性は、キャンサー・リサーチ・UKのウェブサイトに加工肉ががんリスクを高めると書いてあったのを見て、ショックを受けた。彼女は夫に毎日ハムサンドをもたせて送り出しており、そのせいで夫を死に追いやったのではないか、と書いてきたのだ。多くの患者とその家族が「なぜ私が？」という問いの答えを知りたがる。だが私たちには、だれでも知っているようなリスク因子を挙げることくらいしかできない。

私はクリスティアン・トマセッティと話をしたあと、彼らは結果的に正しいことをしてくれたのではないか、と思うようになった。この騒動を通じて科学界と一般市民が、がんの真の原因は何なのか、何がリスクを高めるのか、予防のために私たちは何ができるのかできないのかを話し合うようになった。目下のところ、がん関連の予算の大部分は、新しい治療法探しのためのラボ研究、新薬開発、臨床試験などに投じられている。早期診断用の検査法開発への予算はとても少ない。初期ほど介入効果が高いにもかかわらずである。さらに、予防法の開発に割り当てられる予算は微々たるものだ。すでに進行してしまったがんに治療を施しても効果が薄いこと、がん予防のほうが健康寿命を延ばすのに大きな役割を果たすことを思うと、ため息しか出てこない。

何より求められているのは真に効果的な予防だ。二〇一八年には世界で一七〇〇万人ががんと診断され、そのうち一〇〇〇万人近くが診断されたとおりのがんで死んでいる（ちなみに、これは私たちが把握できている人数にすぎない）。この人数を一〇パーセント減らすだけで社会は大きな恩恵を得る。苦しむ人が減るだけでなく、医療費の削減にもつながる。また、欧米ではほとんど話題にされないことだが、がんを引き起こす感染症すべてを撲滅することができれば世界は大きく変わる。

全世界的に見れば、がんの二〇パーセントはウイルス、細菌、寄生虫によるもので、この傾向はとりわけ貧しい国に目立つ。こうした感染症を抑制するための薬またはワクチンを普及させたり、いまはまだ存在しない薬やワクチンを開発したりすれば、世界中のがん死亡者はかなり減らせる。何より、人々の悲しみを減らせる。

もう一つ重要なのはタバコの抑制だ。またか、と思われるかもしれないが、これはほんとうに効果がある。世界中で、喫煙が原因のがんその他の病気で死ぬ人は毎年七〇〇万人にのぼる。一日に直すと二万人で、一週間では中規模の町の人口がそっくり消えるほどだ。私は幸運にも、オクスフォード大学のリチャード・ピート（ピートのパラドックスの提唱者）と話す機会を得た。故リチャード・ドルと組んで喫煙とがんの関連性を確認した人物でもあるピートは、現在七〇代半ばだが、進行した消化器がんを前年に治療してから驚くほど元気になったという。私は彼に、これまで多くの人に悲しみを与えてきたタバコ製造会社についてどう思っているか、尋ねてみた。

「つくっている会社が悪いと言っても無駄でしょう。私たちが耐性菌に対して無力なとき、耐性をつけてくる細菌が悪いと言っても仕方がないのと同じです。こちらがリスクを減らすような暮らし方をするしかありません」と彼は言った。「彼らだってビジネスでやっているわけですから。彼らは、自分たちがタバコを売るのをやめても別のだれかが売るだけだ、と反論するでしょう。広告会社も同じです。タバコの害悪を正直に伝えればタバコ会社から契約を切られ、タバコ会社は別の広告会社を雇うだけだ、と言うでしょう」

タバコ産業は死を売る商売だ。その事業は、ヒトの死をもって株主に還元する。ニコチンは高度に習慣性のある、安価でどこでも手に入る快楽ドラッグなので、人々は簡単にやめようとはしない。国が本気でがんを減らそうとするなら、力関係や収支バランスでタバコ会社が不利になるような環境をつくらなければならない。そのためにはどうしたらいいでしょう、と私は尋ねてみた。

「そうですね、基本は、向こうの言ってることを注意深く聞くことではないでしょうか。彼らがこだわることは、彼らにとっておそらく急所なんです」とピートは言う。「彼らが宣伝禁止をなんとしてでも避けたいと思っているようなら、宣伝を禁止するといいでしょう。彼らが学校での教育プログラムに助成してもいいですよと言ってきたら、その方法はおそらくあまり効果がないんです。彼らは、パッケージへのあからさまな警告に、ひどく抵抗していました。ということは、あれは効果があったんです。あ、でも、いちばん効果があったのは価格です」

彼は私にイギリスのタバコ消費量のグラフを見せ、宣伝禁止と禁煙条例（屋内の公共の場での喫煙制限）は効果が小さかったことを指摘した。一方、タバコの消費が最大に落ちこんだのはタバコの値上げのあとであり、これまでに二度あった。一度目は一九四七年で、労働党政府が戦後の資金調達のためタバコ税を一気に引き上げたときだ。二度目は一九八〇年代初期、マーガレット・サッチャー首相が、金融制度における通貨量をコントロールしてインフレを抑制しようとして失敗したときだった。

急速に縮小する経済に直面し、より多くのキャッシュを集める必要が出てきて、サッチャーはタバコ税を上げた。おかげで喫煙率は大幅に下落した。他国はタバコ消費量を減らす目的で、戦略的にタバコ税の引き上げをした。たとえばフランス政府は一九九〇年代から二〇〇〇年代初期にかけて、タバコの値段を実質的に三倍にした。効果は歴然としており、タバコの消費量は半減、政府の税収はほんの数年で六〇億ユーロから一六〇億ユーロに激増した。税の引き上げはたしかに効果がある。政府が公衆衛生とがん死亡者の減少を真剣に考えるなら、タバコの値上げに踏み切るのが最も近道だ。

いつまでも若くありたいけれど

さて、がんにならないようにするために、私たちは何をすればいいだろう？　ＤＮＡに損傷を与えるとわかっているものとの接触を減らすのは、もちろん賢明な選択だ。変異が少なければ少ないほど、致命的な「ヒット」にあたる確率は下がる。

がんの慈善事業団体が開いているウェブサイトなどを見に行けば、たいていお決まりの予防アドバイスが載っている。禁煙する、日焼けに注意する、健康的な体重を維持する、飲酒量を減らす、食物繊維を多くとって牛肉や羊肉などを減らす、適度な運動をする。こうした行動はすべて、がんのリスク低減との関連性が見出されてはいるものの、私たちは実際のところ「なぜ」そうなのかを知らない。そろそろ、健康産業がつぎつぎ繰り出す疑似科学に対抗して、食事法や運動法、サプリメントが細胞レベルでの健康にどれだけ影響しているのかを科学的に研究すべきときが来ていると思う。特定の食品やサプリメントが「免疫力を上げる」というような中身のない話ではなく、体内の炎症を起こしやすい環境をコントロールするのが可能なのかどうか、それを安全に実行するにはどうすればいいのか、といったことをきちんと語れるようになりたいものだ。

がんを発生させるかどうかは微小環境が左右するとはいうものの、そもそも「いい微小環境」とはどんなものなのか。何かしらの介入や活動が微小環境の維持に役立つのか、回復または悪化につながるのか。予防対策として矛盾するメッセージを含んでいる代表的な例として、トマトがある。トマトに含まれるリコピンという物質に抗炎症効果がありそうなことは、いくつか臨床的な裏づけが示されている。その一方、トマトはナス科の植物で、ナス科の植物に感受性のある人にはトマトがひどい炎症を生じさせることで知られている。

私たちに必要なのは、こうした考えを検証するための合理的で科学的な方法だ。ユーチューブやブログが当てにならないのはもちろんのこと、ベストセラーになるような本でさえ、その主張が根拠としているのは、培養皿で育てた細胞を使った実験や動物実験（それも若い雄のマウスを使った実験）のみである。お肌つるつる、住込みシェフとパーソナル・トレーナーがいるような大金持ちが語るアドバイスも無益だ。インスタグラムでどれだけ魅力的に見えても、微小環境の善し悪しや裏切者のがん細胞の出現を抑える効果まではわからない。

生命の基本プロセスが働いていることで生じる変化を逆行させることはできない。がんは生命システムそのものに備わったバグであり、避けようと思って避けられるものではない。ＤＮＡ解析によって、私たちの体は正常細胞もがん細胞も変異だらけだとわかった。そうした変異の多くはとくに悪さをしないこともわかった。したがって、何があなたのがんを引き起こしたのかを正確に知るのは不可能だ。私たちの体は一定期間、がんを抑制するよう進化してきた。だが、ある時点になると、裏切者がルールをかいくぐるようになる。

現時点で明白なのは、なぜ若いときはがんの発生を抑制できるのかについての基礎研究がまったく足りていないということだ。これまで研究者たちは、がんになってからのことばかりに目を向けてきた。たしかに、健康の理由より病気の理由を追究するほうが自然だし、そのほうが治療法の開発にもつながるだろう。だがこれからは、ぜひ反対の方向にも目を向けてもらいたいと切に願っている。

がんの唯一で最大のリスク因子は年齢だ。この事実だけは変わらない。だが、タイムマシンでも発明されないかぎり年齢に逆らうことはできない。がんが生命につきものの不可避の要素だというのなら、この病気がどのように始まり、どのように広がるのかについての真の理解に基づいて、どう防ぐかを考えるしかない。

喫煙者全員に禁煙するよう説得したところで、早死にする人を減らすことには貢献できるかもしれないが、がんの発生をゼロにすることはできない。大気汚染と有害物質を環境中から除去しても、一定の効果しかないだろう。私たちがどれだけ健康的な暮らしをするよう心がけても若返ることだけはぜったいない。このまま平均寿命が延び続ければ、全員ががんになる時代が来るかもしれない。

誕生日祝いに「若さはあなたの気持ち次第」というようなメッセージを贈る人は多いと思うが、がんリスクに関して言えば、若さはあなたの細胞をとりまく微小環境次第だ。「一〇歳若く見えるようになる」という宣伝につられて、ヘアカット、美容整形、高価な化粧品などで外面を無理やり保つより、体の内面をいたわることを考えたほうがいい。

オスカー・ワイルド作『ドリアン・グレイの肖像』の主人公のことを思い出してほしい。あなたは表面的には若々しくても、体内の細胞の状態は肖像画のように衰えているかもしれない。裏切り細胞の出現をできるだけ長く阻止するために細胞組織を若く美しく保つ方法を見出すには、もっと多くの研究が必要だ。五年か一〇年、老化を遅らせるだけで大きな効果がある。二〇年以上遅らせることができたら、大転換となるだろう。

予防対策についてはいまのところ、最善の策でさえ効果は限定的なようだ。だとすれば、もう一つの対策、なるべく早くがんを見つけることが重要になる。見つけたらすぐ手術で除去すれば、かなりの確率で治る。昨今では「単純な血液検査でがんを見つける」という話が定期的にニュースになる。これは、死んだがん細胞から血液中に流れ出る変異ＤＮＡの断片または不良分子の有無を調べれば、がんを検知できるはずだという考えに基づいたものだ。そんな技術が開発されれば便利でありがたいが、健康な細胞にも発がん性の変異が含まれているという事実を思うと、開発はむずかしそうだ。この種の検査で大切なのは、広がる前に手術で治療できそうな不良細胞集団を検出することであり、放っておいても問題ない細胞集団にまで反応してしまうようでは困る。

仮に血液検査でがんの存在がわかったとしても、つぎに問題になるのはそれが体のどこにできているかを見つけることだ。ＣＴスキャンやＸ線などの画像診断技術の精度が上がり、体内のあらゆるしこりや隆起を見つけ出せるようになれば、その問題は解決するかもしれない。一方で、腫瘍にしろ遺伝子変異にしろ、詳しく調べることができるようになればなるほど、予想外のものや謎なものも見つかるようになる。その一つひとつを危険なものか無害なものか、どのようにして判断すればいいのだろう？

たとえば現在、マンモグラフィを受けた女性の多くが、非浸潤性乳管がんのしこりが見つかったと告げられている。非浸潤性乳管がんは小さな腫瘍で、その後に本格的ながんになることもあればならないこともある。乳房スクリーニング検査が普及する以前はほとんど知られていなかったが、現在は、検出される乳がんのおよそ四分の一を占めるまでになった。非浸潤性乳管がんが見つかったと知らされた女性のなかには、念のため取り除いておこうと手術を受けたり、化学療法や放射線治療まで受けたりする人がいる。しかしいまのところ、そのしこりが将来トラブルを起こすかどうかを知る方法はなく、不安をただ増大させるだけとなっている。

がんのスクリーニング検査で命を救えるのならもっと検査すべきだ、という声はよく聞くが、それは正しいのだろうか？　もちろん真に命を救ってくれるスクリーニング検査ならいいのだが、がん化しないしこりを数多く見つけたところで、見かけ上の生存率向上にしかならない。細胞どうしの作用や微小環境について私たちが理解するようになるにつれ、この問題は急速に倫理問題になりつつある。患者に不必要な治療とストレスを与えれば、結果的にそれが微小環境を乱すことになり、自然選択の圧をかけ、本物のがんの出現を許すことになるかもしれないからだ。

「私にできることは何もないのであきらめます。どのみち、明日、交通事故に遭うかもしれませんから」と言いたくなることもあるだろう。だが、進行を遅らせて時間を稼ぐ方法はおそらくある。要は、そのままにしておけば悪性化するかもしれない細胞集団を、これ以上拡大させないようにするための介入法が見つかればいいのだ。生活習慣の改善や薬で、裏切り細胞の出現をできるだけ長く抑えるような体の状態にすることはできるのだろうか？　さらに言うなら、この手の長期的ながん予防手段があったとして、その有効性を証明することはできるのだろうか？　余命が数か月または数年と想定されるがん患者を対象に臨床試験をするのはまあまあ簡単だが、効果がわかるのが数十年先になるような予防的介入を試験するのは困難だ。解決策の一つとして考えられるのは、私たちの体内組織で何が起こっているのかを、別のもので代理測定する方法を見つけ出すことだ。たとえば、正常な組織にあるクローンのパッチワークの変化をモニタリングするとか、血液中に流れ出すＤＮＡにどのくらい変異があるかを測定するとか。これにももちろん倫理的な問題はつきまとう。健康な人に何年も予防薬を与えれば、いつか未知の副作用が出てくるかもしれないからだ。

ともかく、がんがいつ発生し、どう成長するかは、単なる変異の蓄積だけではなく、細胞をとりまく微小環境が作用していることがわかってきた。そうした新しい見方が出てきた以上、変異カタログのリストから標的を探し、それを狙い撃ちしていくような治療にはあまり期待すべきでない。変異する可能性と自然選択を受ける可能性は、私たちの体のすべての細胞にある。裏切者が出る可能性も、それが進化して致命的ながんに化ける可能性もある。そしてこの進化プロセスは、数個の不良細胞がひとたび腫瘍になったなら、もう止まることはない。どんどん悪化する方向に進む。

第6章　利己的な怪物たち

一九九〇年代と二〇〇〇年代に起きた遺伝学の革命は、がん治療に希望をもたらした。細胞を過剰に増殖させている不良遺伝子をカタログ化し、それを防ぐための治療薬を開発すれば完治はすぐそこだ、と研究者も製薬会社も確信するようになった。慢性骨髄性白血病患者の生存率を塗り替えた新薬グリベックの登場は（九五ページ参照）、その後にプレシジョン・メディシン（精密医療）と呼ばれることになる治療法に向けての道を照らす希望の星となった。だが、グリベックのときと同じ方法を他のがんに応用するのはむずかしいとわかり、その後に成功が続くことはなかった。

私の記憶にある失望の一つに、ゼルボラフ（一般名ベムラフェニブ）がある。この薬は、メラノーマという皮膚がんの進行にかかわる*BRAF*遺伝子の変異を狙い撃ちし、細胞の過剰増殖を止めるよう設計されていた。のちにゼルボラフとなる化学物質ＰＬＸ４０３２の安全性を見るための臨床試験がなされ、二〇一〇年に初回の経過報告が発表された。それは好成績を予感させる報告で、世界中のメディアの見出しを飾った。試験に参加した三二人のうち二四人で腫瘍が少なくとも三分の一に縮んでおり、そのうち二人では完全に消えていた。副作用はほとんど見られなかった。当時ウェルカム・トラストのディレクターだったマーク・ウォルポートはこの快挙を、がん研究における「ペニシリン発見の瞬間」だとほめたたえた。

だが皮肉なことに、この瞬間は、まさにペニシリンがたどった道のりの出発点と同じだったことが、あとになってわかる。

私は混雑した会場で、発表者がスクリーンに映し出した二枚の写真を驚きとともに見つめていた。メラノーマ後期の男性の写真で、一枚目はゼルボラフを服用する直前に撮影されたものだった。血色が悪くやせおとろえていて、腫瘍のこぶが細い手足から木の節《ふし》のように突き出ていた。だが二枚目では見違えるように肉づきがよくなっていた。数か月前までの病気の面影はどこにもなかった。奇跡とはこのことか、と思わずにいられないような回復だった。

スライドがつぎに移ると、会場にいた全員が失望のため息を漏らした。三枚目の写真は治療開始から一年後だったが、一枚目の写真とほぼ同じ状態に戻っていた。腫瘍のこぶがまたできていて、体が内側からむしばまれているのがわかった。患者の男性は治療によってがんが抑えられているうちはまあまあ健康でいられたが、その恩恵はよくて二か月しかもたなかった。

こうした悲惨な話はよく聞く。進行したがんが、治療でいったん改善したように見えても、ある日戻ってきて、その後は何をどうしても止められなくなる。新世代のがん治療、分子標的薬の失敗は、患者とその家族のみならず研究界の側をも失望させてきた。失敗の理由ははっきりしていたのだが、科学者や医者、製薬会社はその事実を数十年にわたり見過ごしてきた。患者の体内にあるがん細胞を攻撃すれば、生命の基本的プロセスである「進化」から仕返しされる、という事実を。

一九二八年のペニシリンの発見は歴史の流れを変えた。抗生物質（抗菌薬）のおかげで、命を奪う病気がちょっとした不快さですむようになり、外科手術が安全になり、出産後に命を落とす女性の数が激減した。医者は鼻風邪からかすり傷、もっと深刻な感染症まで、あらゆる症状に錠剤やシロップの抗生物質を処方した。家畜に抗生物質を日常的に与えると生産量が上がるとわかると、アメリカをはじめとする各国の畜産業はざぶざぶと使った。だが抗生物質の浪費には、手痛いしっぺ返しが待っていた。

細菌は、条件さえ整っていればたった二〇分で複製できる。二個から四個へ、八個へと増え、一晩で数百万個になる。分裂のたびに変異のチャンスがある。ほとんどの変異は無害か、分裂速度を下げるか、細胞死をもたらすかだが、ごくまれに薬に抵抗して成長できるような正の変異が生じる。抗生物質の治療は強い選択圧になる。薬に反応する細菌は死ぬが、薬に抵抗性（耐性）をつけるよう進化した細菌は生き残る。薬に耐性をつけた細菌はそうでない細菌をどんどん追いやり、やがて全集団を乗っ取る。おまけに、細菌はプラスミドというＤＮＡ分子を、同種の細菌とはもちろん、異種の細菌とも交換することができる。抗生物質への耐性がプラスミドを介して受け渡しされたら、周囲のほかの細菌も耐性をつけていく。

ペニシリンの発見から一世紀もしないうちに、抗生物質耐性菌はあちこちに出現し、全世界の医療機関を震え上がらせている。こんにち、ヨーロッパでは毎年およそ二万五〇〇〇人が薬剤耐性菌のせいで死んでいる。この数は今後一〇年で急増するだろう。耐性菌がどんどん出現し、拡散するにつれ、効果的な治療法はなくなっていく。このままでは抗生物質が無力化したあと「世界の終わり」がやってくる、と専門家らは警告する。こうした事態に陥ることはずいぶん前から予測できていた。早くも一九四二年の時点でペニシリン耐性菌が見つかり、その感染拡大が報告されていたのだ。

がん細胞は細菌とは違う。だが、耐性菌が受けるのと同じ進化圧を受ける。がんは通常、そう診断されるころには数百万個を超える細胞の居住地となっており、その多くはそれぞれの遺伝子に多様な変異を起こしている。なかには周囲の環境が変化したとき、たとえば化学療法や標的療法の物質にさらされたとき、適応できるような変異をすでに得ている細胞もいるだろう。治療への抵抗性が芽を出す土壌はもうそこにある。タネはすでにまかれているのだ。

がんの進化系統樹を描く

科学誌には毎年、山のような論文が掲載されるが、ほとんどは凡庸な内容で、それで科学の最前線が動くとしてもせいぜい数ミリだ。だが二〇一二年三月、『ニュー・イングランド・ジャーナル・オブ・メディシン』誌に載った論文は違った。それはキャンサー・リサーチ・UKのロンドン研究所（現在はフランシス・クリック研究所の一部）の教授、チャールズ・スワントンによる、創意に富んだ発見だった。彼は医者から転身した研究者で、がん患者と最新のDNA解析技術の両方にアクセスしやすい立場にいた。

彼が研究の世界に来たころにはすでに、同じ一人の患者でも体内にできている腫瘍ごとに遺伝子の中身が違うことが、複数の大規模研究で明らかになっており、画一的な治療ではなく、個々のがんの遺伝子にターゲットを絞った標的療法を推し進めるべきだという展望が示されていた。がんが偶然の積み重ねによる進化の産物であるなら、治療もがんごとに標的を変えるべきだ、という考え方である。だが、この考え方の問題は、一つの腫瘍内にあるすべての細胞が同じ「変異セット」をもっているという前提に立っていたことだ。こうした前提になっていた背景の一つとして、DNA配列決定技術の限界があった。何段階かを経る配列決定技術で最初に使う「材料」は、いまでこそ少量ですむが、初期のころは大量に必要だった。その材料を大量に用意するため、腫瘍から切り出した大きなかたまり、またはラボで育てた大量の細胞を、試験管で混ぜ合わせてすりつぶしていた。

配列決定技術の精度が上がってくるにつれて、ものごとは複雑さを増してきた。二〇〇六年、研究者らは標的療法後に耐性がついてしまった*EGFR*変異をもつ細胞を探していた。すると、標的療法を受ける前の肺腫瘍の一部に、その変異細胞がすでに存在していたことに気がついた（*EGFR* はがんドライバー遺伝子の一つである）。数年後、血中を漂う白血病細胞はどれも同じに見えて、じつはＤＮＡ配列の異なる細胞の集まりだったという発見もあった。

二〇一〇年にはまた別の発見があった。すい臓にあった最初の腫瘍（原発腫瘍）から転移した腫瘍（二次性腫瘍）が、転移の過程で原発腫瘍にあった変異とは別の新たな変異を大量に拾っていることがわかったのだ。そして二〇一一年、中国の研究チームが、ひとかたまりの大きな肝臓腫瘍を薄くスライスしてそれぞれの切片を分析したところ、隣り合う切片どうしでさえ、そこに含まれるドライバー遺伝子の変異が違うことを見出した。同年、ニューヨークの科学者らが、乳房腫瘍の小片を一〇〇個の細胞に分けてそれぞれにＤＮＡ配列決定をしたところ、その一〇〇個の細胞は大きく三つのグループに分かれ、それぞれが遺伝的強みと弱みを別々の組み合わせで有していることがわかった。

もやもやしていた絵の輪郭が、だんだんはっきりしてきた。腫瘍というのはどれも、同じがん細胞でできているのではなく、遺伝子的に少しずつ違うがん細胞集団（クローン）の寄せ集めであり、その一部が転移しやすい変異をもつクローンだったり、治療に抵抗しやすい変異をもつクローンだったりする、ということだ。ただ、それがわかったからといって、個々のがんの内側に広がる遺伝子変異のバラエティが実際にどういうものか、またその多様なクローンがどう出現し、どう進化したのかまではわからなかった。

そこへ、イヴィがやってきた。

プライバシー保護のため氏名と性別は伏されているので、その患者（識別番号ＥＶ－００１）を「イヴィ」と呼ばせてもらうことにする。イヴィは、これまでだれも見ることのできなかったがんの内側をのぞき見るための窓を開けてくれた。イヴィのがんは、片方の腎臓ほぼすべてを占めるほど大きく育っており、もう片方の腎臓にも広がっていた。肺には二次性の腫瘍があちこちにできていて、胸壁にはとくに大きな腫瘍が根を張っていた。最善の治療選択肢は外科手術だったが、それさえ困難が予想された。手術の前に、イヴィは臨床試験に参加することになった。アフィニトール（一般名エベロリムス）の六週間投与で腫瘍が縮小するかどうかを見る臨床試験だ。外科手術は腫瘍が小さいほど簡単なので、薬で腫瘍が小さくなればそのあと切除が可能になる。

イヴィは臨床試験に引き続き、外科手術を受けた。スワントン率いる研究チームは切除された腫瘍を回収し、遺伝子解析をするためのサンプルに切り分けた。大きな原発腫瘍から九つ、胸壁腫瘍から二つ、そしてもう片方の腎臓に広がっていた小さな二次性腫瘍をまるごとだ。それから三年の時間をかけて、それぞれの腫瘍サンプルに見つかった変異をカタログ化した。結果は驚きと困惑の入りまじったものとなった。どの腫瘍も互いに似ていて同じ変異をたくさん有していた。だが、全部同じ変異を共有している腫瘍はなく、一つひとつすべて違っていた。すぐ隣に位置していた腫瘍でさえ若干の差異がある。離れたところで成長していた腫瘍の変異は、原発腫瘍の変異とかなり違っていた。次のステップは、これらの腫瘍がたどった進化経路を系図化することだ。そのためには互いの近縁度を調べる必要がある。

近縁度を調べるには、たとえばこんなふうにする。あなたは、遠い未知の国にいる巨大な一族のメンバー全員の写真を見ている。まず、あなたはこの一族の全員が空色の髪をしていることに気づく。その国にいる一族以外の人はみな黒い髪をしているのに。それを見てあなたは思うだろう。この一族には昔、空色の髪に関係する遺伝的変化が生じたに違いない。この一族とそうでない人を区別するには髪の色を見ればいい。

つぎに、あなたはその一族のおよそ半分は手の指が六本で、残り半分は五本だと気づく。この遺伝的変化は髪の色の変化よりあとに生じているはずだ。だが、それでもかなり昔のはずで、この一族がまだ小さな集団だったころ六本指の変異が生じ、その子孫にどんどん広まったと考えられる。

最後に、あなたはこの家族の眼の色が、赤、黄、緑、紫など、一人ひとり異なっていること、ほかにもあらゆるユニークな性質が一人ひとり違うことに気づく。この最後の遺伝的変化は、それぞれのメンバーに比較的最近に生じたものと考えていい。集団全体に広がるほど世代間で継承されていないからだ。

この一族が年月とともにどう枝分かれしていったかを示す系図を描くには、この程度の情報でも十分だ。遺伝子変異がどんな順番で生じたかもわかる。まず、最も遠い共通祖先（創始者）に髪の色の遺伝子変異が生じ、つぎに指の本数の遺伝子変異が、さらに眼の色その他の変異が起こった。スワントンは、同じ手法をイヴィの腫瘍サンプルから集めた遺伝子データに当てはめて、それぞれの細胞クローンの系図を作成し、新たな遺伝的変化がどう枝分かれしてきたかを可視化した。すべての腫瘍に、共通するクローンと固有のクローンがある。前者には元からあった共通のドライバー変異があり、後者にはあとから獲得したドライバー変異がある。同じことは臨床試験に参加した別の三人の患者の腫瘍サンプルでも確認できた。

こうして、チャールズ・スワントンは『ニュー・イングランド・ジャーナル・オブ・メディシン』誌に論文を発表した。彼がそこに描いた系図は、二世紀前に別の科学者によって描かれた図と驚くほど似ている。その美しい系図を描いた人物の名も、チャールズだった。

ダーウィンの慧眼《けいがん》

一八三七年、フジツボ研究とバスーン演奏に熱中していたチャールズ・ダーウィンは[*1]、ノートを開き、まっさらのページに「私はこう思う」と書いた。その言葉の下に、生命系統樹のアイデアをスケッチした。

絶滅した古い種から新しい種が枝分かれしていく図だ。このシンプルな概念図が、彼の考える自然選択による進化論の核心だった。彼はこの考えを頭の中で温め続け、一八五九年になってついに発表した。地球上の生き物の多様性を支えているのは進化だというダーウィンの考えは、その後、地質学から遺伝学まであらゆる科学分野で裏づけられている。

進化は四〇億年間、この地球上で作用してきて、生き物たちを海底から山頂まで、ありとあらゆる環境に適応させてきた。偶然による（ＤＮＡのコピーミスや細胞分裂時のエラー、放射線や化学物質で生じる）遺伝子変異が、ある生物種にわずかに違う特性を与える。そうした変異の大半は有害か何も影響しないかだが、ごくまれにラッキーな贈り物がやってくる。それを受けとった個体は仲間よりわずかに大きくなったり、強くなったり、小さくなったり、賢くなったり、縞模様や斑点がついたりする。

こうしたわずかな差異は、食うか食われるかの争い、食料不足、スペース不足、気候変動などさまざまな選択圧に直面したとき利点として働く。結果的に、わずかに有利になった動植物や微生物が生殖でも有利になり、その遺伝子を次世代に受け継がせる。こうしたことを限りなくくり返して、いまの地球はある。地球に暮らすすべての生物は、近縁度の差こそあれ、それぞれの祖先をさかのぼっていくと、四〇億年前の最古の普遍共通祖先、ルカにたどり着く。

チャールズ・ダーウィンは新種の出現（種の起源）を、生物が選択圧に直面して適応と変化を迫られたことによる必然的な帰結だ、と論じた。チャールズ・スワントンの研究は、人体内のがんも同じであることを示した。がんは自然界の縮図であり、多種多様な変異をもつがん細胞クローンが多数集まってできた大家族だ。そこからは日々、枝分かれした小家族が生まれる。転移した腫瘍は、旅立った小家族がその後に独自の変異を重ねた「遠い親戚」だ。近縁のクローンも遠縁のクローンも、すべては一つの創始者細胞から始まり、途中で新しい変異を拾いながら枝分かれしてきた。

もしあなたが、がんは遺伝子とジェネティクス（遺伝学）だけが関係する病気だ、と思いこんでいたらいけないので、ここでエピジェネティクスの話をしておこう。エピジェネティクスは、「生まれか育ちか」と言うときの「育ち」にあたる。私たちのゲノムには、DNA配列決定技術では検出できないエピジェネティック修飾と呼ばれるさまざまな標識やタグがあちこちに貼られている。ちょうど、レシピブックのお気に入りのページにさまざまな付箋が貼られているようなものだ。こうした修飾は、体の内外の環境が食生活やストレスなどで変化したとき、それに応じて遺伝子活性パターンを変える。腫瘍内にもこうした修飾がたくさんあり、がん細胞が局所環境の変化に合わせられるよう助けている。わざわざ新しい変異を拾わなくても、すでにある遺伝子のスイッチをオン・オフするだけで対応できるからだ。たとえば、*MLH1*という重要なDNA修復遺伝子は、一部の大腸がんで、周囲が低酸素状態になるとスイッチがオフになる。スイッチの変更はDNAシーケンサーでは検出できない。検出するには、遺伝子の周囲にあるエピジェネティック標識の変化を調べるという特殊な方法を使うしかない。

腫瘍内の変異を探すのに、組織から大きなかたまりを切り出してすりつぶしたものを材料にしている技術はどれも、細胞集団がそれぞれ異なる変異をもっているという事実をかき消してしまう。二〇種類の果

＊1　（一五七ページ）ダーウィンはその後、数十年ミミズに夢中になった。死去する六か月前に出版した遺作はミミズについての学術書だった。彼は、ミミズに聴覚があるかどうかを確かめようと自宅で実験をした。ダーウィンが六穴横笛を吹き、息子がバスーンを吹いたあと、大声を上げたり、ピアノの鍵盤を激しく叩いたりしてみた結果、とりあえずミミズが空気の振動に反応することはわかった。だが、ダーウィン父子にどれだけ音楽的才能があったとしても、ミミズを感動させるには及ばなかったようである。

物でつくったスムージーを一つに混ぜ合わせてしまってから、ブルーベリーとパイナップルの味の違いを見分けよ、と言っているようなものだからだ。この「すりつぶし」に頼る方法は、治療への耐性変異を得た細胞集団がどこかに潜んでいるとき、とりわけ大きな問題となる。最初のころはいるのかいないのかはっきりせず、いるとわかったときには致命的となるからだ。

科学者らは、こうした変異パッチワークを「腫瘍内の不均一性」と呼んでいる。この状態は、がんが時間とともに枝分かれし、多様化していることを遺伝子レベルで語っている。地球規模で見れば、進化は地球上に生物種のみごとなまでの多様性をもたらしてくれた。しかし、腫瘍内で繰り広げられる多様性は私たちにとって厄介で、進行がんの治療を困難にする。自然界では、ある生物種に遺伝子多様性があればあるほど、過酷な状況に直面しても一部の個体群が適応できるので、種としての存続を可能にする。

がんの場合、放射線治療や化学療法、分子標的薬による猛攻撃が選択圧となる。感受性のある細胞は一斉に殺されるが、どこかに潜んでいた耐性をもつ細胞は生き残り、増殖をはじめる。これは治療の失敗というより、進化のシステムが正常に機能している証拠だ。地球上の生物多様性を育んだのと同じ仕組みが、私たちの体内でも働いているのだ。マンガやアニメでは、いったんやっつけられて沼に沈んだ悪者が、前より一〇倍くらい強くなって再び沼から現れるシーンがよく出てくる。同じように、がんを殺しきらない治療は、がんをよりいっそう強くさせる。

樹の幹か枝か、それが問題だ

がんを進化プロセスとして理解するのはそれほどむずかしいことではない。がんの居住地の微小環境を、自然界と同じように見ればいいだけだ。たとえば、生態学者がアフリカのサバンナのような広大な地域における生物多様性を調べるとき、どうするかを想像してみよう。サバンナ全域にいる生物を一インチごとにくまなく数え上げるのは現実的でない。かわりに、数か所を代表サンプルとみなして、そこにいる動植物を数えるはずだ。しかし、この方法では、たまたま選ばれなかった場所に希少だが生態学的に重要な生物種がいた場合、見逃してしまう。腫瘍の遺伝子解析をするときも同じで、代表的な小区画だけ調べると、潜在的に治療への耐性をもつ希少な細胞「種」がいるのを見逃すことがある。

腫瘍内の遺伝子不均一性については、早くから世界中の科学者が研究を始めていた。あらゆる種類のがんを対象に、各クローンが保有する変異をカタログ化し、それにがん細胞の成長速度と治療への耐性獲得速度をあてはめて系図化していった。たとえば、あるがんは、系統樹がヤシの木のような形になる。これは、長いあいだ遺伝子の変化がほとんどなく、あるとき突然、進化爆発を起こして多くの枝に分かれたことを示している。このタイプのがんは、ヤシの木の「幹」に存在する変異、つまりすべての細胞に共通する変異を標的にする薬剤が見つかりさえすれば治る可能性が高い。別のがんは、ナラ（オーク）の木のような形の系統樹になる。新しいドライバー変異が生じるたびに、新しい細胞集団の「枝」が伸びるからだ。このタイプのがんでは、複数の薬を組み合わせて使ってナラの木の枝を一本一本刈り取ることもできるかもしれないが、ヤシの木の治療ほど簡単にはいかない。生い茂る低木のような形の系統樹になるものもある。いくつもの枝が地面から直接出てきて、あたり一帯で互いに絡み合うようなもので、このタイプのがんにはどんな化学療法も太刀打ちできそうにない。*2

チャールズ・スワントンがチームメンバーと二〇一二年の「イヴィのがん系図」論文の仕上げをしているころ、彼の研究室にニコラス・マクグラナハンという優秀な大学院生がやってきた。その大学院生はわずか数年でユニヴァーシティ・カレッジ・ロンドンのグループリーダーとなった。マクグラナハンはいまもスワントンと連携し、世界全体でのがんの種類別死因トップである「肺がん」に焦点を当てて研究を続けている。

肺がんの多くは、比較的初期のまだ小さな状態で見つかるが、広がるときは速くて攻撃的だ。外科手術と放射線療法はいつも選択できるとはかぎらず、化学療法はほとんど効果がない。肺がんによく見られる遺伝子変異を標的にした薬はいくつか開発されているものの、ほぼ確実に耐性がついてしまい、患者の余命は通常、年単位ではなく月単位で宣告される。「治療を通じてのがん進化を追跡するプロジェクト」の一環として、スワントンとマクグラナハン、その同僚らは、八〇〇名を超える患者を対象に、診断時から治療中、再発までの各段階で多種のサンプルを随時集め、その遺伝子パッチワークを地図化しようとしている。なお、この一大プロジェクトは略して「TRACERx研究」と呼ばれている。がん進化を追跡する（Tracking Cancer Evolution）と、治療を意味する略語（Rx）を組み合わせたものである。

困ったことに、このプロジェクトからは答えより疑問のほうが多く出てきた。最小サイズのがんでさえ、その中身は同一細胞の集団ではなく、さらに小さなサブ集団の寄せ集めになっていた。ぬかよろこびに終わることも多かった。同じ変異を腫瘍内の二か所以上に見つけ、これは腫瘍全体に存在する共通変異に違いないと興奮したあと、別のがん細胞集団には存在しないとわかり失望するのだ。

こうした誤認はとりわけ肺がんで多く発生し、患者に最適の標的療法を選ぶときの障害となる。治療にはできるだけ普遍的な変異を標的とした薬を選びたい。そうすれば体内のがん細胞すべてを一度でやっつけられる。だが、たまたま調べた箇所に普遍的な変異が存在せず、見逃していれば、治療は遅かれ早かれ失敗する。いや、ただ失敗に終わるだけでなく、もっと悪いことになる。

厄介なことに、がん細胞は進化の過程で新しい変異を拾うだけでなく、ときにはそれを自分で直してしまうこともある。マクグラナハンも研究チームの仲間たちもそうした例を数多く見てきた。がんの初期段階で、一つの腫瘍内にあるすべての細胞が特定の変異を有しているのを確かめたとする。だが、がんの後期になってから再度調べると、変異のせいで故障していた細胞の子孫に、その故障を修復していた形跡が現れることがあるのだ。もし、その「修復」により選択的優位性が与えられたなら、たとえば治療への耐性が得られたなら、これまた大問題となる。がん細胞に自身を壊す能力と直す能力の両方があるというのは、がん細胞の進化プロセスがいかに動的であるかを物語っている。

また、がん細胞はどんな手段を使ってでも生き残る狡猾《こうかつ》なやつと思われがちだが、すばらしい手段を手に入れたら入れたで、それなりの代償を払うことになる。進化は、どんな問題にも最適解の青写真を出してくるような職人やエンジニアではない。むしろ、一九八〇年代にアメリカで放映されたテレビドラマ『冒険野郎マクガイバー』の主人公に似ていて、とりあえず手元にある遺伝子素材を使って当面の課題を乗り切ろうとする。いつも番組の終盤で困難な状況から抜け出すマクガイバーとは違い、がん細胞の圧倒的大部分は生き残ることができない。大半の変異は正常な状況下では有害で、その先には細胞死または失速が待っている。そんながん細胞に生き残るチャンスがあるとすれば、治療という名の選択的猛攻撃を受けている最中だけだ。

細胞に治療への耐性を与えるタイプの変異は、細胞の活動性をスローダウンさせる傾向がある。その場

＊2　（一六一ページ）皮肉なことに、このように高度に変異し、枝分かれした腫瘍は、新しい免疫療法薬剤の標的候補になりやすい。奇抜な変異細胞は、ひっそり隠れている目立たない変異細胞より免疫細胞の注意を引きやすいからだ。

合、ふだんは耐性細胞のほうが薬剤に反応する細胞より増殖が遅いので、相対的に不利だ。ところが、化学療法または標的療法が始まって、薬剤に反応する細胞が死に絶えたら、スローな細胞は競争相手のいない世界でスローに増殖できるようになる。こうなったとき、速く増殖している細胞を標的にするタイプの治療では対処できない。

科学者らはもう一つ残念なことを発見した。標的療法への耐性を得られる変異は往々にして、ごく初期の段階ですでに存在しているのだ。骨髄腫（白血球のがん）の患者を詳細に調べた研究によると、骨髄の中で増殖したがん細胞は、最初期の段階から存在した小さな細胞集団に由来するものだったという。その細胞集団は、医者が投入したあらゆる治療をのらりくらりとかわしながら成長し、ついにはすべてを乗っ取ってしまったという。

二〇一六年の別の論文からは、自然選択が作用している現実が容赦なく示された。研究者らは、三〇名を超える髄芽腫（小脳にできる脳腫瘍）の患者から治療前と治療後に採取したサンプルで、遺伝子組成を比較した。そして、治療後に再び増殖した耐性がん細胞は原発腫瘍にすでに存在していたこと、ただしそのときはひじょうに小さな集団だったことを見出した。放射線療法で大量のがん細胞が殺されると、最初は小集団だった耐性細胞がそのあとを埋めるように急速に拡大した。治療前には危険だと思われていた（重要なドライバー変異をもつ）いくつかの細胞集団が、治療後には消えていたのである。これがギャング映画なら、大物連中が殺し合いをして全員いなくなったあと、こそこそしていたチンピラがのし上がってボスの座につくようなものだ。

もう一つ問題があるのだが、これはがん治療の世界においては一種のタブーとなっていて、めったに言及されることはない。その問題とは、多くの従来型の抗がん剤と放射線療法はＤＮＡを傷つけ、それが変異を増やし、結果として耐性出現を駆り立てるという「治療がつくり出す耐性」だ。最新の標的療法でさえ、この問題がつきまとう。二〇一九年末に発表された研究でも、大腸がんの細胞は特定の標的薬への反応としてDNA複製機構を活性化させることがわかった。DNA複製機構はエラーを起こしやすいことで有名だ。それが活性化すれば変異が増え、耐性を獲得するチャンスも高まる。

二〇一二年には、ミズーリ州セントルイスのワシントン大学の科学者らがその証拠を見つけた。彼らは、急性骨髄性白血病と診断され、化学療法を受け、数年後に再発した患者八名を集め、DNAを調べた。その結果、八名全員に、化学療法で生じたと思われる遺伝子変異が生じていたことがわかった。研究者らは『ネイチャー』誌に発表した論文で、こう記している。「化学療法は急性骨髄性白血病に一時的な回復をもたらすのに必須の治療だが、われわれのデータは、新規の変異を促し再発を招く可能性をも示唆している」

言い換えると、化学療法は白血病に有効な唯一の治療法ではあるものの、一部の患者には最終的に悪化させる治療法になってしまう、ということだ。とはいえ、いつもそうなるとはかぎらない。研究者らは、テモダール（一般名テモゾロミド）の治療を受けた脳腫瘍患者を調べ、明らかにこの薬の影響だとわかるDNA損傷ができていることを見出した。生き残っているがん細胞のDNAに、この薬でしか生じない新しい変異が大量に見つかったからだ。とはいえ、全員にその変異が生じたわけではない。何がこの違いを分けているのかは不明だが、いずれにせよ、よろこべる話ではない。

線形モデルから分岐モデルへ

DNA配列決定技術がどんどん速く、安く、高精度になるにつれ、がんの遺伝子パッチワークはますます詳しく調べられるようになった。食道がん、卵巣がん、大腸がんの、遺伝子的に内容の異なる細胞たちが織りなす複雑なパターンが続々と明らかになっていった。がん内部の変異の多様性は驚くほど大きく、ときによると、同じ人物の同じ場所にあるがんで隣り合っている細胞より、別の人物のがんの細胞のほうが変異の内容が似ていることさえあった。こうした小さなクローンのどれかに、治療（それが最新の、最も高価な標的療法であっても）への耐性を与える遺伝子変異が潜んでいるかもしれず、また、治療をうまく逃れたたった一個の細胞から、がんが再び成長することもある。

医者も研究者も患者もできれば知りたくない事実だろうが、がんは育つ過程で枝分かれし、多様化する。耐性細胞のごく小さな集団でさえ、そこから猛烈な再発をもたらすことがある。チャールズ・スワントンが『ニュー・イングランド・ジャーナル・オブ・メディシン』誌に発表した論文は、がん研究界に衝撃を与えた。がんの進化と不均一性は、一躍注目の的となり、世界中の主要な研究活動に取り上げられた。しかし、これは本来なら、そんなに驚くようなことではないはずだった。

四〇年以上も前のことだが、フィラデルフィア生まれの科学者ピーター・ノウェルが一流科学誌『サイエンス』に「腫瘍細胞集団のクローン進化」と題する短い論文を発表していた。彼は、がんは一個の細胞からスタートするが、変異と自然選択をくり返しながら進化し、より攻撃的に、より治療に抵抗するようになる、と論じた。それだけではなく、彼は、個々の患者のがんの遺伝子組成に応じたオーダーメイドの治療の必要性まで唱え、数十年後にやってくるプレシジョン・メディシンの時代を予見していた。それを示す、論文のまとめの最後の二文をここに紹介しよう。

それゆえ、各患者のがんはその患者に固有の治療を必要とするであろうが、それさえも、治療に耐性をもつ変異の亜系統の出現により阻まれる可能性がある。臨床で通常なら後期とみなされる状態に達する以前の腫瘍の、進化プロセスの理解と抑制法について、より一層の研究が求められる。

ノウェルは、この論文を発表した一九七六年の時点ですでに、フィラデルフィア染色体の共同発見者として名を成していた。フィラデルフィア染色体とは、血液がんの一種である慢性骨髄性白血病で爆発的な細胞増殖を促している異常な染色体のことだ（九四ページ参照）。その発見者としての名声があったにもかかわらず、なぜかその彼が書いた「腫瘍細胞集団のクローン進化」の論文は注目されなかった。そんななか、この論文に目をとめたのがメル・グリーヴスだ。グリーヴスは、イングランド南東部サリーにあるインスティテュート・オブ・キャンサー・リサーチ（ＩＣＲ）に拠点を置いて小児白血病を研究している専門家だ。

いまから二〇年も前になるが、腫瘍内の遺伝子不均一性がどれほど大規模かがまだ知られていなかったころ、グリーヴスは『がん――進化の遺産』（水谷修紀訳、コメディカルエディター）という本を出版した。彼はその本で、がんは進化と切っても切れない関係にあるという理論を展開した。がんは自然界の生物種と同じ進化原則で出現し、枝分かれし、がん内部の集団間で自然選択のふるいにかけられる、という彼の考えは、最新ゲノム学の知見がまだなかった時代においても十分に説得力があった。しかし、ノウェルのときと同様、グリーヴスのこの考えも注目されることはなかった。

二〇一一年の分析によると、一九八〇年代以降に発表されたがんの再発または治療耐性に関する科学論文のうち、進化の概念に触れたものは一パーセントに満たず、その後の五年間で一〇パーセントになったものの、上げ止まっているという。この分析結果はある程度理解できる。いまでこそ、小さな腫瘍サンプルの遺伝子すべてを解読し、その進化経路をたどる作業を何百回、何千回とくり返せるようになったが、そこまでＤＮＡ配列決定技術が向上したのはここ数年のことだからだ。

私は、がんを進化視点で考えることがこれほど長く無視されてきた理由を探ろうと、座右の書である『がん――進化の遺産』を手に、その著者に会いにＩＣＲまで出かけた。もうすぐ八〇歳になるメル・グリーヴスは、先ごろナイトの爵位《しゃくい》を授かった。ノウェルの論文が『サイエンス』誌に出た当時、グリーヴスはポスドク研究者で、がんの研究を始めたばかりだった。彼の元々の専門は進化生物学で、偉大な数学者で遺伝学者のジョン・メイナード・スミスの教えを受けた。おかげで、ノウェルの論文を読んだとき、すぐにそのコンセプトの重要性を理解した。

「あの論文が埋もれてしまったことが不思議でなりません。生物の働きを考えれば当然のことなのに、なぜ注目されなかったのでしょう」と彼は、静かながらも不満を隠せない声で語った。「ダーウィンはこの法則を、ＤＮＡの知識も遺伝子の知識もないままに見出したのですよ。それほどまでにシンプルで、理解しやすい話です。なのになぜ、だれも関心を示さなかったのでしょう？」

私はフォーゲルグラムのことを思い出した（一〇三ページ参照）。細胞が変異を拾いながら、固まりになり、腫瘍になる過程を示した美しい線形の図だ。フォーゲルグラムは、科学者や医者ががんの進行をどう考えるかという見方に多大な影響を与えた。あの図はいろいろな点で、一九六五年に画家のルドルフ・ザリンガーが描いた「進歩の行進」の絵によく似ている。ヒトの進化を、手指を地面につけて歩くサルから、ぎこちなく二本足で立つ類人猿、太い眉のクロマニョン人、そして筋骨隆々とした体型で楽しそうに直立歩行する現生人類までを一列に行進させるように表現した絵である。

この絵は芸術としてのインパクトと簡潔さを狙ったもので、科学的に正確な表現をめざしたものではない。にもかかわらず、人々に間違った進化の概念を植えつけてしまった。この絵が世に出る前の一九六〇年のころにはすでに、生物種が数百万年もの時間をかけて進化する過程に無数の行き止まりと分岐があることはわかっていた。進化系統樹は、線形ですっきり表せるものではなく、枝がぐちゃぐちゃに絡み合った茂みのようなものだということは明白になっていたのだ。

ホモ・サピエンスはこんにちまで生き残っている唯一のヒト属の種で、それ以外の種はすべて絶滅した。その証拠は化石などに多く残されている。化石や遺骸のDNA分析から、途中でたくさんの異種交配があったこともわかっている。ヒトは、遠い親戚であるサルやチンパンジー、ゴリラ、ボノボなどの祖先たちと同じだけの時間をかけて、止《とど》まることなく進化し続けてきたのだ。地球上のすべての霊長目の複雑な進化関係を「進歩の行進」の絵で理解したつもりになるのが無意味なように、進行した転移がんの複雑さをフォーゲルグラムや数個のドライバー変異だけで理解したつもりになるのは早計だ。

「遺伝学やゲノム学は偉大です。複雑な変異の様相を解きほぐし、それらが単に順番に起こるのではないことを明らかにしてくれました。しかし、私たちはあまりに遺伝子中心の考え方に染まってしまいました」とグリーヴスは言う。「何がどう起こるのかの背景を考えれば、進化の考え方をもっと重視すべきです。腫瘍医の多くが薬剤耐性の背景を知ろうとしないことに、私は驚いています。だれでも知っているダーウィンの自然選択ですよ。それに気づくのに、どうしてこんなに時間がかかるのでしょうか」

メル・グリーヴスやチャールズ・スワントンのような人たちにとって、がんの本質が枝分かれ進化であることは自明の理だ。だが、がんには一発で仕留められるような定まった標的があるはずだと考える人たちに、がんは適応と進化をくり返す可変的で複雑なシステムだという概念に目を向かせるのは簡単ではない。おそらく、これまで「特効薬」を期待して多額の資金を投じてきた拠出機関や製薬会社には、いまさら古めかしいダーウィニズムなんかをもち出されても困るという気持ちもあるだろう。

グリーヴスが言うには、標的をより正確に絞った治療ほど早く耐性が出る。自然界の生き物が、常食としていた食料が生息地で枯渇したとき別の食料から栄養をとれるよう、急速に身体を適応させようと進化を速めるのと同じである。

慢性骨髄性白血病の治療薬、グリベックだけが成功した理由もこれで説明がつく。このがんの場合、融合したフィラデルフィア染色体のせいでできたたった一つのドライバー遺伝子の変異が、すべてのがん細胞に存在する。しかも、このがんの原因はこの融合遺伝子以外にないから、それさえ消してしまえばいい。グリベックはみなが夢見る「特効薬」にいちばん近い薬だ。その成功は、ほかのがんも同じように正しい標的さえ見つければ治せるはずだという幻想を人々に植えつける愚を犯してしまった。

進化のるつぼ

五億年前、生命体はシンプルだった。細菌、アメーバ、そしておそらく、ごくわずかな多細胞生物だけが存在した。ところがあるとき、すべてが変わった。七〇〇〇万年〜八〇〇〇万年という短期間に、[*3] 地球上の生き物は「カンブリア大爆発」と呼ばれる進化の加速時代に入った。この期間に、現生動物に続く系統樹の「大きな枝」がたくさん生まれた。

太古の海に現れたのは、ホラー映画の演出家でさえ非現実的すぎるとして却下しそうな奇怪な動物の数々だった。たとえば、オドントグリフスという生物は、自動掃除機「ルンバ」を引き伸ばしてぺちゃんこにしたような姿をしている。ウィワクシアは多数の指の生えたヘルメットのような生き物で、アノマロカリスはロブスターと缶切りを合体させたような生き物だ。ネクトカリスは二本の長い触手とぎょろりとした眼をもつイカのように見える。五つも眼があるオパビニアは電気掃除機をのみこんだエビのようだ。

そして、悪夢に出てきそうなハルキゲニアは、肢《あし》と歯とトゲにおおわれた親指サイズのイモムシだ。

こうした風変わりな動物たちは、ドイツの生物学者リヒャルト・ゴルトシュミットが呼ぶところの「前途有望な怪物たち」だ。カナダのロッキー山脈にはさまれて隆起した古生代カンブリア紀の海の地層、バージェス頁岩《けつがん》の動物群化石を見て、ゴルトシュミットはこの表現を編み出した。バージェス頁岩に残る化石動物は、それ以前にもそれ以降にも存在したことのない、奇妙な姿のものばかりだ。

何がカンブリア大爆発を引き起こしたのかは、いまもわかっていない。原因が一つなのか複数なのかも不明だ。酸素濃度の急上昇、洪水による大量の栄養素の流入、銀河から来た宇宙放射線など、あらゆる仮説が論じられた。この時期に、生物に画期的なイノベーションがいくつか生まれた可能性がある。たとえば、流れの速い水域で泳ぐ能力や、海底を覆うバイオフィルム（微生物層）に穴を開ける能力を身につければ、新しいニッチと新しい食料源を見つけることができただろう。大きなイノベーションの一つに、眼の発明が言われている。視力を得た動物たちは、捕食者と被捕食者間で食うか食われるかの軍拡競争を繰り広げ、否応なしに進化を急《せ》かされたというのだ。

きっかけが何であれ、カンブリア大爆発は本質的には遺伝子変異の爆発だった。小さな変異を自然選択でふるいにかけるというプロセスを気長にやるのではなく、フルパワーで高速回転させる進化だったのだ。ゴルトシュミットが言うところの「前途有望な怪物たち」に現れた、身体構造の実験的な改造は、海中での生存競争に勝つためにそれぞれの遺伝子を最大限シャッフルさせた結果だ。しかし、太古の海で繰り広げられた進化の実験で成功したものはない。ほとんどが絶滅し、彼らが存在していた証《あかし》があるとすればバ

＊3　地質学上は短い、という意味である。地質学者がいつも遅刻するのはこのためかもしれない。

ージェス頁岩に残る化石だけだ。だが、ごく一部は生き残っただろう。生き残りたちは長い時間をかけて、現在の私たちの目から見てそれほど奇怪でない生き物へと進化したに違いない。

私たちはふつう、進化とは、壮大な時間をかけて小さな変異を段階的に重ねるものだと思っている。四本足で四つのひづめをもつイヌほどのサイズの哺乳類、ヒラコテリウムが、もう少し長い首ともう少し固いひづめをもつ現生のウマに進化するまでには、五〇〇〇万年を要した。もしあなたが森の中でヒラコテリウムを見かけたとしても、その子孫がウマだとすぐには気づかないだろうが、少なくとも同じ種類の動物だとは思えるはずだ。こうしたゆっくりした進化の旅路は、初期段階のがんや小児がんに似ている。一方、進行がんに見られる遺伝子不均一性は、バージェス頁岩に大量に見つかった奇妙な化石群に似ている。

カンブリア紀の動物が「前途有望な怪物」なら、がんは患者の体内で急速に好き勝手に進化する「利己的な怪物」だ。どちらも長い時間をかけてゆっくり進化するのではなく、スピードを最大限まで上げて遺伝子をかき回す。十分な細胞と時間、燃料となる遺伝子、選択圧がどさどさと投入された「進化のるつぼ」の中では、何が起こってもおかしくない。適応か死かの競争で、新しい細胞が生まれては死に、生まれては死に、ゲノムが土台から揺さぶられる。そこでは先にイノベーションを手にした者が勝者となり、生き残って繁殖する。敗者は絶滅し、消えていく。

染色体の大爆発

ウェルカム・サンガー研究所で実施されたまぶたの皮膚細胞の遺伝子解析研究が示したように、ヒトの中年期以降の身体は、変異した細胞集団のパッチワークになっていて、有限のスペースを奪い合っている。変異のほとんどは影響が小さく局所的だ。がんドライバー遺伝子の変異がごく一部にあったとしても、残りのゲノムはほぼ正常に働いている。変異した細胞集団が成長し、いつがんに変わるのか、正確なタイミングを示すのは現状では不可能だ。だが、多くの症例においてターニングポイントと思われるのは、カンブリア大爆発のような遺伝子シャッフリングがはじまったときのようだ。「染色体不安定性」として知られるこの状態は、がん細胞ゲノムが小さな変異のゆっくりした累積だけではなくなり、大混乱になる状態だ。ひと続きの遺伝子すべてが複製されたり、削除されたり、大きなDNA領域がゲノムのあちこちに散らばったりする。染色体がまるごと二倍になることも、完全に消えることもある。

DNA配列決定データを使って個々のがんの進化の道のりを再現してみると、前がん状態のしこりや、ゆっくり成長中の腫瘍の大半は、新しいドライバー変異を一つまた一つと少しずつ拾いながら一〇年以上の時間をかけて進行していることがわかった。一方、かなり早くから染色体不安定性を示しているがんもあり、その場合は急速に増殖し、全身に速く広がり、治療への耐性がつきやすい。がんの中にある「進化のるつぼ」にいったん火がつくと、それを止めるのはむずかしい。

がん細胞にときどきおかしな数の染色体が含まれていることは、一世紀以上前のハンゼマンやボヴェリの時代からわかっていた。異数性と呼ばれるこの現象は、細胞分裂（有糸分裂）のとき染色体が正しく配分されないことで生じる。片方の娘《じょう》細胞に多すぎる染色体が、他方の娘細胞に少なすぎる染色体が割り当てられると、一度に数千もの遺伝子が前者では倍量になり、後者ではゼロになる。ときには、細胞分裂の全行程をとばしてDNAの複製をし、全ゲノムを倍量にしてしまう細胞まで出てくる。

染色体数（および遺伝子数）のバランスがとれているうちはそれほど問題はないのだが、以降の分裂が複雑になるため、つぎの細胞周期で一本か二本の染色体が消えることが出てくる。余分にDNAがあると、そのDNAも変異を拾うので、進化を加速させるチャンスが高まる。

サッカーを、各チーム一一人ではなく二二人でやるところを想像してみよう。試合はかなり混乱するだろうが、なんとかなりそうだ。だが、一方のチームからフォワード全員またはゴールキーパーがいないという形で試合をしたら、チーム間に大きなアンバランスが生じ、まともなゲームにならないだろう。さらに選手一人ひとりが体のあちこちに怪我をするようになると（がんの変異の蓄積にあたる）、両チームのバランスはますます崩れる。

ロン・リーは、この染色体アンバランスの問題に関心を寄せていた。彼女は現在、ボルティモアにあるジョンズ・ホプキンス大学医科大学の教授をしているが、大学院生だった一九八〇年代から有糸分裂の神秘に魅了されていた。当時は細胞周期を回す分子エンジンが発見されたばかりで、この分野に大きな期待が集まっており、細胞分裂の研究をするにはうってつけの時代だった。若きチームリーダーとなったリーは、分裂後の染色体が二つの娘細胞に正しく配分される仕組みを探ろうと、まずは酵母の有糸分裂を研究することにした。だが、緻密に計画し、慎重に実験したにもかかわらず、まったく予想外の結果が出た。そしてそれは、彼女の研究人生前半で最も重要な成果となった。

リーの研究チームは、遺伝子工学技術を使って酵母にあるミオシンIIという遺伝子をノックアウトした（機能させないようにした）。これは細胞分裂の最終分離局面を促す小さな分子モーターをコードしている遺伝子で、酵母からヒトまですべての生物に共通して存在する。おそらく生命体の根源にかかわる遺伝子だろうから、この遺伝子がノックアウトされると細胞は死ぬだろう、と彼女は考えた。だが、違った。

遺伝子改変された酵母のほとんどは死滅したが、いくつか生き残ったものがあった。奇妙な見た目の、互いに密着した細胞で、分裂に苦労しているのが明らかだった。リーは好奇心から、その細胞をそっと取り出して新鮮な餌といっしょに培養皿に入れ、経過を観察した。驚くことに、二～三の小さなコロニーが増殖をはじめた。彼女はそこから一番大きなコロニーを取り出し、新しい培養皿に入れた。こんどはもっとたくさんのコロニーができていて、前より速く増殖していた。彼女はもう一度、一番大きいコロニーを取り出して新しい皿に移し、同じことをくり返した。

リーが細心の注意を払って酵母の遺伝子をノックアウトしたにもかかわらず、最もタフな細胞は生き残り、つぎの試練を受けた。試練を一〇回以上くり返したあとに残った酵母のコロニーは、見た目こそ正常細胞と見分けがつかなかったが、それまで必須遺伝子だと思われていたミオシンⅡは消失したままだった。その細胞は、重要な遺伝子の欠失という問題を克服するため彼女の目の前で進化していた。その欠失を補完する新しい変異を拾ったのかもしれないと推察し、調べてもみたが、何も見つからなかった。いったいぜんたい、何が起きていたのだろう？

一つだけ正常でないことを見つけた。それは染色体の異数性だった。生き残った酵母はどれも、染色体数が通常の一六本ではなく別の数になっていた。酵母は異常配分された染色体で生きることを学んだだけでなく、余分な染色体を新しい形質を生むための道具として使っていたのだ。リーが強制培養した「スーパー酵母」の四五株のうち、一〇株は正常細胞と変わらぬ成長ぶりを示していた。だがその一〇株は、ミオシンⅡ遺伝子の欠失という問題を、三種類の対応策で回避していた。三つとも、染色体の倍加や欠失が起きたときにはよく使われる方法だ。たとえば、細胞が分裂すると思われる場所に細胞壁を早急に築くという対応策がある。細胞壁があれば、分裂を促すモーターがなくても物理的に半分に分けることができるからだ。この対応策を進化させたスーパー酵母はどれも16番染色体の余分なコピーをもっていた。16番染色体には細胞壁の建造に欠かせない遺伝子が含まれている。その遺伝子を二倍保有していれば二倍の細胞壁をつくることができ、ミオシンⅡによるモーターがなくてもなんとかなる。

これは便利、と思うかもしれないが、染色体や遺伝子の余分なコピーがあることは、正常な環境で正常な数の染色体をもつ細胞と戦うにはたいてい不利になる。異数性は一度に数百、数千の遺伝子活動を変えてしまう大規模な同時多発変異のようなものだ。ただし、環境が変わればゲームのルールも変わる。

細胞が良好な環境で満足し、増殖しているかぎり、異数性は不利だ。異数性の酵母細胞が周囲の正常細胞と張り合ってもすぐに負けてしまう。だが、強いストレスにさらされたとき、たとえばミオシンIIのような重要な遺伝子に変異が生じたり環境条件が悪くなったりしたときは、生き残れるかどうかが最優先の原動力となる。異数性はふつうの状況では絶望的に映るだろうが、困難な状況では逆にチャンスをもたらすことがある。すばやく大量に遺伝子の再配列や混ぜ合わせができれば、その状況を抜け出すための進化の燃料を用意できることになるからだ。もちろんたいていの場合、結果はうまくいかない。どんな染色体のアンバランスも、その先にあるのは細胞死か細胞分裂の永遠の停止だ。だが、ごくまれに、その混乱の中から有益なものが現れる。この場合、最も適した者ではなく、むしろ最も奇妙な者が生き残る。

なお、こうした反応は、多細胞生物より古くからいる細菌に見られる。細菌は周囲の状況が悪くなると、DNA複製のエラーを起こしやすい（精度の低い）修復装置を使うようになる。エラーを起こしてゲノムを多様にすればするほど、進化してそこから抜け出せるチャンスが高まるからだ。正確な詳細は不明だが、もっと複雑な生物（ヒトを含む）の細胞も、細胞分裂の品質管理を緩めることがある。通常なら染色体のすべてをきちんと複製し正しく分割するはずの厳格な細胞機構が、起死回生を賭けて遺伝子カードをシャッフルさせるのである。

酵母の染色体数は一六本だが、異数性細胞ではとくに再配列や変異がなくても、一倍から四倍のどれかの複製ができる。がん細胞にあるヒトゲノムの染色体数は四六本だ。それをシャッフルすると、どれだけ多くのバリエーションが生じるだろう？　ヒトのがんは多くが異数性細胞なので、がんが進行すればするほど染色体がおかしくなるのは当然だ。染色体の不安定性は、かなり進行して治療が困難になったがんに共通する特性のようで、不安定になったがん細胞は五回に一回の細胞分裂で染色体を得たり失ったりする。ちなみに、安定した細胞なら一〇〇回に一回しか起きない。

染色体の不安定性はすぐさま悪循環に入る。ストレスを受けた細胞は異常な分裂をするようになり、異数性を生じさせる。すると遺伝子活動と染色体数のバランスが崩れ、細胞はますますストレスを受けてエラーを起こしやすくなる。細胞周期をスピードアップさせるものがあり、修復チェックが追いつかないまま増殖が進む。現在、いくつかの研究チームが、細胞周期の速度を調整しているメカニズムに介入する薬を開発しようと模索している。エラー修復機構がきちんと働くよう細胞周期の速度を落とし、おかしな染色体ができるのを抑えようという試みである。これは興味深い試みで、そもそものスタート時点で、芽生えかけたがんが不安定な状態に陥るのを止めようという考え方である。

がん細胞が使うもう一つの芸当は、全ゲノムを重複させる「ゲノム倍加」だ。これは、ある細胞が分裂に備えて全DNAを複製しておきながら、分裂を完遂できなかったときに生じる。ときには、がんが見つかる一五年から二〇年も前にゲノム倍加が起きていることもある。細胞内のDNAが一気に二倍になると、進化への潜在的な燃料が増える。遺伝子の余分な複製は本来の遺伝子が壊れたときのバックアップになることもあれば、増えた分だけ変異を拾う機会を増やすことにもなる。これまでとは違う細胞をつくり出す「進化の近道」になるわけで、農業ではかねてからこの方法が利用されてきた。現在売られている果物や野菜、穀物の多くはDNAを複数セットで保有している。自然にゲノム倍加した作物から農家が都合のいいものを選び出し、育種してきたからである。[*4]

起死回生の賭けに出る

がん細胞の染色体が大混乱するのは、たいてい異数性とゲノム倍加のせいであるが、ほかにも原因はある。たとえば、がん細胞から受けるある種のストレスがきっかけとなり、私たちのＤＮＡの中で休眠している無数のウイルス様の塩基配列（トランスポゾン）の一部が目覚めることがある。活性化させられたトランスポゾンはゲノム内をジャンプ移動し、そのついでに近くにある遺伝子を引きずりこむため、あちこちで遺伝子の損壊が起こる。染色体の大小領域がカットされ、新しい場所にペーストされる。そしてしばしば、ＤＮＡの修復作業にも失敗する。

染色体の先端にあり、細胞が分裂するたびに少しずつ短くなるテロメア（三九ページ参照）は、細胞が増殖するたびにすり減る。すり減った先端は、ＤＮＡが二つに切断されたときにできる損傷とよく似ている。細胞の修復機構はすり減った染色体の先端をＤＮＡの切断と間違えて、染色体と別の染色体を先端のところで接着させてしまう。

そして、クロモスリプシス（染色体破砕《はさい》）という現象がある。これは「粉々に砕ける」を意味するギリシア語から来た言葉だ。二〇一一年、がんゲノムの配列決定をしていた研究チームが、がん細胞の一部に、全染色体がばらばらに切断されたあと再接着されるという現象が生じているのを見出した。再接着後の染色体は行き当たりばったりのずさんな修復をされていた。割られたステンドグラスの窓を、元の絵柄を無視して貼り合わせたようなものだ。クロモスリプシスは特定の種類のがんに多く見られる。たとえば骨がんでは、およそ四分の一に生じている。もちろん、クロモスリプシスは潜在的な進化の燃料源になる。

白血病におけるフィラデルフィア染色体で *BCR* と *ABL* の遺伝子を接合させている染色体融合のように、

クロモスリプシスによる融合は、本来なら隣り合わない遺伝子をむりやり結合させ、がんの駆動力をつくり出す。別のケースでは、染色体の再配列で核内の遺伝子のファイリング・システムが改変されてしまい、通常活性化しているがん抑制遺伝子を休眠させるべきゾーンに向かわせ、不活性化しているがん遺伝子を活性ゾーンに送りこむということが起きる。

顕微鏡技術もボヴェリとハンゼマンの時代からずいぶん進歩した。現代の研究者は染色体をそれぞれ違う蛍光染料で色分けすることができる。彼らはこの方法で、がんに見られるあらゆるタイプの遺伝子再配列を観察してきた。染色体は複製されたり、完全に欠失したり、粉々になったあと別の配置で接着されたりする。高度に活性化されたがん遺伝子を含む環状染色体に組みこまれることさえある。個々の細胞レベルで見れば、こんなことをしても生き残れそうにない、藁《わら》をもつかむような最終選択肢に思える。だが、がん細胞の集団を、ある環境内で急速に多様化している微生物の集団だと考えれば、「集団内の大多数の個体が死んでもごく一部の個体が生き残ればいい」という進化原則が働いているのだと理解できる。どんなに無茶なことをやろうが、最終的にやり遂げられればそれでいいということだ。

ヒーラ細胞は、ヘンリエッタ・ラックスという女性の子宮頸がん細胞で、一九五〇年代以降、世界中のラボで育てられてきた。[*5] ヒーラ細胞には七〇本以上もの染色体がある。塩基のスペルミスは一五〇万個以

＊4　（一七七ページ）多くのがん細胞は、通常なら二セットのヒト染色体がその二倍になっている。つまり四倍体である（正常細胞は二倍体で、卵子と精子は一倍体）。しかし、イチゴは七本の染色体の複製を、二、四、五、六、七、八、一〇も有していることがあり、それぞれ二倍体、四倍体、五倍体、六倍体、七倍体、八倍体、一〇倍体となっている。

上、長い染色体欠失はおよそ七五〇か所、短い染色体欠失はおよそ一万五〇〇〇か所、ペーストされてできた新しい染色体の切片はほぼ三五〇〇か所というありさまだ。進化生物学者のリー・ヴァン・ヴェーレンは、この細胞がラボであまりに長く生きていること、ヒト細胞の正常な染色体の配置からひどく逸脱していることを理由に、ヒーラ細胞を完全に別の種とみなして「ヘラシトン・ガルトレリ」と呼んではどうかと提案している。[*6] ただし、いまのところこの提案は他の科学者からの賛同をほとんど得られていない。

しかし、自然界で完全に新しい種が出現するときは、かつて近縁度が高かった集団間で重大な染色体の差異が生じている。たとえば、ヒトとチンパンジーはゲノムの九八パーセント以上が同じで、染色体レベルでこの二つの種を分けているのは、一か所の融合だ。私たち類人猿の祖先は過去のどこかの時点で、二つの染色体を融合させた。それは現在、ヒトの2番染色体となっている。その結果、ヒトの染色体は二三対だがチンパンジーの染色体は二四対だ。ヒトのがんの最終ステージにある細胞にはもっと劇的な染色体の混乱が生じていることを考えると、各個人のがんも「完全に別の種」だと主張する人が出てきてもおかしくないかもしれない。

がんが向かう最終目的地を知る

ここ数年で遺伝子解読技術は格段に上がった。世界中のハイスループット塩基配列解析装置からA、C、T、Gの文字列が休むことなく吐き出され、何千ものがん細胞と健康な細胞の「遺伝子型」が明らかにされている。しかし、データサーバーに保存されている一連の文字が、それだけですべてを語ってくれるわけではない。

もちろん遺伝子は重要だ。遺伝子は私たちの細胞と身体に必要なものをつくるための情報を暗号化しているし、バリエーションと変異による個人間の多様性を生み出している。だがよく言われるように、持っているだけではダメで、どう使うかが大事だ。細胞と生物がどんな姿かたちをして、どうふるまい、周囲にどう反応するかという「表現型」は、ジェネティクスとエピジェネティクス、そして環境からの作用が交錯するネットワークを通じてつくり出される。ここにもう一つ不確実な要素が加わる。生物は、計算どおりに動く工学装置とは違う。細胞内の流動的な環境ではランダムな誤作動がいつでもどこでも起こりがちで、それが最終結果を左右する。生物のこうした不確実性を、私は「ゆらぎ」と呼んでいる。

がんを進化の観点で考えようと訴えるメル・グリーヴスのような研究者たちにとっては苛立《いらだ》たしいことに、過去数十年のがん研究は、遺伝子とゲノムの配列決定に集中しすぎた。おかげでいまでは遺伝子型を調べるのは簡単になり、単一細胞のすみからすみまで解読できる。一方、遺伝子がどう使われどう働いているか、つまり表現型を調べるのはまだまだ困難だ。もちろん状況は変化しつつある。たとえば、一つの細胞の遺伝子のスイッチがオンになったとき生じる分子メッセージをすべて解読し、遺伝子活性のパターンを地図に落としこむ作業が進んでいる。この地図化が、すべての細胞に存在する無数のタンパク質に対

＊5 （一七九ページ）ヘンリエッタと彼女の細胞については、レベッカ・スクルート著『ヒーラ細胞の数奇な運命――医学の革命と忘れ去られた黒人女性』（中里京子訳、河出書房新社）を読むことをお勧めする。

＊6 この名前は分子生物学者のスタンレー・ガートラーに捧げたものである。ガートラーは、がん細胞株と思われて世界中のラボで育っていたものの大多数に、ヒーラ細胞の混入（コンタミネーション）があったことを発見した人物だ。この交差汚染は数十年前から知られていて、こんにちもまだ続いている。だが研究者たちの側からすると、実験中の材料が培養皿の蓋に記されているものと違うかもしれない、という懸念は一瞬たりとも認めたくない気持ちがあっただろう。もし違っていたら、自分たちが取り組んでいる目の前の研究が意味をなさないことになるからだ。

して可能になる時代は、確実に近づいている。

個々の細胞のふるまいと反応を調べるのはもっと困難だ。ふるまいと反応が周囲の環境次第で変わるならなおさらだ。培養皿に入れられた細胞のふるまいは、生きた臓器の細胞社会にいるときと同じではない。だが、こちらも研究は進んでおり、がんの居住地の微小環境を地図化するという大きな目標に向けて、まずはそれに必要な装置の開発が進められている。

ちなみに、進化は遺伝子型ではなく表現型に作用する。自然選択は細胞内の特定のDNA配列をのぞき見て「よし、この遺伝子は良さそうだから選んでやろう」と判断するのではない。遺伝子の指示による出力結果で判断する。細胞または生物のその環境下でのふるまい方（適応度）を見て、その細胞または生物を生かせるか死なせるか、その遺伝子を次世代に受け継がせるか受け継がせないかを選ぶのだ。高速で安価なDNAシーケンサーがもたらした遺伝学革命の華々しい話とは裏腹に、私たちはいまだに遺伝子型と表現型のあいだにあるブラックボックスを開けることができないでいる。ヒトゲノムに存在する無数のバリエーションが細胞内環境とどう相互作用しているのかが解明されるのは、まだまだ先になりそうだ。変異だらけのがん細胞でその研究をするのは、さらに何倍もむずかしいだろう。

がん細胞における遺伝子型から表現型までをつなぐすべての分子ステップを解明するのは無理だとしても、「死の輪」のおかげでめざすべき方向はわかった。「死の輪」とは、がんを特徴づける一〇の要素を環状に図式化したもので、アメリカの生物学者ボブ・ワインバーグ（第4章参照）とダグラス・ハナハンが提唱した。「死の輪」は、本格化したがんの表現型を確認するためのポケット図鑑のようなものだ。がんを円の中心に置き、それをぐるりと取り囲むように、つぎの一〇項目の特徴が並ぶ。自律的に増殖する。停止信号を無視する。死を免れる。テロメアを延長する。代謝を乱す。免疫系から逃れる。染色体を不安定にさせる。体のあちこちに侵入・拡散する。血液供給ルートをつくる。炎症を誘発する。

大々的にDNA配列決定作業をしてきたおかげで、各種のがん組織と正常組織で、どんな変異の組み合わせと再配列がいつ現れるかといった情報がつぎつぎ明らかになっていった。おかげで変異と標的のカタログはどんどん厚くなっている。だが、カタログのリストだけを眺めていても先へは進めない。それより、がんを体内環境で進化する「種」の集まりと見て、最終的には「死の輪」に向かって突き進むものと考えたほうが展望が開ける。変異は重要だが、どの変異かということより、その変異がつくり出す表現型のほうが重要だ。

アポトーシスを止めたり細胞周期を暴走させたりしている経路は、それを可能にする遺伝子変異とエピジェネティクスの組み合わせを考えれば何種類もあるはずだ。しかし進化の観点から見るなら、それがどう起こるかはどうでもよく、起こるということだけが重要だ。また、がんの遺伝子をめぐる複雑さのすべてを解きほぐすのは無理でも、個々のがんが究極的にめざしている方向、つまり「死の輪」に示されたがんの特徴を知ってさえいれば、見えないところで何がどう起こっているかを想像することはできる。このことを理解すれば、がんを、進化ゲームでおのずから負けるよう仕向けることが可能になるかもしれない。

目的地に至るルートはそう多くない

地球の生命史のテープを最初期まで巻き戻し、再生するところを想像してみよう。さて、多細胞生物は登場しただろうか？　魚は海から陸に上がっただろうか？　恐竜が絶滅し、生き残った一部が鳥に進化しただろうか？　ヒラコテリウムはウマになっただろうか？　四〇億年後に私のような人間がコンピュータに文字入力をしていただろうか？

「もし○○だったら？」は、歴史や文化を語るとき、よく使われる。だれかが時代をさかのぼってヒトラーを殺していたら、いまの私たちはどうなっていただろう？　ひょっとすると悲惨な第二次世界大戦は回避できたかもしれない。だが、歴史上どんな社会でも、不平等と排他主義、極右化、強いリーダーシップへの渇望が同時に重なったときファシズムの独裁者が出現するのはよくあることだ。もし一九三〇年代にヒトラーが消されていたとしても、同じように考え行動する別の人が台頭し、やはり世界を混乱に陥れただろう。

生命史のテープを再生したらどうなるかは、進化生物学における長年の謎で、科学のみならず哲学の分野でも話題になる。[*7] 残念ながら、生命誕生のときまでテープを巻き戻して、普遍共通祖先のルカとその仲間のその後の運命をたどるのも、四〇億年前から現在までに起こった生態系の変化や大惨事を再現するのも不可能だ（創始者生物は長くて五年ほどしか生きないことを思えば、なおさらだ）。しかし、がんなら数年という時間の尺度で進化の思考実験を何度もくり返すことができ、その結果を見ることができる。

がんは、人体のヒト細胞から始まる。悪性化する道のりで、多くの遺伝子の変更と、環境の変化や選択圧を経験するが、そうした要素は無限にあるわけではない。地球上に広がる生態系のニッチは深海の硫黄噴出孔から不毛の砂漠まで無限にあるが、それに比べると人体内の生息地は有限だ。臓器ごとに多少の違いはあっても、哺乳類の細胞が活動するために必要な条件はかぎられている。

自然界を見れば、無関係の二種類の動物が同じ問題を同じ方法で解決した結果、同じような特徴に進化した例がたくさんある。木々のあいだを飛んで移動するキツネザル、リス、フクロモモンガは、それぞれ別の系統で進化したにもかかわらず、飛膜《ひまく》という肉質の膜組織を発達させた。孤島では、それが世界のどこであろうと、動物が小型化し植物が大型化しがちだ。系統的に無関係の複数種の小型ゾウの化石化した遺骨は、地中海、太平洋のベーリング海峡、カリフォルニアの海岸、インドネシアの群島など世界各地で見つかっている。大西洋をはさんだ両側のヤマアラシは、捕食者に食われないために多数のとげを生やすという最善の解決策を別々に身につけた。ロン・リーが育てた「スーパー酵母」もそうだ。生き残った三タイプのスーパー酵母株は、ミオシンIIが欠失しているという問題を解決するため、シャッフルされた遺伝子をそれぞれ違う組み合わせで利用するという別々の方法で進化した（一七五ページ参照）。

つまり、もし二つの細胞をとりまく環境が似ていて、最初の遺伝子材料が同じなら、「死の輪」に到達することのできるルートはかなり限定されるはずだ。いつも決まった遺伝子に変異が生じるというルートもその一つで、これは特定タイプのがんにいつも同じ容疑者が浮上することの理由になる。この収斂《しゅうれん》現象は種の壁を超えても見られる。ヒト、イヌ、ウマの希少なタイプの皮膚がんに、同じ少数のドライバー変異が現れるのだ。おそらく、こうした特定タイプのがんがたどりうる進化ルートは二つか三つしかないと考えていい。

ほかには、見たところ異なる性質の二つのがんが、同じ生体ネットワークの乱れによって引き起こされる、というケースがある。そのネットワークを構築しているのは、数十、ときには数百もの遺伝子だ。これらの遺伝子のどれかに生じた変化は――それが強かろうと弱かろうと、遺伝子の変異だろうとエピジェネティクス的な変化だろうと――組み合わせが悪ければ、そこに明らかなドライバー変異がなかったとしてもネットワーク・システムは故障する。そう考えると、巨大で冗長性の高いネットワーク・システムを

＊7　この疑問を追究した秀逸な書として、ジョナサン・B・ロソス著『生命の歴史は繰り返すのか？――進化の偶然と必然のナゾに実験で挑む』（的場知之訳、化学同人）がある。

構築している一要素を標的にしてそれを叩こうとするより、結果として生じるシステムの不具合が何であるかを知ってそれを正そうとするほうが、がんを抑えるのに効果があるだろう。

これは途方もない挑戦のように思えるかもしれないが、実際にはあなたが思うよりずっと実行可能性が高い。たしかにヒトゲノムは巨大だ。およそ二万個の遺伝子と、一〇〇万個以上のオン・オフ・スイッチを含んでいる。だが、がんがたどりうる進化ルートはそう多くはなく、そのルートを知るために私たちが使える遺伝子地図は日々詳細になっている。

何度も言うが、遺伝子と変異はやはり重要だ。それらはがんが進化するときの燃料だからだ。しかし、すべての生物は環境の中で生きていて、環境に反応する。がん細胞も例外ではない。そうであるなら、あなたも生態学者と進化生物学者になったつもりでがんを眺めてみるのがいい。がんは身体内を生息地とする遺伝子的に多様な細胞の集まりで、自然選択のルールと気まぐれに影響される。そう考えれば見えてくるものがたくさんある。また、個々のがんがそれまでに通ってきた進化ルートを理解し、将来的にどこをめざしているのかを解明するためには、がんの遺伝子地図のみならず、がんが生息している場所の環境を地図化することも必要になる。

第7章　がんの生態系を探索する

　上からの眺めはすばらしい。丘にも谷にも生命があふれている。網の目のように流れる川のまわりには、何やら不思議な生き物たちが集まって、せっせと働いている。ズームアウトすれば、緑豊かな熱帯雨林の上空を飛んでいる気持ちになるだろう。ズームインすれば、捕食者の小集団が狩りに出かけようとしているところまで見えるかもしれない。だが、ここで私が見ているのは、がんの景色だ。

　ツアーガイドをしてくれているのは、若き中国人コンピュータ科学者のインイン・ユアンだ。彼女はロンドンのインスティテュート・オブ・キャンサー・リサーチ（ＩＣＲ）にある「進化とがんの研究センター」のグループリーダーで、高性能の画像解析アルゴリズムを使って腫瘍の内側をのぞき、そこに広がる生態系と細胞種を詳細に地図に落としこんでいる。ユアンはバイオインフォマティクスの分野で研究者人生を始め、腫瘍サンプルから大量のＤＮＡ配列決定データを集めて分析する仕事に就いた。だが、腫瘍内部が実際にどうなっているのか知らないままこの仕事を続けることに疑問を感じるようになった。何百万というがん細胞が集まった腫瘍に含まれる変異を、ただリストアップするだけでなく、どんな種類のがん細胞がどこにいて、どう並んでいるのかを知りたくなった。

腫瘍内部の景色を見る

私たちはつぎつぎに解読されるがんゲノムに目を奪われて、人体組織とその中で育つ腫瘍が、それぞれに特徴のある生息地の集合体だということをすっかり忘れていた。あらためてそんなふうに眺めてみれば、自然界の生物種と同じように、遺伝子組成の異なるがん細胞集団も、生息環境に応じてそれぞれの方法で適応と進化をしていることが想像できる。

がんゲノムを調べるときに使う、腫瘍から切り出してすりつぶしたサンプルを入れた試験管には、健康な細胞も免疫細胞もがん細胞もいっしょくたに入っている。それぞれの細胞はそれぞれ固有の生息地をもっているにもかかわらず、そうした固有さは消されて平均的にならされてしまう。たとえれば、生態学者が谷底に行って川の両側に繁茂する植物を観察し、つぎに高度一〇〇〇メートルの山に登って高山植物を観察し、自宅に戻ってから高度五〇〇メートルの平原にヤナギとエーデルワイスが並んで生えている絵を描くようなものだ。どう見ても科学的には無意味だと思えるが、がん研究の世界では過去数年、このような方法がまかり通ってきた。

病理学者は一〇〇年以上も前から、腫瘍を薄くスライスしたものを顕微鏡で観察してきた。現在でさえ、標準的ながん診断法は細胞を顕微鏡下で調べることだ。DNA配列決定が高速に安価になり、がんゲノムがつぎからつぎへと解析されていったのとは対照的に、病理検査の技術はなかなか進歩しなかった。病理検査の画像を詳細なデジタルデータに変換するようになったのはここ数年のことで、おかげでユアンは腫瘍内部の細胞とその状態を生体内の原位置のまま分析できるようになった。

ユアンはコンピュータの画面に、高解像度顕微鏡による画像を出した。チャールズ・スワントンのTRACERx研究（一六二ページ参照）の一環として採取した肺がんのスライスだ。多色表示された画像はまるで熱帯雨林の衛星写真のようで、ＤＮＡ配列決定その他の解析用サンプルが採取されたところに二つの穴が開いていた。私は、彼女が拡大したり縮小したりする画像をうっとりとながめた。グーグルアースの世界を探検しているような気分だった。がん細胞のあいだを縫うように血管が走っていた。免疫細胞の集団が腫瘍の端のほうに隠れていた。直径一・五センチメートルほどの腫瘍スライスに広がる景色を、私は息をのんで見つめた。

私はしばし感傷に浸った。一九世紀のパイオニアたちが悪性細胞を顕微鏡で観察し、鉛筆でスケッチをしていた時代から、ここまでできるようになったことに思いをはせた。いまでは、組織片を乗せたガラス板を三〇〇枚、夕方にデジタルスキャナにセットしておけば、翌朝にはハードドライブいっぱいの高解像度画像ができあがっている。テオドール・ボヴェリがこの光景を目にしたら、どれほど驚くことだろう。かつて手作業でやっていた細胞の分類と集計も、事前にトレーニングされたコンピュータ・アルゴリズムがかわりにやってくれる。

ユアンの研究チームは、がんの特徴を知るための現行の取り組み方には根本的な問題があると思っている。腫瘍サンプルをすりつぶして配列決定する方法では、がん細胞と正常細胞がどんな位置関係でどう共生しているのかという情報を消してしまうからだ。ユアンらが開発した高性能画像化技術とＡＩアルゴリズムを使えば、ジャングルの上空にドローンを飛ばすように、そこにいるすべての細胞種の分布と多様性を把握できる。

すりつぶし方式で見逃すのは、遺伝子パッチワークの詳細だけではない。研究者らは昨今、がんの中でどんな種類の免疫細胞がどこにどれだけいるかに注目するようになっている。現在のやり方では、すりつぶした腫瘍サンプルに何個の免疫細胞が存在するかはわかっても、それがどこにいて、これから何をしようとしているかについてはわからない。

一時期、腫瘍内にいる免疫細胞の数が多いほど、治療が効きやすいと考えられていたことがあった。だがユアンらは、重要なのは免疫細胞が*どこに*いるかだ、と強調する。たとえばあなたは、急増する害獣ネズミとそれを捕食するタカの分布を調べようとしているとする。あなたの前には、森を上空から撮影した衛星写真が五枚ある。四枚の写真には、ネズミを狩ろうと空を旋回しているタカがたくさん写っている。それだけ見れば、害獣問題はすぐにもタカが片づけてくれそうだと思える。だが最後の一枚の写真には、森の地表に点々と開くネズミの巣穴が無数に写っている。この一枚からは、ネズミが猛烈な勢いで生息域を拡大している別のストーリーが浮かび上がる。

さて、この五枚の写真を腫瘍の五か所を撮影した高解像度画像だと考えてみよう。この場合、免疫細胞がタカで、がん細胞がネズミにあたる。一枚目には免疫細胞が一〇パーセント、二枚目と三枚目には二〇パーセント、四枚目には四〇パーセント、五枚目には五パーセント写っていたとする。これらの数字は平均化され、およそ二〇パーセントの「免疫浸潤」と評価される。だが、このやり方だと免疫細胞がたくさんいるホットゾーンと、ほとんどいないコールドゾーンがあるという事実を消してしまう。捕食者がいないコールドゾーンにいるがん細胞は、そのままにしておけばどんどん増殖し、そこから別の場所に転移するかもしれない。

ユアンらは現在、このアイデアをもう一歩すすめ、肺がん患者の腫瘍の複数か所から採取したサンプルでホットゾーンとコールドゾーンの数を分析するアルゴリズムを開発し、免疫細胞のコールドスポットが多く存在する腫瘍は治療後に再発しやすいことを見出している。腫瘍全体の免疫細胞の数を平均するだけではわからないこうした情報は、最善の治療法を探そうとする医者にとって何より知りたいことだろう。

がんの居住地を進行形で理解する

これは重要なことだが、免疫系はがんと同じように適応と進化をする力をもっていて、長期にわたってがんを抑制したり、ときには治したりすることもある。だからこそ、がん治療の文脈で「免疫療法」がいま、注目を集めるキーワードとなっているのだ。現在、免疫療法の最前線にあるのはチェックポイント阻害剤と呼ばれる薬だ。これは免疫細胞にがんの存在を知らせ、攻撃を促す薬で、メラノーマと肺がんに作用しやすい。いまのところ五人に二人未満しか効かないようだが、効いた患者の中には終末期から完治に至ったように見える人までいる。薬への反応に個人差が出るのは、一つには人体内にいるヒト以外の細胞のせいだとされている。人体には細菌や菌類、ウイルスなど、マイクロバイオームと呼ばれる微生物叢《そう》が共生しており、がんの免疫療法に反応する患者とそうでない患者では、どうやら腸内細菌の組成が違うようだ。免疫療法の効果を高める方法を探す、治療効果がありそうな患者をスクリーニングする検査法を開発する、といったことは今後の研究を待たなければならないが、そうした情報がまだないことをわかったうえで、最後の選択肢として免疫療法を提案する腫瘍医もいる。

遺伝子組み換えをした免疫細胞を人工的に育てるというアイデアも注目を集めている。たとえば、CRISPR（クリスパー）のような最新のゲノム編集技術を使って、がん細胞を探して破壊するようトレーニングした「スーパー兵士」を育てるといった試みだ。だが、そうした治療は技術的な面からおそろしく高額になる。現在、血液がんの治療薬として遺伝子組み換えした免疫細胞製剤、CAR-T（カーティー）が市場に出ているほか、それに続く画期的な治療薬がいくつか開発されているが、本書執筆時においてはまだ、ごく初期のテスト中といったところだ。

とはいえ、免疫系は手なずけるのがむずかしい相手で、それを操るには細心の注意を要する。こうした新しい手法で免疫系を活性化させたとき長期的にどんな影響が生じるのかは、まったくわからない。刺激しすぎれば、全身に免疫信号が大量に流れるサイトカイン・ストームとなり、同時多発的に重篤な副作用を引き起こし、場合によっては死をもたらす。免疫細胞が活発になりすぎるとその矛先が自身の健康な細胞に向かい、神経や消化器、皮膚を攻撃することもある。免疫療法が引き金となってあちこちでがん細胞が急成長する、ハイパー・プログレッション現象が生じるという話も聞こえてくる。免疫系に介入する治療は、時間と選択肢がどんどん減っていく患者に対し、不必要な苦痛を与えることなく、かつ限られたチャンスに賭けるかどうかという、微妙なバランスの上で決められるべきものである。

免疫細胞にはさまざまなタイプがあり、広範な仕事をしているため、それがまた別の複雑さを生む。免疫細胞には捕食性のハンターもいれば、炎症を起こすトラブルメーカーもいる。過度に攻撃的な免疫攻撃を静かにさせる仲裁係もいれば、死傷した細胞を片づける廃物処理係もいる。こうした反応のいくつかはがんの抑制に役立つが、逆に腫瘍の成長を促すものもある。その一方で、攻撃力の高い捕食性免疫細胞は、進化を駆り立てる選択圧になることもある。TRACERxチームは、一部の肺がんが、早期の段階から長期にわたって免疫攻撃を受けているうちに潜伏できる形に進化することを見出した。捕食性免疫細胞に見つかる旗印を立てないよう、それをコードする遺伝子を失わせたり、スイッチをオフにしたりするようになるというのだ。

腫瘍の内部と周囲にはおそらく何種類もの免疫細胞がいるだろうが、基本的にはがん細胞のほうが圧倒的に多い。また、それぞれのがん細胞は、遺伝子変異をそれぞれの組み合わせで抱えている。ユアンのつぎなる大きな目標は、腫瘍内のどんな生息地にどんながん細胞がいるかを調べ、そのがん細胞の種ごとに、遺伝的特性、物理的特性、行動特性について知り得た情報を重ねて地図化することだ。配列決定ラボから出てくる大量のＤＮＡデータを、がん内部の生態系と結びつけるのはとてつもなく複雑な課題だが、人工知能と機械学習法の進歩が援軍となってくれそうだ。

顕微鏡下で見える多様性はその下に横たわる遺伝子多様性を反映したものであるべきだ、という考えは正しいが、がん細胞とその生態系をマッチングさせるのは大変な作業だ。ＤＮＡ、タンパク質、細胞の性質、遺伝子活性パターンを高解像度で空間解析しなければならない。同時に、すべての情報をかみ砕いて組み立て直すプログラムも要る。データを集めるだけでも、すりつぶした腫瘍サンプルをただＤＮＡシーケンサーに突っこむだけの作業よりはるかに時間と労力がいる。塩基の文字列ではなく画像ファイルのデータともなれば、膨大な計算能力と保存容量も必要になる。だが、がんを理解し治療法を考えるのに、画像ファイルの情報は文字列の情報などよりずっと役に立つだろう。

ユアンの研究チームは現在、開発したアルゴリズムを医者の臨床ツールとして使えるよう落としこむ方法を考えている。めざしているのは、腫瘍とその中にいる細胞種の景色を視覚化して、そこから医者が最善の治療法を選べるようなものだ。周辺分野での技術革新も進んでいる。腫瘍の切片に含まれるがん細胞一つひとつの遺伝子活性パターンを解析する技術や、がん細胞ゲノムを一日で配列決定することさえ可能になりそうな技術にもイノベーションが生まれつつある。コンピュータ・ビジョンと呼ばれる自動画像解析技術にも期待ができる。たとえばニューヨーク大学の研究者らは近ごろ、グーグルの既成の画像解析アルゴリズムを改変し、顕微鏡画像を見るだけで肺がん細胞の集団に生じている変異を推測できるようにした。これで一〇〇パーセント正確な結果を出せるわけではないが、将来につながる第一歩というところだろう。

もう一つ、ぜひとも覚えておいてもらいたいことがある。DNA配列決定と画像解析に使われている腫瘍サンプルは、死んだ生物のスナップ写真でしかない。環境の変化に応じて刻一刻と進化、適応をしている腫瘍にとって、それは遺伝子の化石記録のようなものだ。したがって、採取した二、三のサンプルから腫瘍の分子的複雑さを再現しようと試みるのは、ヒラコテリウムがウマに進化するまでの遺伝子の変化を、途中をすっとばして、博物館にあるヒラコテリウムの化石標本と現生ウマの骨格標本だけで推測しようと試みるようなものだ。

がんの進化を進行形でとらえるためには、発生初期から致命的な転移にいたる各段階で採取したサンプルを調べる必要がある。それができて初めて、正常細胞が不良細胞に、そして腫瘍になる道のりで何が起きているのかを理解できる。一部の果敢な細胞が血流にのって新たな土地に引っ越し、転移がんを築くまでの道のりをたどることも、治療に反応して腫瘍が小さくなったり再発したりするときのようすを見ることもできる。

がん研究に残されている最後のフロンティアは、スペースではなく時間へと移っている。

環境が病気をつくり、病気が環境をつくる

さて、ここまで私たちは、がん細胞をその環境中における受け身のプレイヤー、つまり周囲が変化するのに合わせて適応したり反応したりする存在だとみなしてきた。だが、それは全体像の半分でしかない。環境が生物を形づくるだけでなく、生物のほうも環境を形づくっている。

生物が環境を変える事例はどこにでも転がっている。ビーバーがダムを建設したり、ウサギがトンネルを掘ったりするのはもちろんのこと、ヒトは動きまわるたびに生態系に足跡をつけている。ヒトが生きて

いくために住まいを建て、火を使い、農業をし、環境を壊してきたように、がん細胞も環境を壊す。正常細胞に合っていた秩序正しい世界を、がん細胞自身が気ままに乱暴に生きられるような『マッドマックス』風の世界に変える。

インイン・ユアンが私に見せてくれた腫瘍内部の景色は緑豊かな熱帯雨林のイメージだったが、実際にはそんなに気持ちのいいものではない。がん細胞はあらゆる酸素と栄養を吸いつくし、その排せつ物で環境を汚しまくる。ご近所にはぜったい引っ越してきてほしくないような住人だ。正常細胞は、糖の一種であるグルコースと酸素を燃やして（好気性呼吸という）エネルギーを得て、副産物として水と二酸化炭素を出す。急速に増えるがん細胞は、無秩序に血管をつくるせいで（一九八ページ参照）周囲が低酸素になるため、代謝経路を「解糖系」という別のシステムに切り替えることがある。これは酸素のない太古の海に暮らしていた細菌が進化させたのと同じ代謝経路で、正常細胞より一〇〇倍も速くグルコースを燃やす。そして排せつ物を乳酸としてまき散らすので、健全だった周囲の環境を有毒な荒れ地に変える。

解糖系への切り替えは、ワールブルク効果として知られている。ドイツ人生物学者オットー・ワールブルクは一九二〇年代に、がん細胞が無酸素状態でもおかまいなしに糖を燃やしているのを発見した。彼はこのとき、がんが代謝の切り替えと酸性化をもたらすのではなく、代謝の切り替えと酸性化のせいでがんが生じるのだと考え、熱心に訴えた。ワールブルクはエネルギー生産の研究により一九三一年にノーベル賞を受賞したが、少々傲慢なところがあり、発がん物質や遺伝子、発がんウイルスの研究は時間の無駄だと言ってはばからなかった。その後、がんが遺伝子変異の蓄積によって生じると判明し、改変された代謝が変異を生じさせるメカニズムが解明されなかったことから、彼の考えはきっぱりと否定された。

インターネット上では、陰謀論志向のウェブサイトやユーチューブが、ワールブルクを「当局が市民に知らせたくない真実」を語った有名人としてもちあげているが、彼が主張したような、代謝経路の変更が細胞の悪性化につながることを示す証拠はまだ出てきていない。ただし、「ストレスの多い環境に、正常細胞より少しばかり適応しやすい細胞が出てくれば、その細胞は栄えるだろう」という環境適応発がん説（一二〇ページ参照）の考え方に立てば、強酸性で低酸素の環境が強い進化圧になるだろうことは想像がつく。ごく小さな細胞集団が暮らす環境に、一時的な酸素不足か何かのせいでたまたま解糖系への切り替えと酸性化が生じた場合、その環境を生き延びるのに有利な変異が現れても不思議はない。

このような有毒環境のことを考えるとき忘れてならないのは、腫瘍はがん細胞だけでできているのではないということだ。腫瘍には、がん以外の多種多様な細胞と、まとめてストロマ（間質）と呼ばれる物質が含まれている。一連の免疫細胞、すき間を埋める繊維芽細胞、血管などはすべて、細胞外マトリックス（分子接着剤）でまとめられ、生化学シグナル物質の液につかっている。典型的なすい臓の腫瘍であれば、がん細胞はせいぜい一〇パーセントで、残りはがん細胞を助けるか、がん細胞と戦うかをしている正常細胞だ。がん細胞が生き延びるには、このような敵味方を含めた隣人たちの協力が欠かせないのは明らかだが、実際にどのようにして彼らの協力を引き出しているのかについては不明だ。

カギは、がん細胞が通常の生体反応プロセスを自分のニーズに合わせて改造できることにあるのかもしれない。たとえば、健全な組織はがん細胞の存在を知ったとき、怪我に対処するときと同じように免疫部隊を送りこんで侵略者を追い出し、炎症を引き起こす。炎症には治癒をうながす作用と、傷んだ組織を繊維芽細胞で縫い合わせる効果がある。じつはがん細胞も、このよくできた治癒プロセスを自分の成長のために操っているらしいことが最近わかってきた。

どう操っているかを示す手がかりの一つは、ケンブリッジ大学の生物学者ジェラルド・エヴァンの研究チームから出ている。エヴァンは数十年間、いろいろなタイプの腫瘍で過剰に活動するがんドライバー遺伝子*MYC*を調べてきた。通常の場合、*MYC*は傷の治癒と組織の再生に必要な一連の生化学プロセスを立ち上げる仕事をし、その仕事が終わればスイッチをオフにする。だが、肺の前がん細胞の*MYC*をノンストップで活性化させると、正常な治癒プロセスがただの反復マシンとなってしまい、おとなしいはずの前がん細胞をどんどん増殖させ、やがて攻撃的ながん細胞に変えてしまうことがわかったのだ。

炎症が均整のとれた細胞社会を乱すことを思えば、このような異常な治癒プロセス（組織の損傷や炎症を含めて）の引き金をひいたり強さを増したりする作用は何であれ、がんの成長に手を貸すものと考えていいだろう。逆に、炎症をコントロールし、傷の治癒プロセスをだらだら長引かせずにきちんと終わらせる方法を見つければ、がん治療に一歩近づくのではないだろうか。

新しい血管をつくる

がんが通常の生命プロセスを乗っ取って自分の都合に合わせるように改変するという考えは、がんが新しい血管をつくるという事実につながる。医学の黎明《れいめい》期のころから、医者たちは腫瘍に独自の血液供給ルートがあることに気づいていた。そもそも、がん（cancer）の語源は紀元前五世紀、ヒポクラテスがカニを意味するギリシア語（karkinos）を使ったのが始まりとされている。その理由は、腫瘍がカニの脚のように無秩序に血管を広げているからだとも、がんが体にカニのハサミのように食いこむようすを思わせるからだとも言われている。[*1]

新しい血管を育てること（血管形成）は、反逆細胞の小集団が本格的な腫瘍になるまでの道のりで欠かせないプロセスだ。酸素と栄養が細胞に浸透していく作用は有限で、細胞二〇〇個分ほどが限界となる。

そこから先は、どんなに細胞増殖しても酸素と栄養が届かない。がんが大きくなるためには血液供給ルートを自前で用意しなければならない。そしてもちろん、つくった血管は転移するときの「道」になる。原発腫瘍から逃げ出したがん細胞は、血流にのって別の場所をめざす。

がんの中にある血管は、健康な組織にきれいに配されている血管とは違い、ぐちゃぐちゃだ。飢えて窒息しかけている細胞の悲痛な求めに応じるように、あっちに伸びたりこっちに伸びたりと腫瘍内を蛇行している。一九七一年、ボストンで働いていた若い外科医、ジュダ・フォークマンはがん細胞をラットの皮膚に注入した。すると、そのがん細胞は新しい血管の成長を促す水溶性物質を産生した。彼はその物質を腫瘍血管形成因子と呼び、医学研究界隈に向けて、この因子を阻害する薬を開発して血液供給を断てば腫瘍が大きくなるのを止められるのではないか、と提案した。

彼のアイデアは当初、受け入れられなかった。みな、腫瘍は既存の血管を使って成長するものと思っていたからだ。フォークマンの主張が認められたのは一〇年以上もあとだった。がん細胞によって産生され、近くにある血管の芽から新しい管をつくる物質が多数見つかったからだ。

そうした物質の一つ、血管内皮増殖因子（VEGF）を標的に、がんの血液供給を断つための研究が始まった。最前線にいたのはカリフォルニアのバイオ企業、ジェネンテック社だ。同社は一九九〇年代のほとんどの期間を、初のVEGF阻害薬アバスチン（一般名ベバシズマブ）の開発に費やした。世界が待ち望んでいた突破口がこれで開けそうだという期待が高まり、DNA構造を発見したジェイムズ・ワトソンまでが「二年後にがんは治る病気になる」と言ってフォークマンの発見を称賛した。

フォークマン自身はもっとずっと慎重な姿勢で、この物質は動物で試したにすぎず、ヒトの試験もまだだと言って牽制《けんせい》した。[*2] 結局、アバスチンはがんを治療するという目的に対してはあまりいい成績を残せなかった。だが、黄斑変性《おうはん》（眼の奥で新しい血管が育つことでゆっくり失明する病態）の治療のほうで生かされている。

アバスチンが期待に応えることができなかった理由の説明は、この薬ががん治療薬として認可される五年前の一九九九年にすでに出ていた。アイオワ大学解剖学部の奥まった研究室で、生物学者のメアリー・ヘンドリックスのグループは、高性能の顕微鏡を使ってメラノーマの内部構造を調べているとき、血液のつまった管《くだ》ががん細胞のあいだを縫うように走っているのに気づいた。当時の血管形成の教義によれば、こうした無秩序な「配管工事」は近くにある血管から伸びたものだとされていたが、ヘンドリックスが見た毛細血管は、メラノーマ内部にあるがん細胞が血管に形を変えてできたものだった。彼はこの現象を「血管擬態」と表現した。血液を向こうからこちらに届けさせるよう信号を出すのではなく、がん細胞が自ら血管になって向こうまで取りに行くという考え方は、議論を呼ぶ以前に、あまりに斬新すぎた。血管形成を妨げる薬が臨床試験で失敗をくり返していたにもかかわらず、ヘンドリックスの説に耳を傾ける者はほとんどいなかった。

＊1　（一九七ページ）語源についての仮説はもう一つある。イタリア系イギリス人の医者ルイス・サンボンが一九二〇年代に唱えた説で、サクリナという寄生虫のせいではないかというのだ。サクリナはふだんは自由に泳いでいるフジツボのような生き物だが、カニの腹に寄生して腫瘍のような固まりをつくることがある。古代ギリシア人は甲殻類を好んで食したというので、ヒポクラテスは食卓で、あるいは絵画や宝飾品でこれを見て、人間にできる腫瘍を連想したのではないか、とサンボンは考えた。
＊2　フォークマンは続けて「あなたががんになったとして、あなたがマウスなら、いい治療を受けられるだろう」と言った。この言葉はいまでも正しい。

ヘンドリックスと彼女の考えを支持した少数派は、血管擬態が事実であることを示す論文を毎年のように発表し、考慮に値すると訴え続けた。転機は二〇一五年にやってきた。この年、キャンサー・リサーチ・UKのケンブリッジ研究所に所属する分子生物学者のグレッグ・ハノンが『ネイチャー』誌に同じ趣旨の実験結果を発表したことで、この考え方が注目されるようになった。ハノンの研究チームは、マウスに移植した乳がん細胞が血管となり、マウスの主要な血管につながって、そのルートを通じてマウスの全身にがんを広げたことを発見した。

がんがあらかじめ生命に備わっているプログラムに侵入し、自分のための血液供給ルートをつくるというのは、じつはそれほど予想外なことではなかった。ヒトの成人の細胞には、発生中の胚で血液網をつくるのに使われているのと同じ遺伝子がすべて存在している。スイッチがオフになっているだけで、使おうと思えば使えるのだ。さらに重要なことに、腫瘍の中にいる細胞に特定の仕事をさせることが可能なのは、そこがまだ完全なカオスになっていないことを意味している。腫瘍は反逆者や裏切者が品行方正な細胞を圧倒する荒れた社会ではあるが、それでも細胞社会であり、一定の統制力が働いている。

腫瘍内でがん細胞の集団どうしが協力している例も報告されている。近くにいる別のがん細胞集団が生き延びられるような物質を、互いに産生し合っているのだ。無法者たちが協力し合うというのは奇妙な感じがするものの、進化の観点で見ればそれほど不思議ではない。生命史において多細胞生物の出現は何度かあった。それは、自分本位だった単細胞たちがチームを組んで、それぞれが特化した役割を果たすようになったときに起こっている。同じことが、がんという小宇宙でもくり返されているのだろう。

がん細胞は新天地をめざす

遠い遠い昔に、ごくごく少数のサルが、信じられないような航海をした。実際にどんな状況だったかまでは知りようがないので、まずはこの物語のヒロインのプロフィールを想像してみよう。彼女は妊娠していた。アフリカ西海岸の河口で、小枝と葉を寄せ集めてつくったマットの上でくつろいでいたところ、いきなり嵐がやってきて、気がつけば大西洋に流されていた。彼女がのっていたマット改めいかだは、速い海流と風に押されて流され、はるかかなたの見知らぬ海岸に打ち上げられた。疲労と空腹でもうろうとしながらも、彼女は生きていた。お腹にいるのはどうやら双子だった。そこから三六〇〇万年後に早送りする。アメリカ大陸に自生する一〇〇種のサルはすべて、彼女の子孫だ。

そんなはずないと思うかもしれないが、遺伝子解析で新世界ザルのすべての種の類縁関係を調べたところ、少なくともこれに似たストーリーが実際にあったことが示された。この物語と同じく創始者は双子を妊娠していた雌ザルで、草木でできたいかだのようなもので漂着したのかもしれない。あるいは小さな家族集団が、現在は消えてしまった列島をたどって大西洋を横断したのかもしれない。詳細はどうあれ、この出来事は一度しか起こらなかった。いや、一度で十分だった。

もう一つ、信じられないような話をしよう。侵襲性の腫瘍一グラムには一〇億個ものがん細胞がいて、その多くはだらだらと血液中に流れ出ている。そんな話を聞くと、がん患者全員に二次性のがんが起こりそうな気がして背筋が寒くなるかもしれないが、そうなる確率はあなたが思うよりずっと低い。ともあれ、がん患者の血液小さじ一杯に含まれるがん細胞の数はふつう五〇個未満で、全身の血液五リットル中には数万個のがん細胞が流れている。

ほとんどが旅の途中で死ぬとはいえ、毎日数百万個、一年なら数十億個のがん細胞が旅立っているのである。重ねて言うが、患者に出現する二次性の腫瘍はわずかで、一個のがん細胞が転移反応を起こす確率は一〇億分の一でしかない。がんが全身に広がることは数学的にはありそうにない。しかし、一〇億分の一というありそうにない確率でもどこかの時点で「当たる」ことはある、というのが生物学的な現実だ。

もし、がんが一か所にとどまっているなら話は簡単だ。ほぼすべての固形がんは、外科医のナイフで完治できるだろう。不治の病となるのは、ほかでもない、転移のせいだ。転移とは、原発腫瘍から逃げ出した細胞が身体の高速道路や脇道をとおって、新しい場所に二次性腫瘍のタネをまくことをいう。最初に起こるのは「浸潤」だ。これは、がん細胞が組織や臓器を包んでいる膜のバリアを突破したときのことを言う。膜の外は自由の世界で、血流にのって循環してもいいし、リンパ系（免疫細胞のための高速道路となるリンパ管とリンパ節のネットワーク）に入りこんでもいい。この最初の浸潤が起こる前に腫瘍を摘出できれば、ほぼ確実に完治する。だが、膜のバリアが破られたあとだと、腫瘍のサイズが一般的な検査で見つかる程度に大きくなったころには、すでにがん細胞が体の中を動き回っている。

がんの外科手術は、一九世紀末までには麻酔と殺菌剤のおかげでなんとかできるようにはなっていたものの、まだまだ危険なものだった。最もやりやすかったのは、乳がんの手術だった。生命維持にかかわる臓器に深く埋もれている腫瘍と違い、乳房の腫瘍は外から届きやすく、また、取ってしまってもかまわない部位だったからだ。実際、一部の乳がん患者は外科医のナイフだけで治った。だが、それ以外の多くの乳がん患者は骨、肺、肝臓、脳に出現した二次性腫瘍のために死亡した。これは最初の腫瘍から逃げ出したがん細胞のせいに違いない、と確信したアメリカの外科医ウィリアム・ハルステッドは、過激で急進的な乳房切除術を考案した。乳房といっしょに、胸筋と、わきの下のリンパ節まで取りのぞいてしまうという手術法だ。

ハルステッドは殺菌剤と麻酔剤を正しく使ったので、患者を感染症で死なせることも、術中にむごい苦痛を与えることもなかった（ときには意図せず患者をコカインやモルヒネの依存症にしてしまったこともあったが）。だが、これほど広範囲に摘出手術をしたところで、がんの生存率に変化は見られなかった。あいかわらず、一部の患者は治るものの、ほかの患者は二次性腫瘍で亡くなった。

これをふまえた二〇世紀初期の外科医の答えは、もっと過激だった。単純に、切除する範囲を広げたのである。筋肉をさらに深く切りとられるどころか、肩や腕の一部を切断される女性までいたほどだった。肉体的にも精神的にも多大なダメージを与えたこの方法は一九五〇年代まで続けられたが、それでも生存率は上がらなかった。

どう考えても、こんな無益で残酷な切断術を続けていいはずがなかった。ヨーロッパとアメリカの外科医の小集団が立ち上がり、乳房の主要部分だけ切除しても広範囲に切除しても二次性のがんが進行する確率が変わらないことを示すデータを集めた。もはや疑う余地はなかった。手術を考えるほど乳がんが育っていた時点で、二次性がんのタネはすでにまかれているということだ。運よくそれが育たない人もいれば、そうでない人もいる。いずれにせよ、女性の体を切り刻むことは何の解決策にもならない。

ハルステッドがアメリカで転移を止めようと女性を切り刻んでいるころ、イギリスの外科医スティーヴン・パジェットは、そもそもなぜ転移が起こるのかと考えていた。パジェットは、転移性の乳がんで死亡した七〇〇名以上の女性を検死解剖した記録を詳しく調べ、がんが転移しやすい臓器とまったく転移しない臓器があることに気がついた。がん細胞はなぜ、二番目の居住地として骨や肺を選び、脾臓《ひぞう》を避けるのか？　また、当時考えられていたように、もし二次性腫瘍の出現が、小さな血管で詰まりを起こしたがん細胞の固まりの結果であるとするなら、なぜ肝臓が標的となり、腎臓はそうならないのか？　腎臓は毎日、何ガロンもの血液を濾過《ろか》するという汚れ仕事を請け負っているというのに。がんの種類が違うと、転移する臓器の好みが違うのはなぜなのか？　パジェットは自身の観察を、「タネ」と「土」のアナロジーを使って説明した。「植物はタネをあらゆる方角に向けて運ばせる。そのタネが発芽し育つかどうかは、適した土の上に落ちるかどうかで決まる」

一世紀以上が過ぎ、パジェットのたとえ話は遺伝子レベルでさらに詳しく理解できるようになった。がん細胞の変異は地図化され、転移する遺伝子としない遺伝子の違いが明らかになり、最初にできたがんと離れたところに転移したがんの系図をたどることが可能になった。その結果、二次性の転移がんには、たった一個の細胞、もしくは同一遺伝子の細胞数個から育つこともあれば（大西洋を渡って新世界ザルの創始者になった雌ザルの話に似ている）、複数の細胞集団がいっしょに育つこともあるとわかった。二次性のがんのタネとなる漂着細胞は、かならずしも大きな原発腫瘍から逃げ出した細胞とはかぎらないことも判明した。肝臓または脳に転移した大腸がんの患者二三人から集めた一〇〇個以上のサンプルを調べた研究によれば、およそ八割の確率で、最初の大腸がんがまだピンの頭ほどのサイズでしかなかった時点で、すでに転移のタネがまかれていたことが示されたという。

ときに、がん細胞は二回引っ越しをすることがある。二次性腫瘍を抜け出して、三番目の場所で育ち始めるのだ。さらには、原発腫瘍を出発して全身を旅し、また元の巣に戻ってくることさえある。この「帰巣」能力を治療に使おうというアイデアがある。血管を漂流しているがん細胞をつかまえて、遺伝子組み換えで自爆装置を搭載させ、巣に戻ったとき仲間もろとも全滅させる、という方法が現在研究されている。

一方、タネが落ちるのに適した土がどういうものかについては、解明がほとんど進んでいない。なぜ、特定のがんが骨に転移しやすく、別のがんが脳や肝臓や肺に転移しやすいのか。この疑問はいまもって、がん医療の分野で最大の謎ではあるのだが、少しずつわかってきたこともある。

たとえば、がん細胞はすぐそばの健全な組織を不良化させるだけでなく、正常な血液幹細胞を洗脳して、前もって新居の候補地に送りこむということをする。洗脳された血液幹細胞の集団は骨や臓器の片隅や割れ目で待機し、原発腫瘍の司令官から（血流に放出された化学物質という形で）指示を受けとり、そばを通る回遊がん細胞に向けて居心地のいい新居を用意する。しかし、そうやって迎え入れられた移住者が新しい場所で繁栄できるかどうかは保証のかぎりではない。

最近知られるようになったことだが、たいていのがん患者の体内には、微小な転移がん細胞がたくさん隠れている。が、そのほとんどは二次性の腫瘍に育つことはない。細胞社会の原理はここでも働いている。統制のとれた健全な組織は、不健全ながん細胞を抑えつけておくことができるのだ。逆に言うと、炎症を起こしたりダメージを受けたり老化したりした組織は、放浪しているがん細胞を引きつける、あるいは休眠していた小さな腫瘍を目覚めさせて再成長させる。

どうしてこのようなことが起こるのかについて、二〇一八年末に興味深い報告が発表された。ニューヨークのコールド・スプリング・ハーバー研究所に拠点をおく研究チームは、マウスをヒトの腫瘍モデルとして使い、同一の乳がん細胞をマウスの肺（乳がんが転移しやすい場所）にばらまき、そのどれかから二次性腫瘍が育つかどうかを調べようと観察を続けた。八か月たっても何も起こらなかった。がん細胞は依然として肺にあったが、活動を止めた状態で休眠していた。

研究者らはつぎに、マウスにバクテリア溶液を与え、肺感染症にかかったときと似た状態にさせた。がん細胞はすぐさま育ち、新しい腫瘍をつくった。マウスをタバコの煙にさらしたときも、まったく同じことが起こった。とはいえ、バクテリア溶液やタバコの煙はがん細胞に直接働きかけたわけではなかった。かわりに好中球《こうちゅうきゅう》という炎症を生じさせる免疫細胞を活性化させていた。好中球はＤＮＡとタンパク質でできた「網」を投げ、その網にひっかかった休眠がん細胞が目覚め、猛然と増殖を始めたというわけである。

そのころ、炎症の引き金をひく分子シグナルの一つを阻害する薬が、すでに心血管疾患の大規模臨床試験でテストされていた。この薬は、心臓発作や脳卒中のもとになる動脈の炎症や詰まりをやわらげるのではないかと期待されていたものだ。試験をしてみると、期待どおりこの薬は心臓病で死亡するリスクを下げたが、予想外なことに、肺がんの発生率まで大幅に下げた。タバコを吸っている被験者でさえ肺がんリスクが下がっていた。一方、別の研究は、糖質コルチコイドというよくあるステロイドの抗炎症薬が乳がんの転移を促すようだという結果を出している。このところ抗炎症薬に関心が集まっているが、このような相反する研究結果を見るかぎり、放浪するがん細胞がどのようにして転移性の腫瘍になるのか、それを止めるにはどうすればいいのか、まだまだ不明なことだらけなのを痛感する。

そもそも、がん細胞はなぜ放浪を始めるのだろう？　単なる偶然と見ることもできる。腫瘍の端にいる結合のゆるい細胞が、流れの速い血流にさらわれているだけだ、と。だが、毎日、何百万個もの細胞が腫瘍から旅立っていることを思えば、おそらく能動的に移住しようとしているのだろう。

生態学者の視点で見れば、がんの旅立ちは完璧に理にかなっている。ヒトもそうだが、動物というものはおしなべて、居住地の状況が悪くなれば食料とスペースを求めて移住するものだ。自身と子孫がよりよく暮らせる場所を、それこそ命がけで探す。気候変動や治安の悪化にともない、やむなく立ち退くこともあるだろう。ぎゅう詰めで有毒な腫瘍環境では、最もタフで適応度の高い細胞しか生き残れない。残りの多数は死滅するだろうが、食料と酸素が少なくなってきたり免疫細胞がやってきたりした時点で、このままここで死ぬより外に出て行ってみようかと決断するがん細胞もいるだろう。

もちろん、細胞はそんなふうに「考える」ことをしないので、実際に能動的に移住することを「選ぶ」

わけではない。単に、生物としての原理原則に突き動かされているだけだ。細胞は周囲にある物質、たとえば糖や酸素、アミノ酸などの濃度を感知し、自分に必要なものがより多くある場所に向かって動く性質がある。なお、「糖質制限でがんを飢えさせよう」というダイエット法が無意味などころか有害なのはこのためだ。人体はあらゆるものから必要な糖を引き出せるよう進化してきたので、がんを飢えさせようとすればするほど、がんは食料を求めて移住しようとし、全身に広がりやすくなる。消化しやすい糖の摂取を減らすようにと患者に指導することは、身体ががんと戦うのに必要なエネルギーを奪うことにもつながってしまう。

生物学ひと筋の私にとっては少々不本意ではあるが、がんの転移を理解するには物理学が役に立つ。生物という構造物の物理的な性質まで調べられるほど技術が進歩したおかげで、がん細胞が成長し拡散する能力を、物理学的に測ることができるようになったからだ。

意外にも、がん細胞は正常細胞よりソフトで変形しやすいことが明らかになった。通常、腫瘍が見つかるときというのは、やわらかい正常組織の中に「固いしこり」ができたときなので、この発見には私も驚かされた。からくりは、腫瘍ストロマにおける線維芽細胞の充塡《じゅうてん》物質と粘性のある細胞外マトリックスにあった。これらが、本来やわらかいがん細胞がスムーズに移動できるようにと堅固な足場を提供していたのだ。海岸をランニングするとき、乾いた砂の上より濡れた砂の上のほうが走りやすいのと同じだ。

何が転移を駆り立てるのかについては、塩基配列エラーと分子シグナルにばかり目が向けられているが、その答えは案外、がん細胞の形状にあるのかもしれない。混雑したパブに出かけて、やっとのことでカウンターにたどりつき、ビールを注文できたとする。さて、両手にビールグラスをもち、友人のいる場所に戻ろうとするとき、あなたは無意識のうちに体を横向きにして進もうとするだろう。ヒトの体は通常、横幅よりも前後の厚みのほうが少ないから、人ごみの中では横に進むほうがラクなのだ。ドイツのライプチヒ大学の物理学者、ヨゼフ・カースによれば、がん細胞もまったく同じことをしているという。カースのチームは、ストロマの頑丈な構造内で育っているがん細胞のサイズを精密測定し、その形状が細長くぺちゃんこであることを見出した。がん細胞はこの形状のおかげで、混雑した腫瘍環境をうまくすり抜けているのだ。

私は、カースがロンドンで研究発表する場に出かけたことがある。ビデオには、ストロマに細胞がぎっしり詰まっている状態を模して、トレイに六方晶《ろっぽうしょう》の形をしたプラスチック製ブロックが並べられていた。そのトレイを揺らしたとき、すべてのブロックが同じ形状だと、「細胞」はトレイの動きに合わせて少し揺れるものの位置関係は変わらない。だが、ぺちゃんこのがん細胞を模した細長いブロックを二、三個混ぜると、位置関係そのものが変わりはじめる。最終的に、細長い細胞は定型ブロックのあいだを自由に進み、外に出た。カースは、この流体運動を封じる方法を見つければ、がん細胞はその場でとどまり転移しないだろうと主張した。かなり奇抜なアイデアだが、一考の余地はありそうだ。

還元論から全体論へと視野を広げる

もっともっと視野を広げてみよう。私は近ごろ、がんは身体の一区画に囲われたようにあるものではなく、身体全部と切れ目なくつながっているものだと考えるようになってきた。詩人ジョン・ダンの有名な詩に、「人はそれぞれ孤立した島ではない……大きなものの一部である」というのがある。私はこれを、がんはそれぞれ孤立した島ではない、大陸と相互に結びついた、切り離すことのできない存在である、と詠《よ》み替えたい。

まずはホルモンの話からしよう。がん細胞は私たちの体内でつくられるホルモンの作用をつねに受けており、がん細胞自身もホルモンをつくり出す。よく知られているように、乳がんと前立腺がんの多くはエストロゲンとテストステロンの影響を受ける。ホルモンが関係するがんはほかにもある。肥満者に特定のがんのリスクが高いのは、体がエネルギーをどう使い、脂肪をどう貯めるかを調整しているインスリン様成長因子というホルモンが関係しているからだとされている。

インスリン様成長因子のうち、とくに注目を集めているのがＩＧＦ－１だ。エクアドル南部にあるロハという県には、身長一メートルほどの背の低い人ばかりが住んでいる。体は小さくても、彼らはみな長寿で、がんや糖尿病その他の病気とは無縁だ。この遺伝性の低身長症は、原因となる遺伝子変異を発見したイスラエルの医師、ズヴィ・ラロンにちなんでラロン症候群と呼ばれている。この遺伝子に変異があると、ＩＧＦ－１をつくり出すことができない。想像に難くないが、ラロン症候群でなくても長寿と健康の恩恵を受けられるかもしれないという期待のもとに、ＩＧＦ－１の産生量を下げるという実験的な低カロリー食事法には大きな関心が寄せられている。

長寿のための食事制限というアイデアが最初に登場したのは、一六世紀ヴェネチアのアルヴィーゼ・コルナーロの著書『自制生活のすすめ――長寿の美徳』（*Writings on the Sober Life: The Art and Grace of Living Long*）だった。寿命を一〇〇歳以上に延ばすには、一日の食事を三五〇グラム（およそ一〇〇〇キロカロリー）に抑えるといい。卵と肉、鶏肉、魚を入れたスープとパン、そして半リットル以下のワインがそれに相当する、とコルナーロは書いた。

コルナーロの関心事はむしろ禁欲や節制のほうにあったようだが、いま振り返ると彼の主張にはそれなりの正しさがあった。現代の科学的研究によれば、カロリー制限をすれば健康寿命が延びるという。健康寿命とは、単に死ぬまでの寿命ではなく、適切な健康状態とバイタリティを維持できる年齢をいう。いまのところ寿命については確証はないが、カロリー制限をすると体内環境を良好に保てるというのは正しいようだ。もちろん、食べる量を減らせば逆に体内環境を悪くする可能性もある。組織の修復と維持をするのに十分な栄養が行き届かなくなるからだ。食事制限をやりすぎれば、細胞活動やエネルギー量が減り、精神的エネルギーが落ち、がんと闘うべき免疫反応も鈍くなるだろう。よく言われるジョークのように、ダイエットすればかならず長生きできるわけではないが、長生きできそうな気分にはなる。

また、まとめてマイクロバイオームと呼ばれる体の内外にすむ無数の微生物が果たす役割も無視できない。マイクロバイオームはかつて、がん研究に関係することなどほとんどないと思われていたが、最近は熱い視線を浴びている。いまでは、化学療法や免疫療法への反応が患者ごとに違うのは、腸内細菌の違いのためであることが判明している。幼少期に適切な細菌にさらされていれば、白血病の発症を抑えられることも見出された。ある種の細菌が肝臓や腸における腫瘍の成長の一因となっていることや、特定の真菌感染症がすい臓がんの発症を促す一因となっていることも先ごろ発表された。何より直接的なこととして、腸内細菌は、栄養をどこに（健康な組織または腫瘍に）どれだけ届けるかを決めたり、発がん物質をつくり出したり、免疫反応を操ったりすることができる。こうした作用はどれも、がんの発症や進行、治療に影響する。

体内時計とがんの関係についても、現在さかんに研究が進められている。体のあらゆるパーツは、脳にある神経細胞を通じて二四時間サイクルで互いに同期しながら動いている。この体内時計は私たちに、いつ警戒心や眠気、食欲を感じさせるかを決めているだけでなく、それぞれの細胞に、一日のうちどの時間帯に増殖や修復をするのがベストかを指示している。そうであるなら、体内時計の乱れががんリスクに関係しないはずがない。

二〇〇七年、国際がん研究機関（ＩＡＲＣ）は、シフト制の労働形態を「発がん因子となる可能性が高い」と発表した。シフト制労働とがんの関連は、新しい研究が発表されるたびに賛否両論が入り乱れている。体内時計に合わせて治療をする「時間療法」という考え方も生まれた。たとえば、がん細胞が自身の修復をしない時間帯に狙いを定めて、薬を投与したり放射線療法をしたりする、という考え方である。

人体の健康を全体論的（ホリスティック）に見るという考え方は、これまでさんざん代替療法士や健康教祖に乱用されたがゆえに、疑似科学の代名詞のようになってしまったが、いまいちど科学の側に呼び戻してもいいのではないかと私は思っている。がんの研究はあまりに還元論的になりすぎて、一個一個の細胞の遺伝子とゲノムを詳細に調べることが目的化してしまった。しかし、森の中を駆ける一匹のマウスのゲノムをどれだけ正確に解析しても、マウスの種全体としてのふるまいはわからない。時間とともにどう変わるのかや、マウスとそれ以外の生物種が森の中でどうかかわりあっているのかもわからない。「変異」「ドライバー」「標的」といったものをスポット的に探すのではなく、がんという森に暮らすさまざまな細胞種について、それらの生息地の環境と進化経路について、もっと全体論的にとらえるべきときが来たのではないだろうか。

一歩引いて、がんを眺める姿勢を身につけよう。がんは、身体という広い世界の中でつねに進化し続ける複雑な生態系、適応と生き残りを求めてあらゆる種類の多様化とイノベーションを繰り出す力をもつ生態系だと理解しよう。さて、そんながんの仲間には、想像もつかないほどけったいないやつらがいる。

第8章　世にもけったいながんの話

クリスティン・スワンソンは、アリゾナ州フェニックスのメイヨー・クリニックの神経外科の教授だが、数学者としての教育を受けたという異例の経歴をもつ。彼女は、外科の同僚がメスをふるうのと同じスキルと正確さで、数式を華麗に操る。一五年がかりで脳腫瘍患者三〇〇〇名のＭＲＩ画像から画素単位でデータを拾い、データベース化した。患者個人のがんがどう育つかを予測し、最善の治療を選ぶための数学モデルをつくるのが狙いだ。

スワンソンはデータと格闘するうち、奇妙なことに気づいた。男性患者の腫瘍は化学療法や放射線療法を受けても育ち続けるのに対し、女性患者の腫瘍は治療にうまく反応して育たなくなる。この傾向はどんな患者にも一〇〇パーセントあてはまるわけではないが、性差があるのは明らかだった。彼女はその理由を知りたくなった。

まず、男女には生物として根本的な違いがある。いちばんわかりやすいのは解剖学的な違いだ。子宮頸がんになるのはあなたに子宮頸部があるからで、それがなければこのがんにはならない。卵巣も子宮も精巣も前立腺も同じだ。[*1] がんの発症率にも性差があり、全般的に男性のほうががんになりやすい。生活習慣が違うという面もあるかもしれないが（たとえば男性のほうが喫煙と飲酒の習慣をもつ人が多い）、それだけでは十分な説明にならない。

ホルモンの影響は確実にあるだろう。ホルモンの分泌量は男女で違うし、時期による変動もある。性染色体の影響もあるだろう。女性のX染色体は二つだが、男性はX染色体が一つとY染色体が一つだ。Y染色体の遺伝子の数は、X染色体の遺伝子の一〇分の一しかない。Y染色体はサイズ的にもX染色体の三分の一ほどしかなく、細胞分裂のとき偶然に欠損することが多い。この欠損は高齢男性の、とりわけ喫煙者の血液細胞でよく起こることが知られており、さまざまな種類のがんリスクを高める要因とされている。

統計によれば、最も悪性の脳腫瘍である膠芽腫《こうがしゅ》は、女性より男性のほうが発症しやすい。また、女性は男性と同じがんになっても、男性より長期生存率が高く、治療が効きやすい。これは遺伝子のせいだろうか？ ホルモンのせい？ それとも別の要因のせい？

スワンソンは、ミズーリ州セントルイスにあるワシントン大学医科大学の小児神経学者ジョシュア・ルビンが率いるチームと組んで、数千人の患者のデータを精査し、同時にラボで育てたヒトの脳腫瘍細胞をマウスに移植する実験をした。すると、男性の脳腫瘍細胞と女性の脳腫瘍細胞とでは、遺伝子活性と治療への反応に明らかな違いがあることがわかった。これはホルモンの影響では説明できない現象で、がん細胞の遺伝子プログラムが男女で根本的に違うことを示していた。

これは進化の歴史に根ざしているからではないか、とスワンソンは思った。治療によるストレスフルな環境におかれたとき、男と女のがん細胞は生き延びるために異なる戦略をとるのだろう。たとえばサハラ以南のアフリカや第二次世界大戦中のヨーロッパで飢饉《ききん》が生じたとき、母体のお腹にいる男の胎児と女の胎児が異なる反応をしたというのは有名な話だ。女の赤ん坊は通常と同じ数だけ生まれてきたが、体が小さかった。一方、男の赤ちゃんは通常の体の大きさだったが、少ない数しか生まれてこなかった。

これは進化戦略としては理にかなっている。ある生物種において確実に子孫を残すには、雄の数は少なくてもかまわないが雌の数は一定数必要だ。環境中に食料が不足しているなら、その少ない食料を配分するには、大きくて少ない雄と、小さくて多い雌で分け合うのが最も効率がいい。がんの場合、放射線療法や化学療法、血流量の減少などが「飢饉」に相当する。スワンソンとルビンのデータによれば、男性患者のがん細胞は大きく強く育ちがちなのに対し、女性患者のがん細胞はゆっくり着実に育つ。まるで男の細胞と女の細胞は、がん細胞になっても同じ進化戦略をとっているように見える。

がん細胞が宿主の性別に基づく進化プログラムに沿ってふるまうという考え方は、異論反論はあるだろうが、引かれるものがある。スワンソンの発見は、脳腫瘍の治療に個人単位での対応が必要なことを示している。患者がもつドライバー変異だけでなく、遺伝的な性差も考えに入れて治療法を決めなければならないからだ。このパターンが脳腫瘍以外のがんでも見られるのかどうかについても知りたいところだ。というのも、がん治療薬の試験のほとんどは、男性のがん細胞と雄の動物で調べられているからだ。

では、トランスジェンダーやインターセックスの人が脳腫瘍になった場合はどうなのだろう？　そうした人たちがホルモン療法を受けていた場合には？　がん細胞は性染色体に埋めこまれた遺伝子プログラムに従うのか、それともあとから導入されたホルモンの影響を受けるのか？　スワンソンは多様な性の脳腫瘍患者に協力を呼びかけ、がん細胞のふるまいを調べようとしているところである。

がん細胞のふるまいが宿主の性別に左右されるらしいという発見は、がんはあくまで宿主の体の一部だ

＊1　（二一三ページ）男性にも少量の乳房組織があるため、乳がんになることがある。とはいえその確率はひじょうに低く、イギリスでは年におよそ五万五〇〇〇人の女性が乳がんになるのに対し、男性では四〇〇人である。

ということを思い出させてくれる。私たちはつい、がんのことを体内で勝手に育つ異生物のように思ってしまいがちだが、がんは本来、私たちの体の組織でできたものだ。もう一つ忘れてならないのは、がんはあくまで「細胞」で、どれだけ無秩序に見えても細胞としての仕事をすることだ。たとえば脳腫瘍のがん細胞なら、近くにいる神経細胞と自分をシナプスでつなぐ仕事をする。

二〇一九年の後半に興味深い論文が三本、発表された。神経膠腫《こうしゅ》という脳腫瘍の細胞が、健康な神経細胞とつながるシナプスをつくり、正規ルートの信号をハイジャックし、それを使って自身を成長・拡散させていることが示されていた。脳に広がった乳がん細胞も、健康な神経細胞とつながることができるらしい（少なくともマウスでは）。がん患者はよく、治療の副作用として、頭の中にもやがかかったようになると訴える。ほかにも、記憶力や思考力の低下といった症状が出ることもある。そうした症状は神経細胞につながったがん細胞が正常な脳の働きを乱しているからかもしれない。こうしたことは、いまのところは推論でしかないが、私が本書執筆中に見つけた「摩訶《まか》不思議なことリスト」の上位に間違いなく入る。その摩訶不思議リストの上位の中でも、おそらくこれが第一位だろう、という話をここから書こうと思う。

がん細胞がセックスする？

私は、文献探しや科学者とのインタビューでバタバタしているときなどに、妙なささやき声を聞くことがあった。まさか、と頭から振り払おうとするのだが、なかなか離れてくれなかった。「ねえねえ知ってる？　がん細胞って、セックスまでしているんだって」。これがほんとうだとしたら、とんでもなく大きな影響力がある。私たちはこれまで、がん細胞は酵母や細菌と同じように、二つに分裂して増えるだけだと思ってきた。だが、二つのがん細胞が融合し、遺伝情報を交換して、もっと危険な子孫を生み出すことが可能だとしたら、どうなるだろう？　がん細胞が耐性変異を時間をかけて獲得するのではなく、セックスを通じて簡単に拾ったり広げたりできるとしたら、これまでの私たちの「がんの進化」についての理解は根本からくつがえされる。

しかし、この話は、科学的証拠をつかまえたと思うたびに、するりと逃げられた。会議室や、その後一杯飲みに行った場所で、そんな話を聞いたことがあるという人に出会っても、どこでだれに聞いたか思い出せないと言われて終わってしまった。科学雑誌の片隅に、それらしい論評を見つけたこともある。ゲノムを二倍もつ巨大な細胞が腫瘍の中にときどき見つかるが、それは従来考えられていたような一つの細胞が分裂の途中で止まってしまったものではなく、二つの細胞が融合したものではないか、という新しい見方を提示した論評だった。ときおり、私がインタビューした相手の研究者が、そういえばラボで育てた細胞に奇妙なふるまいを見た記憶がある、と語ることがあった。種類の違う二つのがん細胞を同じ培養皿で育てて、交配するかどうかを確かめてみようとしたことがある、と白状してくれた研究者もいた。

私は、この件はあまりに曖昧すぎて、真実を見出すのは無理だろうとあきらめていた。だが、そんなとき、パリで開かれていた小規模の研究発表会で、メリーランド州ボルティモアのジョンズ・ホプキンス大学医科大学の泌尿器科医、ケニス・ピエンタに出会った。ピエンタは、前立腺がんの薬剤耐性がすぐに出現する理由を探っているとき、耐性をもつ腫瘍の中に異様に大きながん細胞があるのに気づいた。おまけにその巨大細胞には、通常より少なくとも二倍量のＤＮＡが含まれていた。ヒトの体細胞には二セットの染色体（父方と母方から一つずつもらった二三対の染色体）があり、これは二倍体と呼ばれる。一方、二セットを超えるゲノムを有するものは倍数体と呼ばれる。

ピエンタの研究グループは、この不思議な倍数体の起源を探ろうと、彼らが「進化加速器」と呼ぶところの装置を考案した。がん細胞が動き回れるようなシリコン製の微小流路を組みこんだ、指の爪サイズの六角形のマイクロ流体チップである。[*2] チップ内部は相互に接続された小さな部屋のネットワークとなっていて、二倍体の細胞なら通れるが倍数体の大きな細胞では通れない内径のトンネルでつながっている。標準的な培養皿（ペトリ皿）で育つ細胞は、すべて同じ濃度の栄養、酸素、薬に浸されているが、この進化加速器では装置内で濃度に勾配をつけることができる。ピエンタらは、抗がん剤（ドセタキセル）を装置の片側で低濃度に、もう片側で高濃度になるようセットした。そして、ドセタキセルに反応する前立腺がん細胞を大量に投入した。

低速度撮影の顕微鏡技術で数週間、がん細胞が装置内を動き回るようすを観察した。巨大な倍数体細胞はまず、ドセタキセルの濃度がいちばん高い場所に現れた。その後もどんどん現れたが、薬の濃度が高いところほど出現数が多く、これは倍数体細胞に薬への耐性があることを示していた。一方、小さな二倍体細胞は、ドセタキセル濃度の高いところでつぎつぎ死んでいき、なんとか生き延びたものは濃度の低いほうへと移動した。

さらによく調べると、細胞が倍数体になるには二つの方法があることにピエンタは気づいた。一つは、細胞がDNAをコピーしておきながら、その後に二つに分かれないという不完全な細胞分裂だ。ドセタキセルは細胞が分裂するのに必要な足場を阻害する薬なので、これは想定内だった。だが、倍数体になるもう一つの方法は細胞融合だった。二倍体細胞のペアが全体にわたって結合して、巨大な化け物になっていた。ここから、まさかというような展開が生じる。二倍体細胞が融合して倍数体細胞になったあと、その巨大な倍数体細胞はふつうの二倍体の娘細胞を二つ、産んでいたのだ。しかも、そうやって生まれてくる新しい娘細胞は、すべて薬に耐性をもっていた。

目を丸くする聴衆を前に、ピエンタは語った。「われわれが治療すればするほど、耐性をもつ細胞が増えていくわけです」

二つの細胞が融合して娘細胞を産む

とはいえ、がんの中で細胞融合が起きていることが見つかったというのは、それほど予想外なことではないかもしれない。そもそもヒトは、胎盤をつくるときや傷を治すときに細胞を融合させている。長い線維をつくるときも筋肉細胞の融合が必要になる。二つの細胞を一つにする能力はもともと私たちのＤＮＡに埋めこまれているものなので、がん細胞がその能力を使うのは不思議でも何でもない。

研究者らはこれまでも、がん細胞が腫瘍内の全細胞を完全にのみこむ現象（エンペリポレシスと呼ばれる細胞内細胞貫入現象）があることや、[*3] 数種類のがんにおいて、化学療法や放射線療法または腫瘍微小環境の変化に対応するように、細胞融合が出現することに気づいていた。だがそれを、ちょっと変なのが出てきたぞ、というくらいにしかとらえていなかった。いずれ死ぬだろうから放っておけばいい、と思っていたのだ。

がん細胞が健康な細胞と融合している証拠もある。一部の研究者は、これががんの広がる原因ではないかとまで考えている。じつは、この考えは一〇〇年以上前に提唱されていた。ドイツ人病理学者のオット

＊2　映画『ハンガー・ゲーム』の闘技場の細胞バージョンのようなものだと考えてほしい。
＊3　エンペリポレシスは通常の状態ではめったに起きないが、地球の生命史初期には起きていた。ある貪欲《どんよく》な細菌が別の細菌をまるごとのみこみ、最初の「複雑な細胞」ができた。その子孫が現在の動物、植物、菌類になっている。

ー・アイヒェルが、白血球細胞ががん細胞を攻撃しているところを見て、ひょっとしてこの二つの細胞は協力し合っているのではないか、と考えたのだ。その後、動物研究からは興味深いヒントが出てきていたものの、ヒトでも同じことが起こっているかどうかは確認できなかった。また、それが重要な問題なのかどうかを確かめるすべもなかった。だが、二〇一八年に、盤石な証拠が出てきた。その年、オレゴン州ポートランドにあるオレゴン健康科学大学の研究チームが発表した論文は、すい臓がん患者に腫瘍と免疫細胞の融合が確認されたこと、融合細胞の数が多いほど生存率が下がることを示していたのである。

さて、ピエンタは巨大細胞があること、それが娘細胞をつくり出せることを知った。すると、巨大細胞はどこでも見つかるようになった。彼は前立腺がん細胞を標準的なラージサイズのフラスコで育てており、すべて同じ液体環境にして浸していたが、全体のおよそ三パーセントの細胞が倍数体となり、残りの九七パーセントは二倍体のままだということがわかった。そこで大量のドセタキセル薬を加えると、倍数体になる細胞の比率は九〇パーセントにまで一気に上がり、薬を取り除くとまた三パーセントに戻る。しかし、このとき、すべての二倍体の細胞は薬への耐性を獲得していた。

細胞融合と耐性をもつ娘細胞の出現についてのピエンタの説明は、それまで私が探していた「とらえどころのない現象」にあてはまるような気がした。彼のスピーチが終わり、何かご質問があればと聞かれたところで、私はそろりと手を上げた。

「お話を聞いていると、私には、がん細胞がまるでセックスをしているように思えるのですが」と私は言った。

会場から小さな笑い声が上がったが、ピエンタは大きくうなずいて同意を示した。

「そうだとすると、あの、かなりまずいことになりませんか？」と私は続けた。

「はい。とても恐ろしいことです」と彼は真顔で答えた。

がんに細胞融合が生じるという証拠が増えていることは、治療と薬剤耐性の問題に大きな影を落とす。巨大細胞は治療前の原発腫瘍ではめったに見られないものの、ピエンタの研究結果をふまえれば、高用量の抗がん剤を与えれば薬剤耐性をもつ倍数体の細胞が出現する可能性は十分ある。その倍数体細胞が幹細胞のように働き、耐性をもつ娘細胞を大量に産む可能性も。ピエンタは、こうした巨大な倍数体細胞が「耐性を身につけた出稼ぎ労働者」となって、全身を回って二次性のがんを建設しているのではないかとまで考えている。

ピエンタは、肺に転移した前立腺がんの画像を映し出した。倍数体の細胞がかなりの比率で含まれていることが示されていた。どうやら倍数体細胞は、再活性化されるまで休眠しているらしい。「あるとき目覚めたら、そのあとはやりたい放題です」と彼は言った。がんの治療がうまくいって、いったん収まっても、戻ってきたときには手に負えないような勢いになっているのはこのせいかもしれない。

ピエンタは、こうした巨大細胞はハチの巣にいる女王バチのようだ、と言う。耐性をもつ二倍体の娘細胞を産むことのできる、がん細胞のエリート階級という意味だ。巨大細胞は、私たちが新しいハチの巣、つまり体中に転移したがんを探そうとするときの障害ともなる。がんは、個々の細胞がいっしょに行動して集団でのふるまいを形成するような超生命体（スーパー・オーガニズム）と考えるべきなのかもしれない、と彼は言う。腫瘍に「脳」はなくとも、協力という形であらわれるハイブ・マインド（ハチの巣の社会に見られるような集合精神）があるのではないか、と。

反逆者のがん細胞が多細胞社会から排斥されて単細胞的な暮らしに戻った細胞だとすると、こんどはその反逆者たちがチームを組んで、新たな多細胞社会を立ち上げようとしているようにも見える。それは生命進化史において過去にやってきたことなのだから、「進化のるつぼ」となったがんの中で同じことが起きていたとしてもおかしくない。
　がんの分子的詳細を掘り下げれば掘り下げるほど、つぎつぎに奇妙なことが見つかる。ただ私には、それほど驚くことではないようにも思える。「進化」なら当然のことばかりだからだ。生命の歴史をざっと眺めればわかるように、進化は途方もない多様性をつくり出してきた。単細胞生物が多細胞生物になる進化は何度も起きた。セックスの発明も数回、起きた。生物種は増殖し、移住し、適応し、多様化する。増殖するものは増殖し続ける。変異するものは変異し続ける。生き物はただひたすらに、生き続ける。最も小さな細菌から、最も大きなシロナガスクジラまで、生物種は生きるために奮闘努力し、子孫を残し、そして死ぬのを何億年ものあいだくり返してきた。彼らの遺伝子、細胞、身体は、彼らが生きている環境に合うよう自然選択によって磨かれてきた。ダーウィンは著書『種の起源』で、こんなふうに書いている。

なんと広大な生命観であろう……この惑星が重力という一定の法則のもとに回転する中で、最初は単純な生物から、絶え間なく、きわめて美しく素晴らしい形態が生まれた。そしていまこの瞬間も、新たに生まれ続けている。

　むろん、がんを美しく素晴らしいものだと称える人はいない。がんは、狡猾で恐ろしく破壊的で、私たちの愛する人を奪う。患者と家族にぬぐい去ることのできない傷を負わせる邪悪な病だ。一方でがんは、自然選択がまさに働いていることを、数千年を要する進化を数か月または数年に圧縮して見せてくれる生きた教科書でもある。ただし、それは長期的に見て賢い戦略ではない。がんは、どれだけ繁栄しても宿主の身体の死とともに消える運命にあるからだ。

生物がたどってきたあらゆる道をがん細胞もたどりうるのだと考えれば、融合して次世代を産むのはそれほど妙なことではない。生き物の基本方針として、すべての手を尽くしてもどうにもならないというとき、最後に生殖のカードを切るのは進化的に見て究極の打開策だ。私はもはやこれまでだ……だが私の子孫ならなんとかしてくれるだろう、という打開策である。世界の破滅をテーマにした「終末もの」の映画でも、再起を託されるのは決まって未来の世代だ。抗がん剤の爆撃を受け、放射線を浴び、免疫系の軍隊に囲まれて八方ふさがりというときに、がん細胞は何をすればいい？　そう、セックスだ。

そして「終末もの」の映画では、消えゆく運命にある惑星を捨てて宇宙へと旅立つことを決める人たちが出てくる。

つまり、がん細胞がときおりとてつもなく大胆な進化の飛躍をやってしまうのは、不可解でも何でもないということだろう。

タスマニアデビルのがん

オーストラリア南部の沖合にあるタスマニア島で最も有名な四足動物といえば、タスマニアデビルだろう。夜行性で単独行動をするこの肉食性哺乳類にデビルという名がついているのは、仲間と出会うと甲高《かんだか》い声を上げて互いの顔に噛みつく攻撃的なふるまいのせいだ。黒い体毛、真っ赤な耳、陰険な目つき、死肉をあさる習性なども悪魔的なイメージを増幅させる。[*4] 学名までもが *Sarcophilus harrisii*（Harris は肉を愛するという意味）と、なんとなくダークな響きがある。

ところが、タスマニアデビルの精悍《せいかん》な顔立ちは、デビル顔面腫瘍性疾患のせいでぼろぼろになっている。この病気は、口とあごのまわりに潰瘍性の腫瘍ができ、やがて内臓に転移する悪性度の高いがんだ。この病気が初めて報告されたのは一九九〇年代半ばだったが、その後急速に広まり、すでに絶滅危惧種だったタスマニアデビルをますます追いつめた。個体数はほんの数年で激減し、このがんが伝染していない個体群はわずかしか残っていない。

デビル顔面腫瘍は当初、個体間に広がることからウイルス性の発がんだろうと思われた。ニワトリに流行するラウス肉腫ウイルスや、ジャッカロープ伝説のもととなったショープパピローマウイルスに起因するがんのようなものだとされたのだ（八五ページ参照）。この島の一部地域で血液がんの発生数が異常に高かったこともあり、タスマニアデビルと同じウイルスがヒトにもうつるのではないかという懸念まで生じた。

真相を突き止めたのは、タスマニアの行政機関で働くアン＝マリー・ピアースだった。彼女は一九八〇年代を細胞遺伝学者としてタスマニア島のロイヤル・ホバート病院で過ごし、診断と治療に役立てようと不完全な染色体の研究をしていた。その関係で、ヒトの患者のサンプルだけでなく、絶え間なく依頼されるタスマニアデビルのサンプルも調べた。デビル顔面腫瘍の被害の大きさに心を痛めた彼女は二〇〇四年、政府の動物健康研究所の「セーブ・ザ・タスマニアデビル計画」の上級細胞遺伝学者となり、原因の究明に乗り出した。

すぐに妙なことに気づいた。彼女が調べた腫瘍サンプルの染色体は、どの個体から採取したサンプルもすべて完全に同じだった。そしてその染色体は、サンプルの宿主であるタスマニアデビル自体の正常細胞の染色体とはまったく似ていない。これはおかしい。がんというのは宿主である個体の細胞から発生するので、がん細胞はその個体がそれまでに経験した遺伝子上の痕跡を共有していなければならない。ウイルスに感染した痕跡もその一つだ。なのに、彼女が調べるサンプルにはそれが見当たらない。まるで、がん細胞自身がタスマニアデビルの個体間を飛び移り、病気を広げているようだった。

ピアースと同僚のケイト・スウィフトは二〇〇六年、一流科学誌『ネイチャー』にこの奇妙な発見を一ページの論文として発表し、デビル顔面腫瘍はウイルス感染によるがんではなく、タスマニアデビルから別のタスマニアデビルにうつる伝染性のがんだという考えを提唱した。オーストラリアのシドニー大学の研究チームがさらに調べ、ピアースとスウィフトの仮説が正しかったことを裏づけた。この顔面腫瘍の原因は、最初に生じた個体の身体という物理的境界をなんらかの形で越えることのできる伝染性を獲得した、不死性の悪性がん細胞集団だった。とはいえこの時点では、このがんがどこで生まれてどう伝染性を獲得したかについては不明のままだった。

がんが個体間を飛び移る

タスマニア島で生まれ育ったエリザベス・マーチソンにとって、タスマニアデビルが道端で死んでいる光景はなじみのものだった。タスマニアデビルは交通事故の被害に遭った動物の死肉を食べにやってくる。そして食べている最中に別の車にはねられる。マーチソンは現在、イギリスのケンブリッジ大学で研究グループのリーダーとなり、この動物を救おうと、デビル顔面腫瘍の起源と遺伝学の両方を追究している。

＊4　（二二三ページ）タスマニアデビルのドイツ名は *beutelteufel* で、私はそれを「悪魔のハンドバッグ」と誤訳した。正しい訳は「バッグの悪魔」で、バッグは有袋類に特有の腹袋のことを指している。

彼女のチームが最初に調べた標本は、彼女自身が回収した個体だった。バックパック旅行を終えて家に帰ろうと車を運転していたときに見つけ、車のトランクに放りこんだものだ。

二〇一〇年、マーチソンはデビル顔面腫瘍についての初の主要な論文を発表した。最初に見つけた個体のがん細胞サンプルと、その後数年かけて集めた別の個体のサンプルを比較した研究だった。がん細胞の遺伝子活性パターンと、健康なタスマニアデビルの体の各部位の遺伝子活性パターンを比べた結果、このがん細胞の起源はシュワン細胞だろうという結論に達した。シュワン細胞は神経細胞を包みこんでいる細胞で、脳への電気信号と脳からの電気信号を保護する電気絶縁テープのような働きをしている。シュワン細胞は動くのが得意だ。体内を高速で移動し、神経の長いケーブルに沿って伸びる。つまり、拡散しやすい傾向をすでにもっていた。その後、個体間を飛び移る能力を得て、シュワン細胞はさらなる進化を遂げた。

マーチソンのチームはデビル顔面腫瘍のDNA解析も始めた。そのDNAのかなりの部分が、現在生きているタスマニアデビルのDNAと同じだった。これは、最初にがんを広めた個体が比較的最近（一九八〇年代後半か一九九〇年代前半ごろ）に存在していたことを意味する。有袋類は他の哺乳類と同じく、雌は二セットのX染色体を、雄はXとYの染色体をもっている。マーチソンらは明白な性染色体を見つけることはできなかったが、腫瘍ゲノムの別のところに二つのX染色体の残骸が埋もれていること、そしてY染色体の痕跡がないことを見つけた。つまり、最初にがんを広めた個体はおそらく雌だ。その雌はこの病気の流行が世に知られる前に死んだが、がん細胞は生き続け、伝染性を獲得するよう進化し、島内に広まってタスマニアデビルの個体数をみるみる減らした。

これほど伝染力の強いがんが、ごく最近に進化してできたものだというだけでも驚くような発見だったが、マーチソンらはもう一つ、衝撃的なことを発見した。タスマニア島南部にいた五頭の個体の腫瘍サンプルを分析したところ、この五頭のがん細胞の染色体は、オリジナルのデビル顔面腫瘍のがん細胞の染色体とはかけ離れていた。だが、五頭のがん細胞の染色体はまったく同じで、つまり、もう一つ別の伝染性のがんが存在していることが見つかったのだ。別のがんだという決定的な証拠は、Y染色体の存在で、この二番目のがんの創始者は雄だ。しかし、タスマニアデビルの外見や腫瘍をぱっと見ただけでは、一番目のがんなのか、二番目のがんなのかはわからない。アイルランドの詩人オスカー・ワイルドの名言をもじって言うなら、ある生物種に一種類の伝染性のがんがあるなら不幸な出来事とみなされるが、二種類もあるなら不注意とみなされる。いったい何が起きているのだろう?

マーチソンのオフィスには、タスマニアデビルのぬいぐるみがたくさん飾られている。そこを訪ねた私に、彼女は説明してくれた。「がんが個体間で伝染するためには条件が二つ必要となります。まず、ある宿主から自由になって別の宿主のところに行く方法がなければなりません。つぎに、新しい宿主に入ってから、外から来たものを排除しようとする免疫系をかわして適合しなければなりません。どちらか一つでもクリアするのは大変です。ましてや両方をクリアするのは、もっと大変でしょう」

タスマニアデビルはふだん単独行動をする動物だが、仲間とかかわるときどんなふるまいをするかを思い出せば、前者の条件をどうクリアしているかはすぐにわかった。タスマニアデビルは人間のいるところではおとなしいが、仲間どうしのときはそうではない。喧嘩したり噛みついたりするうちに、感染した個体のあごからがん細胞がはがれ落ち、相手の傷口に入りこむ。こんな簡単なルートがあるからこそ、あれほど急速に広まったのだ。問題は、後者の条件だ。なぜタスマニアデビルの免疫系は、侵入してきた細胞に気づいて、拒絶しないのだろう?

有袋類を含む哺乳類は高度に複雑な免疫系を進化させてきた。同じ種であれ違う種であれ、自己のものでない細胞を見つけたらすぐさま破壊する。「自己」と「非自己」を見分けるには、主要組織適合遺伝子複合体（ＭＨＣ）として知られる遺伝子群を使う。ＭＨＣはゲノムの中で最も多種多彩な部分で、細胞の表面に提示される「旗印」への対応を決める働きをしている。旗印が未知なものや外来のものだと判断されれば、免疫系が立ち上がり、その侵入者への攻撃を始める。[*5]

ＭＨＣの防御能力はひじょうに高く、だからこそ臓器移植ではドナーとレシピエントの組み合わせが重要になる。臓器移植を受ける人は、たとえ最適なドナーが見つかったとしても、移植後は拒絶反応を防ぐために免疫抑制剤を飲み続けなければならない。タスマニアデビルも、別の個体の組織片を移植されたら拒絶しているので、こうした免疫系はきちんと働いているはずである。デビル顔面腫瘍のがんが二種類あることを見出したマーチソンらは、その二種類のＭＨＣを調べてみた。すると、なんと一番目のがん（最初にがんを広めた雌の個体から採取したがん細胞）からは、ＭＨＣ遺伝子群がすべて失われていることがわかった。だから個体間で飛び移ることができたのだ。二番目のがん（もう少し最近になって出現した雄由来のがん細胞）にはＭＨＣ遺伝子群が残っていた。だが、タスマニアデビルの集団は小さく近交系なので、タスマニア島にいる個体の多くが同じＭＨＣ遺伝子群を共有している。

近交系ということは、みな遺伝子的に似ているということなので、二番目のがんも免疫系に攻撃されることなく個体間を移動できる。また、二番目のがんはどうやらＭＨＣ遺伝子群をすべて失う方向にむけての途中段階のようで、そのことから、このがんがどう進化するのかのヒントが得られた。伝染性を獲得するのにかならずしもＭＨＣの消失は必要としないが、ＭＨＣの消失はより大きな宿主集団に入りこむチャンスを高めるということだ。

数年前まで、デビル顔面腫瘍は野生のタスマニアデビルを絶滅させるだろうと思われていた。感染した個体を捕獲して初期のうちに治療を施す試みもなされたが、このがんは化学療法には反応しない。島内各所ではいくつかの生息地で、個体数が九〇パーセントも減少した。絶滅から守る目的で隔離した集団を除いて、この病気は急速に広がり、おまけにがんのタイプが二種類あることまで見つかったとあっては、もはやこれは逃れられない宿命か、とさえ思われた。しかし、である。この顔面腫瘍が個体から個体へと飛び移るのを可能にしたのが進化なら、この病気の克服を助けるのもまた進化だろう。

野生生物の生態学者ロドリゴ・ハメデとタスマニア大学の同僚らは、スマートフォン・アプリを通じて目撃情報を送ってくれる地元民に支えられながら、減少するタスマニアデビルの個体数の推移を追ってきた。そこから察するに、タスマニアデビルの一部はデビル顔面腫瘍に打ち勝つ力を獲得しつつあるようだという。つまり、がん細胞に抵抗できるように進化している最中だという。感染したタスマニアデビルが独力で回復しているケースは二〇件以上も見つかった。あのむごたらしい顔面腫瘍が、ヒトによる治療介入なしで退縮しているというのだ。道路沿いにフェンスと警告信号が新設されたおかげで、交通事故の犠牲になる個体の数も減っている。楽観論を口にするのはまだ早いかもしれないが、少なくとも数年前に比べれば、タスマニアデビルの未来はそれほど危機的ではなくなったように感じられる。

タスマニアデビルに二種類の伝染性のがんが出現したことは、この動物の独特な状況を考えれば理解できる範囲にある。個体間の伝染を促しやすい行動習性があるうえに、遺伝的多様性のない小さな集団で暮らしていたからだ。しかし、遺伝的多様性がそれなりに大きく、世界中で暮らしている生物種にもそうし

＊5　このテーマについては、ダニエル・M・デイヴィス著『互換性遺伝子』（*The Compatibility Gene*）に詳しい。

たがんが見られることは、いったいぜんたいどう理解すればいいのだろう?

イヌのがん

イヌのセックスは、ロマンティックからはほど遠い。雄はいったん射精すると、ペニスの先がぱんぱんに腫れ、雌の生殖器の中で動きを封じられる。雌と雄は陰部で結合したまま離れられなくなる。ペニスの腫れがおさまる前に二頭を引き離そうとすれば、二頭のどちらにも心身の傷を負わせることになる。タスマニアデビルと同じく、このようなふるまいは知らず知らずのうちに何らかの伝染性のがんの出現を促す。

一八七六年、ミスチスラフ・ノインスキーというロシアの獣医がイヌの性器にできるがんの存在に気づいた。それはどうやら交尾でうつると思われた。彼はその考えを証明しようと、イヌの性器腫瘍から採取した組織を小さく切って、別のイヌの性器にこすりつけた。しばらくするとそのイヌもがんになった。この報告は、がんの原因をめぐる議論に決着がついていなかった科学者間で、大いに話題となった。がんそのものが個体間で伝染しうるという考え方は、科学的好奇心をかきたてると同時に、がん患者の差別や隔離を正当化することにも利用された。

四半世紀が過ぎたころ、ドイツの元獣医で医者のアントン・スティッカーは、フランクフルトにある自宅の実験室で、個体間で移植可能ながん(ヒトのがんを含む)の研究をするうちイヌのがんの研究もするようになった。そして、がんがイヌからイヌにうつるというノインスキーの報告を追認した。この病気は多くの科学文献で「スティッカー肉腫」と呼ばれるようになった。スティッカーからバトンを受け継いだ研究者らは、同じがんをイヌに移植する実験を四〇世代続けた。そしてついに、ミネソタ大学ロチェスター校のアルフレッド・カールソンとフランク・マンがその結果を一九五〇年代初期に発表し、個体間で移植可能ながんの存在を証明した。

それはともかく、二〇世紀前半のがん研究者たちのあいだでは、がんの原因についてほぼ合意ができていた。がんは染色体が変わってしまうからか、でなければ感染性ウイルスのせいで生じる、という考えに集約されていたのだ。現在はイヌの可移植性性器肉腫と呼ばれているスティッカー肉腫は、そのころすでに世界中の多くのイヌに見られていたにもかかわらず、「科学では説明のつかない不思議なこと」くらいにしか思われていなかった。がんが、ある動物の個体から別の個体に、細胞を通じて移動するという考えはあまりに突飛で、にわかには信じられなかったのだ。多くの研究者はウイルスのしわざだろうと考えて、ラウスがラウス肉腫ウイルスを、ショープがショープパピローマウイルスを見つけたときと同じ方法で（八五ページ参照）、腫瘍から抽出してフィルター処理した成分（細胞の形ではなくなっている物質）でがんを生じさせようと試みたが、どれも失敗に終わった。

この難問に挑んだ一人が、ユニヴァーシティ・カレッジ・ロンドンのウイルス学者、ロビン・ワイスだった。彼はイヌの可移植性性器肉腫を引き起こしているのは未知のウイルスだと信じ、自分がその発見者になろうと、まずはイタリア、インド、ケニアの一六頭のイヌから回収した腫瘍サンプルのDNA解析に着手した。しかし、未知のウイルスの痕跡はどこにもなく、彼はかわりに、アン＝マリー・ピアースがタスマニアデビルのがんで見つけたのと同じことを見つけた。腫瘍サンプルのゲノムはすべて同一だが、宿主となるイヌのゲノムとは異なるものだったのだ。さらに五大陸から集めた四〇以上の腫瘍もゲノムがほぼ同一だとわかり、この性器肉腫を引き起こしているのはウイルスではなく伝染力をもつ細胞だ、という事実を掘り当てた。

ワイスの論文は二〇〇六年に発表された。ピアースがタスマニアデビルのがんについて発表してから、ちょうど六か月後のことだった。顔に噛みついた傷から伝染するデビル顔面腫瘍性疾患と同じく、可移植性性器肉腫もイヌの交尾中に生じた性器の傷を通じて伝染する。しかし、過去二〇～三〇年間に広まった顔面腫瘍とは異なり、イヌの性器腫瘍はもっと古くからある。ワイスらは、世界各地のさまざまな品種から採取した腫瘍サンプルのDNAを比較した結果、元祖の宿主は中国かシベリアにいた古代アジアのイヌ、あるいはオオカミだろうと推論した。

イヌの可移植性性器肉腫は私たちの知るかぎり、最も長寿のがんだ。これまでの道のりで一九〇〇万か所の変異を拾い、いまなお世界各地で進化と適応を続けている。一種類目のデビル顔面腫瘍の細胞と同じく、イヌの性器腫瘍の細胞もMHC遺伝子群を失っており、宿主から宿主への乗り移りを可能にしていた。

エリザベス・マーチソンは、チャールズ・スワントンらが患者の体内で進化・拡散するがんの系図を再現したのと同じ方法で（一五六ページ参照）、イヌの性器肉腫がどんなルートで世界中に広がったかをたどった。最新の分析によれば、この病気は四〇〇〇年前から八五〇〇年前のどこかの時点で中央アジアに出現し、数千年間はその地域にとどまっていたようだという。ほかの地域に広がり始めたのは一世紀以降で、一六世紀にイヌを連れて世界各地を航海した人々によって南北アメリカに伝わった。マーチソンは、最初にこのがんを生じさせたイヌの姿かたちを遺伝子情報から組み合わせた「モンタージュ写真」をつくることにも成功した。黒または茶色の体毛、ぴんと立った耳と先のとがった鼻をもつ、現在のアラスカン・マラミュートに似た中型または大型のイヌの合成写真だった。残念ながら、この創始者犬（ファウンダー・ドッグ）が雄だったか雌だったかの判別はできなかった。

イヌの可移植性性器肉腫は、創始者犬に出現してから、イヌのいるところならほぼすべての場所に広がったが、一つだけ例外があった。マーチソンは二〇一八年の夏、ウェルカム・サンガー研究所でポスドク研究者をしていたアレックス・ケイガンを、ウクライナ北部にあるプリピャチに向かわせた。そこはチェルノブイリ原子力発電所があった場所だ。一九八六年四月、原子炉の四号機が爆発し、放射性落下物が降りそそいだ。住民は全員、身一つで脱出した。何もかも家の中に残したままで、ペットの多くも置き去りにした。三〇年後、見捨てられたイヌの子孫は自由に歩き回り、野生化したイヌなら当然そうするだろうということをして生きている。食べ、喧嘩し、交尾する。

地球上にいるあらゆるイヌの集団に性器腫瘍が広がっているのだから、この地域で自然繁殖している野犬にも当然この病気は流行しているだろう。そう考えたマーチソンとケイガンは、チェルノブイリ周辺の高濃度放射線ががん細胞に変異の痕跡を残しているかどうかを調べようとした。ケイガンは、チェルノブイリ周辺でイヌの健康観察および去勢手術をしている団体「きれいな未来基金」と手を組み、廃墟となった原子炉を囲む立ち入り禁止区域に入った。だが、ケイガンは手ぶらでケンブリッジに戻った。彼は二週間がかりで二〇〇頭のイヌを調べたが、性器腫瘍ができているイヌは立ち入り禁止区域内には一頭も見つからなかった。一方、一五〇キロしか離れていないウクライナの首都キエフには、この病気がそれなりに流行していた。

なぜプリピャチのイヌが性器腫瘍を免れているのかはわからない。単なる偶然だった可能性もある。原発事故前のペットにこの病気になっていたものが一頭もおらず、その後に外部からこの病気になった野犬がやってこなければ、病気は発生しようがない。この地域のイヌの免疫系が強力で、がんを克服したという可能性もある。あるいは、かなり大胆な仮説ではあるものの、この地域に蔓延《まんえん》した放射性物質が「放射線療法」のように作用して、病気になっていたイヌをすべて治してしまったのかもしれない。

イヌの可移植性性器肉腫は、ＤＮＡに損傷を与える放射線療法と化学療法がたいへん効きやすいタイプのがんなので、最後のシナリオの可能性は捨てきれない。だが、過去三〇年以上この地を調べてきた研究者らは、イヌのがんよりもヒトの健康や放射線の安全対策について調べることに専念してきたため、答えを知ることはできない。

二枚貝からハムスターまで

二〇一五年まで、がん研究史における興味深い例外といえば、イヌの可移植性性器肉腫と、二種類のデビル顔面腫瘍という三つが代表格だった。そこへ、二枚貝がやってきた。

海洋生物学者たちは一九七〇年代ごろから、アメリカ北東部の海岸沿いのオオノガイ（クラムチャウダーの具になる二枚貝の一つ）のコロニーに奇妙な病気が広まっていることを心配していた。それはヒトの白血病に似た病気で、二枚貝の赤血球細胞にあたる血球が爆発的に増殖して体内で詰まりを起こし、最終的に二枚貝を死なせる。シーフード産業の看板だった二枚貝のコロニーが九〇パーセントも死滅したことは、地域経済に大きなダメージを与えた。

二枚貝危機のニュースは、ニューヨークのコロンビア大学にいる若き研究者、マイケル・メッガーに届いた。ワイスがイヌの性器腫瘍の原因はウイルスだと考えてそれを探したように、メッガーも背景にウイルスがいると考え、それを探すことにした。感染した貝のDNA解析をすると、そのがん細胞にはスティーマーというウイルス様のDNA断片が含まれていることがわかった。スティーマーは生活環の一部として、ゲノム内のランダムな場所に自身を埋めこむ性質をもつ。

不思議なことに、スティーマーが二枚貝ゲノムに自身を埋めこんでいる場所は、彼が調べたがん細胞のサンプルすべてにおいてまったく同じだった。地理的に離れた漁場にすんでいる個体でも、スティーマーはかならず同じところに入っていた。偶然にしてはできすぎだった。さらなる遺伝子解析をしたあと、彼はこれ以外に考えられないという結論を出した。これも伝染性のがんであり、感染した個体から周囲の海水に漏れ出たがん細胞を通じて伝播《でんぱ》しているのだろう、という結論である。

このがんによる被害は北米東海岸だけではなさそうだった。メッガーは、別の場所で報告されている似たような壊滅的な病気も同じ二枚貝のがん細胞によるものではないかと疑い、調査した。その結果、彼はさらに四つ、完全に異なる伝染性の「白血病」を見つけた。カナダのムラサキイガイ、カナダの別の二か所におけるザルガイ、そしてスペイン沿海のゴールデンカーペット・シェルクラムの四種類だ。さらに奇妙なことに、ゴールデンカーペット・シェルクラムの病気は、まったく別の貝類種であるプレット・シェルクラムで最初に発生し、そこからうつって来たもののようだった。なお、感染の元となったプレット・シェルクラムは過去のどの時点かで耐性を身につけたようで、何ひとつ病気の兆候を示していなかった。ごく最近、メッガーらはムラサキイガイの別の二種が同じ伝染性がん細胞にとりつかれていることと、最初に出現したのは三番目の種であることを発見した。これらのムラサキイガイの生息地は、南米の海とヨーロッパの海とに分かれており、このがん細胞は大西洋を越えてまで広がっていることを示していた。

デビル顔面腫瘍が二種類見つかったのと同様に、このような自然界で発生した伝染可能ながんは探せば探すほど見つかり、ほんの二〜三年で二種類から一〇種類まで増えた。おそらく今後も増え続けるだろう。しかも、科学文献をふるいにかけると、ある個体から別の個体へと境界を越えて伝播するがんの例はほかにも見つかる。ただし、そうした例は、先の二枚貝の例ほど広範囲な伝播力を有していない。

そうした例の大半は「妊娠」に由来する。胎盤内の複雑な血液供給網が、漂流する細胞を呼び寄せるのに都合のいいルートになっているからだ。過去一五〇年間で、母から子にうつるがんはおよそ二六例が報告されてきた。その大半はメラノーマまたは血液がんだ。もちろん、毎年一億人以上の赤ん坊が生まれていること、およそ五〇万人の母親が（診断済みであれ未診断であれ）がんになっているかもしれないことを思えば、このケースの発生率はほぼゼロと言えるほど低い。

がん細胞は、子宮の中にいる一卵性双生児どうしでもうつしあう。小児白血病を同時に発症した一卵性双生児の初めての症例が報告されたのは一八八二年のドイツで、以来、七〇以上の例が見つかっている。遺伝子解析により、これらのがんは、双子の片方に生じた不良細胞のクローンが、共有している胎盤の複雑な血管を通じてもう一方に広がったことで生じたとわかった。胎盤で生まれる絨毛《じゅうもう》がんというめずらしいがんもある。初期胚の一部から育つ胎盤から発生し、その後母体に広がるというがんである。

人為的な伝播ルートもある。二〇一八年三月、オランダの医者らが発表した報告によると、同じドナーから臓器移植を受けた四人が全員、移植後にがんを発症した。そのドナーは脳出血で急死した五三歳の女性で、死亡時、つまり臓器提供時にがんの兆候はどこにも見られなかった。だが、この女性の肺と肝臓、左の腎臓をそれぞれ移植された四人のうち三人は七年以内に転移性乳がんで死亡した。この三人のがんは同一のものだった。

四人目の、右の腎臓の移植を受けた若い男性もがんを発症したが、移植した腎臓を急いで取り出し、それまで拒絶反応を防ぐために服用していた免疫抑制剤を中止したことで助かった。免疫抑制剤の中止により患者の免疫系が再活性化し、がん細胞を打ち負かしたのである。この患者は二〇一七年四月の時点でがんは完治していると思われ、二度目の腎臓移植に向けて順番待ちリストに並んでいる。[*6]

偶然に、伝染性のがんを拾ってしまう可能性もある。ある外科医が、若い患者の悪性腫瘍を摘出している最中に手のひらを切った。五か月後、手の傷のまさにその場所にゴルフボール大の腫瘍ができた。検査により、その腫瘍は切除した腹部腫瘍と同じがんであることが確認された。別の例では、実験室で働く研究員が、ヒトの大腸がん細胞をマウスに注入中にたまたま自分の左手に針を刺してしまった。二週間後に小さなしこりができた。そのしこりは、研究員が実験で扱っていたのとおなじがん細胞だと判明した。幸い、しこりは首尾よく切除され、その後研究員に不具合は生じていない。

さらに言うなら、故意のケースもある。「医学史の闇」の一つになりそうな話だが、ニューヨークを拠点とする腫瘍医のチェスター・サザムは、一九五〇年代と一九六〇年代のほとんどを、適切な合意を得ないまま人々にがん細胞を注射して過ごした。注射された人の一部は、彼を頼ってきたがん患者と、ニューヨークのユダヤ系病院に入院している認知症の高齢者だった。だがそれ以外の多くは、オハイオ州刑務所に収監されている健康な囚人、それもほとんどが黒人だった。

サザムが選んだ対象者は、わずかな望みにすがろうとする人や、自分で判断できない人、監禁されている人であり、適切なインフォームド・コンセントがなされていなかったのはもちろんのこと、何を注射されるのかも知らされていなかった。サザムは注射の中身を、「培養器で育てたヒト細胞」と説明していたという。

サザムは、ニューヨークのスローン・ケタリング研究所のウイルス学者アリス・ムーアとの共同研究で、健康な人であれば、がん細胞を移植されても免疫系が数週間で追い出すことを示してみせた。しかし、進行がんの患者ではもっと時間がかかる。移植された細胞が育ち続け、数か月後に新たな腫瘍となることも

＊6　念のため書いておくと、臓器移植でがんをうつされる確率はとても低く、二〇〇〇分の一以下であり、順番待ちリストで並んでいるあいだに死ぬ確率のほうがよほど高い。どうか、みなさんも臓器提供登録をお願いします。

あった。危険性を知らされていなかった被験者のうち二名は突然死し、四名は新たにできた腫瘍を外科的に切除しなければならなくなった。がんが再発した被験者も数名いて、うち一名はそのがんが全身に広がった。

サザムの人体実験は倫理に反しており、同業の医師らから激しい非難の声が上がった。この件はいまなお、スローン・ケタリング研究所とがん研究史の汚点となっている。だが、彼が立てた実験計画はそれなりに理屈が通っていた。免疫学者の彼は、外から入れた「非自己」のがん細胞を使って患者の免疫系を目覚めさせ、患者自身のがんを攻撃させることができるのではないかと考えたわけだが、こう考えたのはサザムだけではない。イリノイ州のノースウェスタン大学の研究者らが一九六四年に発表した悲劇的な報告がある。一九五八年、五〇歳の女性が背中に転移していたメラノーマの切除手術を受けた。一九六一年、がんが猛烈な勢いで戻ってきたため、彼女は化学療法と同時に、数年前にメラノーマの治療に成功した患者からの輸血を受けた。

その女性患者の母親は八〇歳だったが、娘を救えるかもしれないという希望にすがり、娘のがん細胞をみずからの体に入れることに同意した。母親の体内で、娘のがん細胞に対する抗体をつくろうという試みだった。一九六一年八月一五日、健康状態が良好だった母親の腹筋に、五ミリの大きさの娘のメラノーマが移植された。だがその翌日、娘であるメラノーマ患者は腸に穴があき、急死した。

移植から三週間がたったころ、母親は腹部に不快な「引きつられ感」があると訴えるようになった。メラノーマが成長しているのは明らかだったため、すぐに移植片と、筋肉および皮膚の相当量が摘出された。広範囲な切除手術を受けたにもかかわらず、母親は転移性メラノーマを発症し、移植から一五週もたたないうちに死亡した。母親の体には、かつて娘の体をむしばんだのと同じがんが広がっていた。

こうした話はすべて、ごくまれにしか起こらないとはいえ、がんがヒトの個人間でうつることがあるという可能性を裏づけている。しかし、もう一つ、あまりに突飛な話がある。二〇一三年初頭、四一歳の男性がコロンビアの山岳部にある大都市メデジンの、とあるクリニックにやってきた。彼は七年前にＨＩＶ陽性と診断されていて、悪い状態になっていた。彼は治療を飛ばしたことがあり、体重減少と長く続く咳《せき》、発熱と疲労でげっそりやつれていた。

診断の結果、寄生虫が見つかった。大便からサナダムシの卵が出てきたからだ。しかし、彼の肺、肝臓、リンパ節、副腎にも奇妙なこぶができていた。寄生虫の治療薬はあまり役に立たず、こぶは成長し続けた。数か月後、男性がクリニックに再診に来たとき、医者たちはこぶの異常な成長をもっとよく調べた。見た目はいかにも腫瘍で、中には増殖した細胞がつまっており、それが血管とつながり、隣接する組織に侵入していた。だが、その細胞自体にひじょうにおかしなことがあった。それらは典型的なヒトがん細胞よりずっと小さく、通常のサナダムシその他の寄生虫の「正常細胞」とも似ていなかった。

米国疾病対策センター（ＣＤＣ）にサンプルを送ると、恐るべき事実が明らかになった。その腫瘍はサナダムシの「がん細胞」でできていたのだ。どうやら、男性の消化器に寄生したサナダムシにできたがんが男性の体に侵入したようだった。男性はＨＩＶ感染によるエイズで免疫系が弱っていたため、それを止めることができなかったのだろう。

ＣＤＣのチームはこの結果をコロンビアの病院に返送したが、間に合わなかった。すでにエイズの合併症とサナダムシ腫瘍で衰弱していた男性は、ほどなく死亡した。私たちの知るかぎり、これは、がんがサナダムシとヒトの種の壁を越えることができた唯一の例である。だが、サナダムシもエイズも世界各地でそれなりに流行していること、またそうした地域でのがんの診断やデータ収集が貧弱であることを思えば、はたしてこれが唯一の例と言えるかどうかはわからない。

つまるところ、伝染可能ながんは「科学では説明のつかない不思議なこと」ではなさそうだ。出現頻度は低くても、実際に「ある」と考えたほうがいい。そう考えて、これまでの伝染性のがんの話に共通する要素を探すと、浮かび上がってきたキーワードは「免疫系」だった。免疫系が不調だと、伝染性のがんが体内に足場を築くのを許してしまうということだ。

オランダで臓器移植を受けた四人は全員、免疫抑制剤を服用していた。サナダムシ腫瘍になった男性はエイズで免疫不全になっていた。イヌとタスマニアデビルのがんは、MHC系を操ることで免疫系による検知を免れていた。チェスター・サザムの実験は倫理的に許されないものの、免疫系がきちんと働いている人なら外から来たがん細胞を追い出せることを示していた（不器用な外科医と実験室研究員の話は、かならずしもそうでないことを示しているが）。

そもそも検知と拒絶を可能にする免疫系は、伝染性のがんから身を守るために進化したシステムだ、とする考え方もある。さらに異論含みな考えとして、セックスも伝染性のがんを防ぐために進化したのではないかと言う研究者もいる。ランダムに混ぜ合わせて遺伝子バリエーションを増やした卵子と精子をつくれば、その組み合わせで生まれる個体は周囲と少しずつ異なるものになり、がんが互いに行き来できないものになる、というわけだ。

ヒトの個人間でうつるがん細胞として見つかったものは、いまのところすべて異例の状況下で起こったものだが、そうではない真に伝染性のがんは存在するのだろうか？　仮に存在するとしても、そのルートはおそらくセックスを通じてで、幸いにも私たち自身が性器の異変に気づくことで流行を止めているのかもしれない。ただし性行為感染症が世の中からなくならない現状を思えば、この件については楽観するのもよくないだろう。さて、生きた細胞がうつるルートは直接接触だけではない。毎年一〇〇万人以上を死に追いやるマラリアを媒介する蚊は、がん細胞も運ぶのだろうか？

恐ろしいことに、その答えはおそらくイエスだ。話は一九六〇年代にさかのぼるが、実験用ハムスターのコロニーに、異常な伝染性のがんが発生した。ラボの研究者らは、どこでどう出現したのかと頭をひねりながらも、おそらく共食いが伝播ルートだろうと推測した。感染を止めるため、ケージ内に金属メッシュの壁を設置して、ハムスターどうしが接触しないようにした。それでもハムスターがんの流行は止まらなかった。このがん細胞は、咳やくしゃみで広がるほど強い伝染力を有していた。研究者らは厳重に管理した実験的な条件下で、このがん細胞を蚊が媒介している可能性までをも突き止めた。この実験結果はあくまでも、人工的なラボ環境と、異常なほど強い伝染力をもつ病気の組み合わせによるものだ。だが、少なくとも、蚊の媒介でがんが伝播する可能性がゼロではないことを示している。

伝染可能ながんはめったに生じない。それでもこうした話は、がん細胞に、新しい環境を利用したり免疫系をうまく逃れたりするような進化の潜在力があることを語るに十分だ。遺伝子カードをシャッフルして新しい可能性を生み出すにとどまらず、種の壁さえも越えるほど、がんには強靭《きょうじん》な生命力がある。そして進化の原理が働いている。だからこそ、治療は困難なのである。

第9章　薬が効かない

二〇一五年のクリスマス直前、イギリスのITコンサルタント、クリスピアン・ヤーゴは入院し、すでに肝臓に広がりはじめるほど大きくなっていた腎臓がんを摘出した。手術は成功したように見えたが、がんは二〇一六年の夏に戻ってきた。この時点で見通しは暗く、余命は一八か月ほどだと伝えられた。ところが彼は、最初の診断から四年近くたってもまだ生きており、私のインタビューを受けてくれた。意外にも、彼は最新のゲノム医療や分子標的薬の世話になってはおらず、自身のがんのDNA解析さえ受けていなかった。彼によれば、主治医であるサウサンプトン大学病院のマシュー・ウィーターによる「十分な情報に基づく当て推量」のおかげで生かされ続けているという。

クリスピアンが最初に試したのは、ヴォトリエント（一般名パゾパニブ）という薬だった。これは始めのうちは効いていて、三か月後に腫瘍が一〇パーセントほど縮小した。だが、運がよかったのはそこまでで、がんは進化し耐性をつけた。二〇一七年の夏、腫瘍はどんどん大きくなり全身に広がり、治療選択肢は尽きかけていた。

彼は、免疫療法の新薬、オプジーボ（一般名ニボルマブ）を与えられた。一部の人には効くが、全員には効かないという薬である。二か月後、クリスピアンには効かないとわかった。しかし、こうした試行錯誤はいい時間稼ぎになった。ヴォトリエントは彼のがんを一年間しか抑えられなかったが、その一年間は新薬が出てくるのを待つのに十分だった。

オプジーボが合わないとわかると、主治医のウィーターは、イギリスの国民保健サービス（ＮＨＳ）が承認したばかりの新薬、コメトリク（一般名カボザンチニブ）に変えた。すると、クリスピアンは治療開始から一週間で気分がよくなり、数か月のうちに腫瘍の九五パーセントが消えた。医者たちは驚いたが、ここまで進行したがんには遅かれ早かれ耐性がつくと知っていた。それでもクリスピアンは楽観的で、そうこうするうちまた新しい方法が見つかるだろうと考えていた。

「私は医学の最先端にいるのを感じます」と、彼は肩をすくめた。「ともかくつぎの薬ができるまで生きよう、という気持ちで日々を過ごしています」

末期がんであるにもかかわらず、彼は生き生きしていて、全身にがんが回っているようにはとても見えなかった。この一年で変わったのは髪とひげくらいで、こげ茶色だったのが真っ白になっていた。彼は真夏でも三つぞろいのツイードスーツを着て、ピンク・フロイドのアルバムを手当たりしだいに買っていた。私は彼を見習いたいと思った。自分の人生で困難に直面したときには、彼のように前向きに冷静に生き、ユーモアのセンスを忘れずにいたい、と。

「がんが転移していて余命一八か月と宣告されたとき、娘のインディーは大学生で、卒業するまで二年以上ありました」と彼は語った。「指を折って数えたら、娘の卒業式には間に合いません。それは困る、だったら娘の卒業式に出るまで生きてやろう、とそのとき心に決めました」

クリスピアンは、インディーが首席を務める卒業式に参加できた。それだけでなく、下の息子のピーターが二〇二〇年に大学を卒業するところも見届けられそうだ、と私に語った。二〇二〇年の新年は無事迎えられたのだから、息子の卒業式もきっと大丈夫だろう。

クリスピアンには子どもの卒業式に参列することのほかに、もう一つ目標があった。老いたラブラドールより長生きすることだ。だが愛犬のほうは二〇一八年に運命が尽き、いまはクリスピアンと妻が暮らす田舎家の庭に眠っている。本書執筆時点で、彼は体調がよく、新しく飼い始めた黒いラブラドールの子犬と遊んで過ごしている。

一方、あまりよくない知らせもある。二〇一九年の夏に受けた画像検査で、脳の前方に腫瘍が見つかったのだ。彼の治療薬は首から下のがんはうまく抑えている。だが、脳と血流を分ける障壁を、がん細胞はくぐり抜けたが薬はくぐり抜けられない。彼はこの脳腫瘍を抑えるために放射線療法を受けることになった。目下の心配は、放射線療法よりも、大好きなポルシェに乗るのをあきらめなければならなくなる日が来ることだった。

プレシジョン・メディシンへの過剰な期待

現行の検査技術でがんの診断がついたときには、腫瘍には一〇億個から一兆個のがん細胞ができていて、数万から数十万か所の遺伝子変異その他の変化が生じている。そこはすでに複雑な生態系になっていて、低酸素状態に完全に適応した細胞から、もう少し快適な状態を好む細胞まで、多種多様なタイプのがん細胞が生き死にをくり返している。

がんの中身は人によって異なる。スタート時の遺伝子組成も違えば、途中でたどる進化経路も違う。そして、一線を越えて広がりはじめたら、耐性がついたり再発したりするのはもはや避けられない。現代医学が提供できるあらゆる治療に抵抗する細胞も、いつかどこかにできるだろう。皮肉なことに、がん細胞にとっては、的を絞った薬であればあるほどそれに対する耐性をつけやすい。

クリスピアンがこれほど長く生き延びているのは、ひとえに過去一世紀にわたる研究成果のおかげだ。彼の話は、慈善団体や製薬会社を奮起させるサクセスストーリーであると同時に、現代のがん治療が直面しているモグラたたきゲームの典型でもある。ある治療法を試し、効かなくなったら別の治療法を試す。それを治療選択肢がなくなるまでくり返す。いつゲームオーバーとなるかは、がんの種類と選択可能な治療法の数による。

がんの治療はどんどんプレシジョン・メディシン（精密医療）の方向へとむかっている。プレシジョン・メディシンの概念は当初、がん細胞の特定分子を標的とする「分子標的薬」を使うことだった。フィラデルフィア染色体の異常によって起こる白血病の治療薬グリベックや、*HER2*の過剰コピーが原因の乳がんの治療薬ハーセプチン（一般名トラスツズマブ）などを、事前の遺伝子検査で患者に適しているかどうかを判断してから処方する、という治療法である。

プレシジョン・メディシンの定義はときに拡大され、がん細胞の特定シグナルを阻害するよう設計された標的療法をも含むようになった。クリスピアンの治療もそうだ。彼が服用したパゾパニブとカボザンチニブはどちらもがん細胞の増殖シグナルを断つキナーゼ阻害剤で、こうした薬は従来の抗がん剤より賢いとされ、スマート・ドラッグと呼ばれている。

腫瘍医らはいま、使える薬が存在する遺伝子変異、つまり「アクション可能な変異」を探しながら治療戦略を立てるようになっている。膀胱がんか大腸がんか乳がんかということはあまり重要ではなく、患者のがん細胞に「薬の標的になりうる変異があるかどうか」が重要になってきたのだ。遺伝子検査が高額だったころは、この方法は標的療法が効くと見込まれるごく限られた患者にしか使えなかった。だが、DN

Aシーケンサーの高速化とコスト低下のおかげで、アクション可能な変異を探すために腫瘍ゲノムすべてをシーケンサーにかけることがたやすくなった。

患者個人のがんにあるドライバー変異を狙い撃ちする治療法は一気に身近になった。このコンセプトはいかにも未来的で、自分のがんにぴったり合った薬を選んでもらえるという自尊心のくすぐりも相まって、これまでの画一的な治療法を時代遅れに見せた。こうして、がん治療にはプレシジョン・メディシン、というパラダイムが確立された。過去三〇年にわたるがん遺伝子のカタログ化と、それを標的にした賢い（そして高価な）薬の開発への投資に見合う到達点として、これ以上のものはないとされたのである。

この方法で進行した転移がん患者の生存期間を延ばす可能性には、多くの期待が集まっている。だが、実際にその期待に応えられているかというと、お寒いかぎりだ。がん患者のほとんどは腫瘍の遺伝子検査をされておらず、たとえ検査してもこうした標的薬を試すに値する変異は出てこない。

腫瘍医のヴィナイ・プラサードは、オレゴン州ポートランドにあるオレゴン健康科学大学の同僚らと、三〇点ほどの標的薬について調べた。これらの薬は二〇〇六年以降、腫瘍の遺伝子検査をして適格となった（アクション可能な変異が見つかった）患者に使うことを米国食品医薬品局（ＦＤＡ）に承認されたものである。プラサードらの推定によれば、一二年前にアメリカで転移がんと診断された五〇万人の患者のうち、この種の治療薬が適格になったであろう患者の割合は約五パーセントだった。この割合は二〇一八年に八パーセントにまで増えた。誤解のないよう言っておくが、この数字はあくまで「その患者の腫瘍を遺伝子検査していれば」適格だっただろうという割合である。腫瘍の遺伝子検査を一度も受けていない患者は山ほどいる。たとえ遺伝子検査を受けて適格だとされても、国民保険サービスや医療保険がこうした高額な治療の費用を負担してくれるとはかぎらない。

しかも、適格になったからといって確実に利益を得られるわけではない。プラサードによれば、遺伝子検査で適格となった少数の患者のうち、薬がなんらかの効果をもたらすのはさらにその半分で、その効果が持続する期間は平均で二年半未満だという。もちろん、標的薬の適格者となる患者の割合は年に〇・五パーセントずつ上がっており、それはそれでよろこばしいことではあるが、メディアが語るイメージからはほど遠い。

メディアには、夢の実現、大成功、転換点といった見出しが並ぶ。読者はそれを見て、長らく待ち望んでいた治療法がやっとできたと期待する。私は、できればあまり悲観的なことを言いたくはない。がん患者の寿命を、わずかとはいえ延ばしてきた近年のがん研究の進歩を否定するつもりもない。しかし、現状がそれほどバラ色でないのはまぎれもない事実だ。

プラサードは別の研究で、がんの新薬を誇張して語る記事を調べ、そこで紹介される治療薬の半分はFDAの承認を受けていないこと、記事の七本に一本は、ラボ実験をしただけでヒトに応用できるかどうかはまったく未知数な話であることを明らかにした。こうした誇張記事の大半は、大きなニュースを伝えたいとするメディア側の姿勢がつくり出したものだろうが、医者や製薬業界、患者、政治家も期待を過剰にあおることに加担している。

遺伝子検査をして治療薬を決めるという方法はますます主流になりつつあるが、それはそれで問題がある。二〇一七年、シアトルのワシントン大学の研究チームが、がん患者九名の腫瘍サンプルを、最新のDNAシーケンサーで変異を検出している二つの検査会社に送った。戻ってきた結果は、最先端のプレシジョン・メディシンを心待ちにしている人たちを不安にさせるものだった。

患者一名は、両社の検査でともに、アクション可能な変異は見つからなかった。残りの八名は、両社の検査結果が食い違っていた。同じ変異を検出できたのは二割にとどまった。さらに、検出結果に基づいて検査会社がどの標的薬を推奨してくるかの段になると、もっとばらばらで、五名の患者においては両社からまったく違う薬を勧められた。とはいえ、このような結果のばらつきが出るのは驚きではない。技術的なエラーや二社間の判断基準の差はさておき、スライスした腫瘍サンプルを二社に送るという時点ですでに、違う結果が戻ってくるのは想定内だからだ。これまでにもさんざん述べてきたが、腫瘍というのは遺伝子的に異なる細胞集団のパッチワークなので、どこをスライスして送るかで検出される変異は違ってくる。

プレシジョン・メディシンのパラダイムには別の問題もある。たとえば、ある腫瘍にアクション可能な変異を見つけたとしても、その変異に対して使える薬がかならずしも効くとはかぎらない。研究者らは現在、多様なタイプのがんに見つかる不良遺伝子を標的とする薬が、あるタイプのがんには効いても別のタイプのがんには効かないケースをつぎつぎに見つけている。

ゼルボラフ（一般名ベムラフェニブ）もその一つだ。この薬は標的療法の代表選手で、*BRAF*遺伝子の変異による過剰増殖シグナルをブロックするよう設計されている。この薬は、この変異をもつ悪性メラノーマの患者には余命を延ばす効果があるが、同じ変異をもつ大腸がんの患者には役に立たない。大腸がんの細胞は、ゼルボラフで阻害される増殖シグナルを使うのをやめて、以前と同じ速さで増殖させる別のシグナルを活性化させるからだ。

新薬は従来の薬よりどれだけいいのか？

最新の「スマート・ドラッグ」は従来型の化学療法薬より副作用が少ない、と一般的には思われている。

そう思われている理由の一つは、従来型の薬の場合、治療と治療のあいだに二週間ほど休薬期間があることだ。従来型の薬は患者によって数日間ひどい副作用が出るので、途中で体を休ませることになっている。そこから、最先端のスマート・ドラッグのほうが患者の生活の質はいいはずだ、という思いこみが生まれる。しかし残念ながら、かならずしもよくなるとはかぎらない。

三八件の新薬臨床試験に参加した一二種類のがん患者一万四〇〇〇名を対象にした研究によれば、余命の延びと「健康関連の生活の質」に有意な相関関係はなんら見出せなかったという。「健康関連の生活の質」とは、身体的、感情的、社会的な満足度と、仕事その他の活動への影響を指す。余命の延びは総合的に見ると、新薬による治療を受けた患者群は、そうでない対照群と比べて、平均一・九か月の延長があった。

ちなみに、クリスピアンがパゾパニブの一期目の治療で経験した副作用はかなり重く、入院するはめになった。副作用がそこまでひどくなることはめずらしいが、起こるときには起こる。おまけに、多くの標的療法は現在、錠剤として毎日服用するよう設計されており、もし毎日副作用が出れば生活の質はおそろしく低下する。たとえば、医者が「グレード3／4の下痢」と呼ぶ副作用がある。これは正常とされる状態を超えて一日に七回も排便することを指すが、臨床試験では「このくらいなら耐えられる副作用」だと判断されている。新薬を飲んでこの副作用が出た患者は、いつでもすぐトイレに行ける場所にいなければならない。命を救ってもらうためならこのくらいの不便さは「耐えて当然」だとされているわけだが、それで延長できる生存期間はごくわずかだ。

だれも口にしたがらないが、延長できる余命がわずかしかないというのは新薬競争における最大の問題だ。メディアがどれだけ見出しを飾っても、記事の中身に「完治」と書かれていることはない。完治に近い、とさえ書かれていない。たしかに初期段階のがん治療は、とりわけ豊かな国では、かなり成績がよくなった。だが、進行転移がんの余命は依然として、月単位、あるいは長くても一桁の年数で測られている(つねに例外はあるけれど)。

二〇一四年、米国国立がん研究所のティート・フォジョ教授は、二〇〇二年から二〇〇四年に市場に出たがんの新薬七〇点について調査した。どれも一年に数千ドルの医療費を食う高価な薬で、鳴り物入りで登場したが、余命は平均二か月しか延びていなかった。別のチームがまとめた追加報告によると、余命の延びは三か月半弱まで上がっていたが、これは長期の追跡調査ではなく短期の臨床試験のデータをもとに計算したことによる過大評価だと思われる。

たまに奇跡が起こることもある。余命数か月と言われていた若いお母さんやおじいちゃんが、こうした新薬のおかげで医者の予測を裏切り続けるケースだ。あるいはクリスピアンのように、がんとの追いかけっこでぎりぎり逃げ回っているケースもある。人によって違うのだから「平均」だけで語るのは無意味だが、それにしても現実は厳しく、こうした新薬は従来の薬と比べて生存期間を数か月しか延ばさない。おまけに、こうした薬には地球上で最も高価な物質が入っていることがある。典型的な標的薬は、重量比でプルトニウムの六倍も高い。最新の免疫細胞(CAR-T)療法なら一グラムあたり一〇億ドルを超える。だが、薬のコストと効果あるいは生存期間の延長に相関関係はほとんどない。

これほど患者への還元率が低いのに、なぜこうした高額な新薬が承認され、それをつくる会社に巨額の利益をもたらしているのだろう?

背景に、規制当局が新薬を承認するかどうかの決め手とする臨床試験の、巧妙なデータづくりがある。多くの臨床試験は、薬がどれだけよく効くかの指標として、がんが再発して腫瘍が治療開始時より大きくなるまでの期間、つまり「無増悪生存期間《むぞうあく》」を用いている。これは、全体としての生存期間がどれだけ延びるかを測る指標ではない。新しい薬はこれまでより長く病気を抑えておけるという意味では前進しているように見えるかもしれないが、仮に再発後にあっというまに死を迎えたら、全体としての生存期間は長くならない。

もう一つは、腫瘍の大きさに連動する血液中の特定分子の濃度などを「代理評価項目」として用いることだ。こうしたマーカーは、患者が正しい方向にむかっているかどうかをチェックするには役立つが、患者が真に知りたいこと、すなわちこの薬は私の持ち時間を増やしてくれるのか、という疑問への答えにはならない。

患者は、現在利用可能な最善の選択肢に対し、その新薬がどれほどすぐれているのかを知りたいと思っている。だが、そうした比較が適切にされているとはかぎらない。すでに一般的な治療法でなくなっているような昔の治療法と比較されているケースが多々あるのだ。いくつかの臨床試験では、新薬により延びる生存期間を、もはやどこまで正確であるかもわからない昔の生存期間と比較している。患者に早く薬を届けるためのファストトラックという最速の承認プロセスでは、多くの薬で「昔のデータに基づく対照群」と比較した短期的な無増悪生存期間または代理評価項目のデータが使われている。当局は、ともかく早く患者に届けさせ、長期的な生存期間の数値はあとから製薬会社が追跡調査してくれることに期待しているわけだが、製薬会社が真面目に追跡調査をしているかどうかは不明だ。

おまけに、臨床試験に参加する被験者は比較的若く、壮健で、がん以外に大きな病気を抱えていないことが多い。そうした患者は試験への参加に意欲的で、定期的なチェックをすすんで受け、治療薬を決められたとおりにきちんと服用する。こうした理想的なセッティングは現実からはほど遠い。現実のがん患者の大半は臨床試験の参加者層より高齢で弱い。がんのほかに心臓病や糖尿病、認知症、腎不全などの病気があれば、治療選択肢が少なくなり、薬の量も減らさなければならなくなる。仕事や家事や経済的な理由で検査と治療のたびに病院通いするのが困難な人や、おっくうになってしまう人もいるだろう。副作用に悩まされ、自分で勝手に薬をやめてしまう人もいるだろう。

別の大きな問題もある。これらの新薬はどれも基本的に同じだということだ。がん細胞に対抗する工具が多種多様に用意されているのではない。製薬業界が私たちに差し出している工具箱にはスパナばかりが何本も入っている。おまけとして一本か二本のレンチが入っていればラッキーだ。現在市場に出されるほとんどの新薬は、キナーゼか、キナーゼに似たシグナル分子を標的にしたもので、そもそもレパートリーが少ない。技術的にそうならざるをえないという側面もある。活動過剰なキナーゼをブロックする薬を見つけるのは比較的簡単だ。キナーゼには小さなポケットがついているので、鍵穴に合うカギを探すようにポケットにはまる薬を探し出せばいいからだ。だが、変異したがん遺伝子による産物の多くにはそうしたポケットがついておらず、標的にするのはむずかしい。創薬ターゲットにならないとして、却下されてしまう。

さらに悪いことに、ほんの少し生存期間を延ばすだけでかなりの収益が出るという事実が、ミー・トゥー・ドラッグ（Me Too Drug）の氾濫を生んでいる。[*1] ある会社が特定の標的をうまくやっつける薬を開発したとする。すると、同じ標的を狙い撃ちする薬でも成分を少し変えるだけで承認を得ることができるため、ほかの会社が「私も、私も」と似た薬をつくってしまうのだ。これは、製薬会社にとっては経済的に

＊1　この場合の「ミー・トゥー」は、セクシャルハラスメントに抗議する #MeToo 運動とは別物である。

合理的なやり方だ。まったく新しい薬をつくるのは地図のない道を行くようなものだが、ミー・トゥー・ドラッグならすでにある分子地図をたどるだけでつくることができる。また、製薬会社どうしは競合関係にあり、いつも紳士的にふるまうとはかぎらない。全体の目標に向かってチーム体制を敷くより、最新流行の薬を独自の成分で組み直して市場に出したほうが、手っとり早く収益になる。

現在、多くの新薬が、競合他社よりほんの数週間の余命を延長できるというだけで承認されている。タルセバ（一般名エルロチニブ）は、生存期間をたった一〇日延ばすことを示した試験に基づいて、すい臓がんの治療薬として承認された。そもそも、この一〇日という数値もあてにならない。製薬会社が薬のテスト回数を増やせば、そのうち一つか二つは他社の薬よりいい結果を出すこともあるだろう。

臨床試験の結果が本物か、たまたま好成績だったのかを判断するのに「P値〇・〇五」というものがよく利用される。簡単に言うと、同じテストを二〇回くり返せば、同じ結果が一九回出て違う結果が一回出るだろうという基準だ。これはいい結果でも悪い結果でも同じだ。もしあなたが、二〇種類のフレーバーのジェリービーンズをつくって二〇グループのがん患者に食べさせれば、まったくの偶然で生存期間がちょっと延びるフレーバーが一つ見つかる。

がんの薬はジェリービーンズとは違い、ラボ検査と動物実験で効果のあった「生物活性物質」を含んでいる。しかし、毎年多くの薬が開発されテストされていることを思えば、その中には、ヒトの臨床試験で実際には生存期間を延ばしていないものが統計の網の下をすり抜けていたとしても不思議はない。それに、もしその統計値が製薬会社にとって都合がよくなければ、そのときはマーケティング部門の出番だ。私は最新薬の説明書に、小さな文字で「統計的に有意ではないが臨床的に意味がある」と書かれているのを見たことがある。

どこまで経済的合理性があるのか?

プレシジョン・メディシンによるがん治療にはもう一つ、このコンセプト自体に内在する問題がある。これまで「大腸がん」「乳がん」といった分類による多数集団に向けてやっていればよかった薬の開発は、DNA解析と分子解析のおかげで「特定のアクション可能な変異を有するがん患者」というかつてない少数集団を対象にできるようになった。とはいえ、本来、製薬会社のビジネスモデルは潜在市場が数千人やそれ以下では成り立たない。彼らは多数集団に同じ薬を売ってこそ事業が継続できる。小児がんのような希少ながんの治療薬の開発を引き受けてくれる製薬会社がないことは先にも述べた。そんな状況で、同じく対象者の少ない変異を標的にした薬の開発に、どれだけ力を入れるだろう?

わずかに余命を延ばすだけの高価な新薬がつくり続けられるのは、製薬会社にとってそれがいちばんラクだからだ。患者や一般市民は、新薬をほしいと言う。それならと、慈善団体や企業、大学または政府系の研究機関は、がん遺伝子の変異を標的にした薬をつくるための研究に大金を投資する。規制当局は、できるだけ多くの新薬をできるだけ早く承認するよう努力する。そして製薬会社は、市場に出すからには少なくとも一億ドルの利益が出る薬しか開発しないと言う。がん遺伝子をめぐる創薬事業複合体で、結局犠牲になるのは私たちだ。大金持ちで十分な保険に入っているい人でないかぎり、こうした薬を飲み続けるのは金銭的に不可能だ。

こういう話をすると、人々の完治を望まない影の悪者が世の中を操っている、といった陰謀論を連想する読者がいるかもしれないが、それは明らかにお門《かど》違いだ。がんの研究者も製薬会社のスタッフもみな人間だ。私たちはみな、家族や友人、同僚など身近な人をがんで亡くす辛さを知っている。

製薬会社は、もちろん新薬を市場に出すのにぜったい欠かせない存在だ。そのための大規模研究と製造を担ってくれるところはほかにない。長期にわたる臨床試験と承認プロセスに必要な費用をも負担してくれている。それでも、多くの製薬会社は同じ方向だけを見て同じ方法しか考えないという点で責めを負うべきだ、と私は思う。そして、生存期間を数か月延ばす薬を市場に出すだけで一〇億ドルの見返りを得られるのなら、製薬会社にそれ以上いいものをつくろうというインセンティブは生まれない。これは、子どもに試験でDの成績をとったら車を買ってやると約束するようなものだ。そんな約束で、子どもがAの成績をとるために必死で勉強するはずがないではないか。

過去二〇年で、がんの生存率はかなり改善した。イギリスではがん患者の五〇パーセントが診断後少なくとも一〇年生きられるようになったが、残りの五〇パーセントはそうならない。それをどう見るかは、グラスに半量入っている水を見て、半分入ったと満足するか、まだ半分しかないと不満に思うかだろう。真に画期的な方法もいくつか生まれた。子宮頸がんのスクリーニング検査、急性骨髄性白血病のグリベック、精巣がんのシスプラチン、小児がんをめぐる大きな前進、そして免疫療法（現時点では限定的だが）。しかし、進行した転移がんに対する真に画期的な方法を探す道のりは、まだまだ遠い。人生は短く貴重で、もう時間がないという人はたくさんいる。そして、がんがある程度まで大きくなれば耐性ができるのは避けられない。私から見ると、新薬の数が増えればがんの完治する日が近づくとは、とうてい思えない。

あなたのがんに特定の変異が見つかったとする。そのおかげで、少し長く生きられるかもしれないが、そうでないこともある。あなたのがんに増殖を駆り立てるドライバー変異が見つかったとする。その場合も、いい結果になることもあれば逆のこともある。現時点で、その変異に対する標的薬を使えば生存期間が確実に延びると言えるだけの信頼に値するデータはない。悪いがんを良いがんに変えることはできない。

これまでと同じようにドライバー変異を見つけてそれをブロックする薬をつくるだけでは、これまでと同じ結果しか得られず、さらに少数の患者集団に向けた高価な薬をつくり続ける未来しかない。この方法でも生存率は少しずつ上がるかもしれないが、それではいつまでたっても変革は望めない。ヴィナイ・プラサードは数年前、『ネイチャー』誌の評論でこんなふうに指摘した。

がん治療におけるプレシジョン・メディシンには夢がある。個人の遺伝子に合わせた個人専用の治療ができるとなれば、だれだってそれを望む。タイムマシンを使う医療には夢がある。がんが広がる前の時点に戻り、その小さながんを取り除くことができるとなれば、だれだってそれを望む。だが、どちらも二〇一六年現在では不可能だ。技術的にも、経済的にも、将来的な見通しという点でも。ところがどういうわけか、前者の方法のみ、夢ではなく現実のように言われている。そのレトリックに乗って、私たちは自分自身を騙しながら一か八かでやっている。

このままでいいはずがない。もっといい方法を探さなければ。

複数の薬をカクテルする

腫瘍医と研究者に、標的療法に耐性がつく問題をどうすればいいのだろうかと尋ねたら、彼らの答えはおそらく「カクテル」という四文字に集約されるだろう。複数の抗がん剤を組み合わせる多剤併用療法（カクテル療法）は、一九五〇年代からあった。ニューイングランドの小児科医シドニー・ファーバーが先駆者となり、死に至る病であった白血病に苦しむ小児患者に薬の併用が試された。ファーバーの試みは成功し、十分な寛解（病気の症状が軽快して正常な状態に戻ること）をもたらした。それを見た人々は、いつの日か、正しい組み合わせで薬を併用すればどんながんも完治するだろう、と期待した。

化学療法の多くは、細胞内で異なるメカニズムを発揮する二つかそれ以上の薬を組み合わせて投与される。たとえば、ホジキンリンパ腫に対するＡＢＶＤ療法の場合、アドリアマイシン、ブレオマイシン、ビンブラスチン、ダカルバジンの四種類の薬を併用する。アドリアマイシンはＤＮＡ鎖をゆるめる仕組みに干渉し、ブレオマイシンはＤＮＡを破壊する。ビンブラスチンは細胞分裂に必要な仕組みの邪魔をし、ダカルバジンはＤＮＡ鎖をくっつけて分離できないようにする。しかし、四種類の薬の複合副作用は激烈になることがある。患者を治療中に苦しませるだけでなく、心臓障害や不妊症を引き起こしたり、二次的ながんまで発生させたりすることがある。

抗がん剤のカクテル療法は、白血病、リンパ腫、一部の固形がん（とりわけ精巣がん）の長期的な生存率を向上させるのにまあまあ成功したが、すべてのがんに完璧な組み合わせがあるはずだという期待は外れた。がんの中には抗がん剤をつぎつぎ追い出す強い抵抗性を示すものもあるし、がん細胞側が別の方法を進化させて逃れる可能性はつねにあるのだ。

カクテルの考え方は、がんのプレシジョン・メディシンにおいても持ち上がった。腫瘍のＤＮＡを解析し、ドライバー変異を探し、できるだけ多くの変異を標的に薬のカクテルを投じて進化を封じこめようという理論だ。一九九〇年代半ばにＨＩＶ感染（エイズ）のための併用療法が数多く開発されたことも、この考えを後押しした（エイズのカクテル療法も、ファーバーの初期の併用療法が元になっている）。

エイズのカクテル療法が開発される前の製薬会社は、ウイルスであるＨＩＶがつくり出す分子を標的にする薬の開発と試験をしていたが、ヒトに投与すると効果は限定的だった。ＨＩＶはすぐに進化して耐性をつけ、感染症が怒濤《どとう》のように戻ってくるのだ。転機が訪れたのは、免疫学者デイヴィッド・ホーと数学者アラン・ペレルソンが、ウイルスが三つの異なる薬に同時に耐性をつけるよう進化する確率が一〇〇〇万分の一であることを示す数式を構築したときだ。これを転機に生まれた三剤併用のＨＡＡＲＴ療法は、ＨＩＶ陽性患者の寿命をふつうの人の寿命に近いところまで延ばすのに成功した。

がんにおいても、標的薬の併用は、確率論的に同じだと思われた。二種類の薬ががん細胞内の二つの経路をブロックすれば、がんは二つの経路で共に耐性をつけるよう進化しなければならないが、がんが同時に二つの耐性を得る可能性は限りなく低い。仮に、一個の細胞が一種類の標的薬に耐性をつける頻度がまあまあ低い場合、たとえば一〇万個のうち一個だとすると、小さな腫瘍にはたいてい一億個以上の細胞が含まれているため、そこには少なくとも一〇〇〇個の耐性細胞がいると考えられる。その薬で治療すると九九・九九九パーセントのがん細胞は死ぬだろうが、わずかに耐性細胞がいるだけで再発する。この悲しい出来事は、毎日、世界中の病院でいやになるほど起こっている。

二種類の薬を併用するとハードルは一気に上がる。それぞれの薬が異なる方法でがん細胞を殺せば、一個の細胞が両方に対する耐性をつける可能性は一〇〇億分の一だ。もちろん限界はあり、あまりに大きながんや、急速に進化中のがんには追いつかない。実際、二剤併用療法の臨床試験は、多くの研究者が期待したほどの成功を収めていない。とはいえ、三剤か四剤まで薬を増やせば、一個の細胞がすべてのメカニズムに耐性をつけることはまずありえない。ここで重要なのは、作用する経路やメカニズムができるだけ違うバラエティに富んだ薬を組み合わせることだ。だが、ミー・トゥー・ドラッグだらけの現状ではそこがネックになる。

材料のバラエティが限られているから、腫瘍医は似たようなカクテルしかつくることができない。もし私がバーテンダーで、戸棚に一〇種類のウォッカ、三種類のベルモット酒、ピーチ・シュナップス、そして二〜三種類のフルーツジュースが入っているとすると、私はマティーニ、セックス・オン・ザ・ビーチ、スクリュー・ドライバーのカクテルをつくって客に提供することができる。だが、オールド・ファッションドやマルガリータを提供することはできない。いまの標的薬の戸棚もそれと同じだ。

先端テクノロジーを投入する

ロンドンのインスティテュート・オブ・キャンサー・リサーチ（ICR）のビッサン・アル＝ラジカニ率いる研究チームは、カクテル用の戸棚の中身をなんとか増やそうと、ビッグデータと機械学習を使うことに取り組んでいる。まず、がん細胞の中で変異していることがわかっているドライバー遺伝子四七〇個を選び、その遺伝子がコードするタンパク質のうち薬の標的に向く一二〇種類を抽出した。つぎに、がん細胞内の分子間の相互作用を洗いざらいたどり、どのタンパク質とどのタンパク質がシグナルの交換をしているか、そうしたシグナルにより別のスイッチをオン・オフしているかどうかを調べ上げた。

アル＝ラジカニらはこのようにして、がん細胞内のソーシャルネットワークすべてを地図化した。その地図はいくつかの「ハブ」を中心にクモの巣状に広がる、航空路線図かインターネット接続に似たものとなった。それぞれの「ハブ」は、潜在的に薬の標的になりそうな遺伝子群を表している。残念ながら、現行のがん治療の標的はどれも、ネットワークの片隅にある二〜三個のハブのまわりに集中している。その標的だけをどれほど激しく叩いても、それ以外の大部分は無傷で、がんはその自由な迂回路《うかいろ》を使って耐性をつけ、育ち続ける。

アル＝ラジカニらは、この地図を使って、ネットワークを故障させるに十分なほど広範なハブを複数、標的にする治療法を探している。ICRでは、ラボで育てた約五〇種類のヒトの大腸がん細胞で試験管内実験をした。それによると、二つのシグナリング・ハブを攻撃する二剤併用療法ではしばらく細胞増殖を抑えておけたが、どんな二つの薬の組み合わせでも最終的にはすべてのがん細胞に耐性ができた。一方、細胞が傷ついたとき細胞死させない分子の一つをブロックするよう設計された薬を追加した三剤併用療法では、がん細胞側は全戦全敗となった。三番目の標的はネットワークの地図上で離れた場所にあり、細胞がこの三つの薬に耐性をつけるよう進化するのは実質的に不可能だとわかった。

希望のもてる結果だ。とはいえ、培養皿で育てたがん細胞でのラボ実験で効果が認められたとしても、そこからヒトの患者に使える安全で効果的な治療法ができるまでには長い長い道のりがある。そもそも大学や企業のラボから生まれた薬のほとんどは途中で消える。平均すると、新しい治療薬の九割以上がその道のりのどこかで打ち切られるのだ（この道程の途中では「奇跡」とか「ゲーム・チェンジャー」などと呼ばれたこともあっただろうに）。たとえ臨床試験まで進んだとしても、その半分は効果を何も示さずに終わる。

もちろん、研究に多大な投資をした製薬会社は、開発した薬にほんのわずかでも有効性がありそうだとわかれば、何が何でもそれを規制当局の承認ラインに乗せる。それでも、うまくいかない。多くの薬が、困難な道のりをたどってはるばるヒトに試されるところまで来て、しかも参加する患者たちに時間と身体を捧げさせてなお、ほとんど効果がないと判明する。悲しいほどにショックである。

細胞から動物（たいていマウス）、動物からヒトへという薬剤開発の流れは常道となっているが、ひょっとすると、この道筋をたどるだけではうまくいかないのではないか。マウスのがんを治す新薬を見つけるところまではうまくいく。だがそのほとんどは、ヒトのがんという複雑な生態系に入れると思うように作用しない。この問題に対する解決策の一つは、オルガノイドを使うことだ。オルガノイドは患者から採取したサンプルをラボで育てた三次元の「ミニ腫瘍」で、培養皿にいる二次元がん細胞やマウスに移植した腫瘍よりも、リアルなふるまいをしてくれる。研究者らは現在、多種多様ながんからこうしたオルガノイドをつくり、それを使って耐性の問題を克服できるような新薬とその組み合わせをふるいにかけようとしている。

別の先端テクノロジーとして、マイクロ流体を用いた「臓器チップ」がある。これは、親指大のガラス製スライドの上に、本物の臓器に存在する管を模した微細な流路をつくり、そこにさまざまな種類のヒト細胞またはヒト組織からとった分子と、がん細胞、そして細胞が生きるのに必要な栄養一式を加えたものだ。これも人工的な装置には違いないが、マウスよりも操作や測定がたやすく（実験用に使うマウスの数を減らせるので動物福祉にも貢献できる）、新薬を大規模にハイスループット検査する際の共通基盤になってくれそうだ。いずれ3Dプリンターと化学物質と細胞で、組織あるいは臓器全体をラボでつくり出せるようになることを思えば、臓器チップの将来的な可能性はさらに広がる。

アル＝ラジカニはいつの日か、患者個人の臓器あるいは体全体までも正確に再現できるチップをつくり、患者の血中成分と投与されている薬（高コレステロールならスタチンというような）を加えるところまで行けたら、と考えている。そこに患者のがん細胞を入れて、どんな薬の組み合わせなら最大の効果と最小の副作用のバランスになるかをシミュレーションするのだ。

がん治療のカクテル用戸棚を充実させるための、別の好機もやってきた。二〇一九年、ゲノム編集のツールＣＲＩＳＰＲ（クリスパー）を使って三〇種類のがん細胞を遺伝子ごとに切断する、という野心的な研究の最初の結果が発表された。研究者らは、たった一個の遺伝子をノックアウトするだけで、がん細胞を殺せるという事例を六〇〇〇以上見出して、潜在的な新薬の標的を六〇〇〇個増やした。

ただし、この六〇〇〇個の遺伝子の多くは薬剤開発の標的に向かない。健康な細胞の維持に欠かせない遺伝子を標的にすることはできないし、遺伝子からつくられるタンパク質に薬をはめこむポケットや割れ目がない場合も不可能だ。こうした対象不可の標的を除いていくと、見込みある遺伝子は六〇〇個ほど残った。しかもその大半は、いわゆるミー・トゥー・ドラッグのレパートリーにはないものだ。

クリスパーやオルガノイド、マイクロ流体チップのようなテクノロジーを使って、個々のがんに照準を合わせた新薬の標的を見つけ、多剤併用の最適の組み合わせを決めるというアイデアは、プレシジョン・メディシンに向けての大きな希望だ。しかし、個々のがんに完璧に合ったオーダーメイドのカクテルをつくっても、ヒトの体がそれに対応できなければそれまでだ。

エイズの併用療法の場合、ウイルスのつくり出す分子とヒト細胞のつくり出す分子が根本的に違うので、抗ウイルスに特化した薬はヒト細胞をそれほど傷つけず、比較的高用量でも許容できる。薬の開発者らはこれを「治療濃度域が広い」と表現する。一方、がんは自分自身の細胞からスタートするので、がんの中にある変異分子を標的にすると健康な細胞まで巻き添え被害にあう可能性がとてつもなく高い。併用する薬の種類を増やせば増やすほど、治療濃度域は狭くなり、ついには消えてしまう。

最後の大きなハードルは、科学ではなく規制当局の側にある。いま現在、新薬のほとんどは、承認を受けるためにまず単体での有効性を臨床試験で実証しなければならないのだが、これが無意味なことはみなさんでもすぐにわかるだろう。単体の薬では、いや二剤併用の薬でさえ、あっというまに耐性がついてしまうのだ。別々にではなく相乗的に作用するよう設計された多剤併用療法を承認するための道筋は、いまだ確立されていない。たとえそれができたとしても、がん細胞集団では刻々と変異がシャッフルされている。そこに治療という選択圧が加われば、なんとか生き延びる細胞が出てくる可能性は否定できない。

さて、モグラたたきの先に行くにはどうしたらいいのだろう？　その解決策は、特定の変異を標的にするという現行の流れの中にはおそらくない。この方法では必然的に細胞に耐性をつけさせてしまうからだ。それなら一歩引いて、がん内部にある変異した風景をまるごと眺め、どう取り組むのが最善かを考える方向に目を向けてみてはどうだろう。

ジョッシュの症例

ジョッシュ・バーンファザーは最悪の遺伝性変異を受け継ぎ、色素性乾皮症《かんぴ》という病気を患っている。これは、紫外線によるダメージを修復する物質をコードする遺伝子が働かないために生じる遺伝性疾患だ。彼の肌は日光に敏感に反応し、外出するときは日焼け止めと長袖の衣服、重くて黒いヘッドギアが欠かせない。どれほど厳重に警戒していても、顔には紫外線の損傷による茶色い斑点がたくさんできてしまう。これまでに発生した皮膚がんの数は多すぎて、いちいち覚えていない。三〇年の人生で少なくとも一〇回はあっただろう。そのたびに切除手術を受け、なんとか切り抜けてきた。

二〇一七年の初めごろ、これまでとは別の、おそろしいがんが見つかった。左眼のすぐ上に、勢いよく成長する血管肉腫ができていたのだ。血管肉腫はすぐに切除され、眉をおおうように皮膚移植もされたが、時すでに遅しだった。数か月後、あごが腫れているのに気づいた。血管肉腫のがんがリンパ節に広がっていたのだ。そのときは化学療法、放射線療法、標的療法でなんとか抑えたが、二〇一八年一一月には肺と肝臓、そして心臓周辺の裏層に転移していた。呼吸をすることさえ苦しく、医者からは、クリスマスを越せるかどうかわからないと言われていた。

そのときの彼は、自分の命を救うことになる女性とまだ会っていなかった。

がんゲノムをまるごと眺める

臨床遺伝学者のセレナ・ニック＝ザイナルががん研究の世界に来たのは、治療法を探したいという情熱よりは、むしろテクノロジーへの関心からだった。彼女は次世代シーケンサーに魅せられた。がんゲノムをまるごと、高速、低コストで何十、何百、何千と解析する扉を開いた革新的なＤＮＡ解読技術である。

二〇〇九年、彼女がケンブリッジのウェルカム・サンガー研究所に大学院生として入ってきたころ、研究員たちは遺伝子変異のカタログを参照しながら、ひたすらがんの分類をしていた。[*2] このころにはもう「乳がん」のような分け方ではなく、特定の変異セットの有無で振り分けるようになっていた。そうした「腫瘍タイプ」は少なくとも一〇種類あった。大腸がんでは少なくとも四種類見出されており、それぞれ固有の性質をもち、それぞれの治療戦略に対してよく反応していた。

しかし、データをとるサンプルが数百、数千と増えるにつれ、一つとして同じがんは無いことが明らかになった。同じ組織からスタートしたがんでさえ、あるいは同じサブタイプに収まるはずだと思えるがんでさえ、まったく違う変異セットを有していることがある。さらに、それぞれのがん内部にある変異細胞クローンのパッチワークの多彩さが明らかになるにつれ、耐性をつけるよう進化する要素はいたるところにあるとわかった。

＊2　科学界で実績をつくるにはいいキャリアパスだが、がんの治療をしたい人には勧めない、とニック＝ザイナルは素っ気なく言った。

現在、ケンブリッジ大学の遺伝医学部門で自身の研究チームを率いているニック＝ザイナルは、特定の遺伝子に特定の変異があるかないかを探すだけではなく、ゲノム全体を見渡してそこから浮かび上がる遺伝子損傷パターンを探す、というアプローチをとろうと思った。たとえば多種多様ながんゲノムを比較して、共通する損傷パターンを見つけ出せば、そのパターンをつくり出しているプロセス、すなわちがんを駆り立てているプロセスがわかるかもしれない。そうすれば、それを治すのに効果的な方法も見つかるかもしれない。

こうして彼女らは、いろいろな種類のがんゲノムを比較し、共通して浮かび上がるパターンを抽出していった。個々のドライバー変異のリストをただ増やすよりずっと意味のあるデータが集まった。彼女がコンピュータでプレゼンテーション用のファイルを開くと、四七歳の女性から採取した乳がんの全ゲノム図が現れた。これは、「サーコスプロット」と呼ばれるゲノムを可視化するためのツールだ。大きな円の周囲を囲む環がカラフルに色分けされていて、それらを結ぶ直線や曲線が中央付近で交差している。子どものころよく遊んでいたおもちゃ「スピログラフ」で描いたマンダラ模様にも似ている。

サーコスプロットには、腫瘍サンプルにあるすべての変異が示されていた。それらは互いに重なり合うように積まれていて、TRACERx研究（一六二ページ参照）でしていたような、個々の変異細胞集団に分けることはしていない。円そのものは二三対のヒト染色体すべてを端から端まで並べたところを表している。赤いドットの輪は、DNA一文字のスペルミスをすべて拾ったものだ。その内側にある輪は短い文字列の挿入と削除についての情報を示している。緑は付加されたDNA断片、ピンクは欠損したDNA断片だ。円の中心で交差する太い黒線は、染色体がまるごと入れ替わった箇所を示している。

今回の女性患者の乳がんは、遺伝子的に見ればごくふつうだ。ゲノムにはおよそ二〇〇〇個の変異があり、既知のドライバー遺伝子の不良が二～三か所ある。患者はホルモン療法にうまく反応し、完全寛解の状態にある。ニック＝ザイナルは、つぎの画像を出した。ぱっと見は、最初に見たのとほとんど同じ乳がんに思えた。およそ二〇〇〇個の変異を有するよく似たマンダラ図で、やはりホルモン療法に反応していた。だが、すぐに、素人目にもわかる違いに気づいた。こちらの図は先ほどの図よりごちゃごちゃしている。多くの線が中心を横切ってクモの巣のようになっており、赤と緑の部分が目立っていた。不思議なことに、この二つの乳がんには共通する遺伝子不良は一つもない。どちらも乳房という同じ組織から発生していて、同じようにふるまっているにもかかわらずである。

「一万一〇〇〇個の変異があり、その中には四〇〇〇個の欠損があります」とニック＝ザイナルは、くっきり浮かび上がったピンクの輪をなぞりながら言った。これは *MLH1* に変異がある場合に見られるパターンだ、と彼女はすぐに気づいたという。この遺伝子に変異があると「ミスマッチ修復」というプロセスが働かず、一部のＤＮＡ損傷を修復することができない。この変異は大腸がんにはわりあいよく見られるが、乳がんではめったにない。この患者はホルモン依存性乳がんの一般的な治療を受けることになっていたが、*MLH1* 変異が原因ならその治療法は効かないはずだ。

今回、ニック＝ザイナルらは、この患者の *MLH1* にドライバー変異を見つけることに成功したが、いつも見つけられるとはかぎらない。試しに同じような指紋を示すサンプルをすべて分析してみると、そのうち半分にしか *MLH1* またはそれに類する遺伝子の変異を見つけられなかった。典型的な乳がん遺伝子 *BRCA1* または *BRCA2* に変異のある乳がんでも、似たような不可思議な事象が生じている。これらの遺伝子は、ＤＮＡの二重らせんが完全に二つに切れた（二本鎖切断）箇所を修復するための各種機構の構成要素をコードする。また、どちらの遺伝子も変異があればゲノムに明らかな指紋を残す。ところが、明らかにこれらの遺伝子不良だと思える乳がんサンプルの多くに、どちらの遺伝子の変異も見つけられないことがある。

理由を探ろうと、ニック＝ザイナルは五〇〇名を超える患者の乳がんを調べた。その結果、一〇〇名以上に*BRCA*不良に特有の指紋を見つけた。そのうち二二名には、どちらかの遺伝子に既知の家族性変異があった。三三名は、以前は未知だった家族性変異を有していたことがわかった。二二名は、子宮で発生中に新たな*BRCA*変異を拾ったと判明した。ここまでの約三分の二の女性は、損傷パターンから想定される変異が実際に見つかったケースだ。ところが残り三分の一の女性には、*BRCA*不良に特有の指紋があるにもかかわらず、当該遺伝子に既知の変異が見つからない。未知の変異または未知の要素があるのだろう、とニック＝ザイナルは言う。

がんゲノム全体を眺めて損傷パターンを見出すことは、治療戦略の立て方に直結する。たとえば*BRCA*不良らしきがんであれば、迂回路になっているバックアップ用ＤＮＡ修復経路をブロックするＰＡＲＰ阻害剤という薬が役に立つ。バックアップを含めたＤＮＡ修復機構がすべて使えなくなれば、がん細胞は致命的なダメージを受けて死に絶えるからだ（合成致死性を利用した治療法として知られている）。こうした治療法は現在、既知の*BRCA*変異が遺伝子検査で見つかった患者だけが適格とされている。だが、ニック＝ザイナルの研究からは、そうした既知の変異が見つからない患者にも同じ治療法が役に立つ可能性が示された。

「この知見をぜひクリニックに届けたいですね」と彼女は力をこめて言った。「仮に、五人に一人の乳がん患者が、特定の変異をもっていなくてもＰＡＲＰ阻害剤に反応するとしたら、本来治せるはずの患者を見過ごしていることになります」

この話から私たちが学べるのは、変異探し一辺倒の流れを減速したほうがいい、ということだ。この流れをいくら追いかけてもおそらく答えは見つからない。多くの場合、特定遺伝子のDNA配列に変更が生じたくらいで、細胞の行動を変えることにはならないようだ。細胞の行動を決めるのは遺伝子のスイッチだ。スイッチのオン・オフをつかさどっているのは、エピジェネティクスとして知られている、DNAを包んでいるタンパク質に付加されたり削除されたりするあらゆる種類の旗印と分子タグだ。そして、がん細胞ではエピジェネティクスが混乱していることが知られている。染色体の再配列は、細胞核の中でDNAがどう並ぶかに影響を与えるだろう。不活性遺伝子が強い活性化因子の横に並んでいれば、その不活性遺伝子が「忙しい場所」に引きこまれ、そこでスイッチをオンにさせてしまうようなことがあるはずだ。

私たちはこうしたエピジェネティクスの影響を、遺伝子そのものの中にある文字配列の変異だけを見て知ることはできない。むしろ、全体的な損傷パターンとその下に横たわるプロセスをしっかり眺め、それを標的とするよう試みるべきだ。町の治安をよくするために犯罪組織と戦う場面を想像してみてほしい。チンピラ一人ひとりの身元を洗うより、まずは犯罪の手口を見つけるのが先決だ。その手口をたよりに捜査網をかければ、より早く犯罪集団の首根っこを押さえることができるだろう。

セレナ・ニック＝ザイナルはこの種の分析を、血液検査やCTなどと同じようにがん診断のルーチンワークに組み入れるよう働きかけている。彼女のチームには、二四時間以内に腫瘍サンプルからサーコスプロットを作成する態勢ができている。二四時間というのはアクション可能な変異を探すのに使われている現行のDNAシーケンサーより速い。医者は忙しいし、検査と診断法は市場にあふれかえっているから、この種の検査は単純明快でなければならない。彼女らは手始めに、*BRCA*不良にありがちな損傷パターンを見つけられるよう、腫瘍サンプルに錯綜《さくそう》している変異の山をふるいにかけて、シンプルに可視化できるソフトウェアを開発中だ。医者がぱっと見て理解でき、治療方針を立てられるようなソフトウェアをめざしている。

ゲノムの損傷パターンから治療法を探す

ニック＝ザイナルは、がんゲノムに浮かび上がる損傷パターンを手がかりに正しい治療法につなげようとあちこちに働きかけるうち、ヒヴァ・ファッシヒと手を組むことになった。ファッシヒは、色素性乾皮症の患者のためのイギリスの国民サービスを運営している。そう、ジョッシュが患っている色素性乾皮症だ。こうしてニック＝ザイナルは、二〇一七年に切除されたジョッシュの血管肉腫のサンプルにたどり着いた。

ジョッシュの細胞は紫外線による遺伝子損傷を修復することができないため、日光による損傷の痕跡があちこちにあった。ニック＝ザイナルは私に、ジョッシュのがんゲノムのサーコスプロットを見せてくれた。あらゆる紫外線変異による赤いドットが密集して輪になっていた。ここまでは想定内だ。しかし遺伝子解析をしてみると、彼は血管肉腫だと診断されていたものの、遺伝子レベルで言うところの血管肉腫ではなかった。彼のがんゲノムに見つかった八〇万個の変異のうち、診断どおりならあるはずの「血管肉腫遺伝子の変異」は一つもなかったのだ。

もっとよく調べてみると、ごちゃごちゃとある紫外線の変異指紋にまぎれてひっそりと、別の損傷の跡があった。それは目立たないが、腫瘍サンプルのごく一部の細胞だけに存在していた。紫外線による変異が起こる場所の一つに、DNAポリメラーゼ・イプシロンという酵素をコードする遺伝子*POLE*がある。この遺伝子は正常なら、細胞分裂のときDNAを高精度で複製する。*POLE*が機能不良だと、複製したばかりのDNAの「校正」ができず、ゲノムのあちこちに数千のスペルミスが生じたままになる（超過剰変異と呼ばれる現象だ）。これは一見すると、すでに損なわれたゲノムの上にさらなるミスが積み重なったもののように思える。だが、ニック＝ザイナルが見つけた損傷の跡には大きな意味があった。*POLE*に変異のあるがんなら、免疫チェックポイント阻害剤に反応する可能性が高いからだ。

免疫チェックポイント阻害剤は、単に「免疫療法」と呼ばれることも多いが、グリベック以来の大発見として注目を集めている。がん細胞は免疫細胞による攻撃を抑制する仕組みをもっている。免疫チェックポイント阻害剤はその仕組みを阻害する。あるいは、がん細胞が免疫細胞に異物だと思われないようにするための信号を阻害する。[*3]

標的療法を受けるに値する患者かどうかは変異の有無を調べるだけでよかったが、免疫チェックポイント阻害剤に反応しそうながん患者かどうかを判断するためのマーカーを見つけ出すのはこれまで困難だった。だが、多種多様ながん細胞が混在する（不均一性の高い）腫瘍にチェックポイント阻害剤がよく効くことを示す証拠はどんどん増えている。なかでも、変異した*POLE*が存在することは（ゲノムにその影響を示す指紋があるだけでも）、チェックポイント阻害剤の効果が期待できる有力な指標の一つだ。免疫療法はジョッシュにとって唯一のチャンスだ、とニック＝ザイナルは確信した。

ジョッシュの医療チームは、彼に免疫療法の薬を処方してもいいかどうかを決める前に、ほんとうに*POLE*変異があるかどうかを確認するための遺伝子検査を要求してきた。ニック＝ザイナルは、ジョッシ

＊3　チェックポイント阻害剤と免疫療法の詳細は、ダニエル・M・デイヴィス著『美しき免疫の力——人体の動的ネットワークを解き明かす』（久保尚子訳、NHK出版）に詳しい。

ュの一次腫瘍のサンプルを検査ラボに送った。このときラボからは「反応なし」として戻ってきたが、彼女はあきらめなかった。彼女の分析によれば、*POLE*変異はジョッシュのがん細胞の一部にしか存在していなかったのだから、出現するなら一次腫瘍より二次腫瘍（リンパ節）のほうだと思っていた。彼女は検査ラボに、もっと多くのサンプルで検査するよう電話をかけまくり、結局相手が折れた。思ったとおり、一次腫瘍の別のサンプルとリンパ節のサンプルに「反応あり」の結果が出た。

それでも、免疫療法に進むにはまだ壁があった。ニック＝ザイナルがジョッシュの細胞を分析していたころ、イギリスの国民保健サービス（ＮＨＳ）は、この超高額な薬を使う対象を肺がんとメラノーマの患者に限定しており、*POLE*変異のがん患者には認めていなかったからだ。ジョッシュは最初の三回分の薬をもらうのに必要な六万ポンドを自費で支払わなければならない。裕福な家庭の出身でもない大学院生に出せる金額ではない。一つだけ選択肢があった。クラウドファンディングだ。

彼は二か月ほどで数万ポンドを集めた。故郷のヨークシャー東部の都市ハルに住む友人や家族からだけでなく、街角での募金箱、パブのクイズ大会、セーブ・ザ・チルドレンのクリスマス・チャリティまで、あらゆるところからかき集めて、免疫療法の第一期を受けるのに足りる資金が用意できた。二〇一八年一二月上旬、第一期の治療が始まった。

年明け一月に私がスカイプでジョッシュと話をしたとき、彼は免疫療法を開始してから初めてのＣＴ検査結果を待っているところだった。腫瘍医からは、命を救えるぎりぎりのタイミングだったと言われたそうだ。不安がないわけではないだろうが楽観的な口ぶりで、髪をそり落とした頭を前傾させてカメラに向け、かつて固くて大きなしこりがあった頭頂部がやわらかくなっているのを見せてくれた。二月、彼はクラウドファンディング・サイトの自身のページに「新着情報」を載せた。治療は順調で二〇一九年末まで継続することになった、副作用はほとんどない、と書かれていた。どうかうまくいきますように、と私は心の中で祈った。

進化から学ぶときが来た

では、進行転移がんの治療に関して、私たちはいま、どのあたりにいるのだろう？　がんのプレシジョン・メディシンに到達するまでには、まだまだ多くの時間とお金、努力がいる。一方、がん治療に現在使える薬はどれも、いずれほぼ間違いなく耐性がつく。製薬会社のミー・トゥー・ドラッグ依存体質はそう簡単には変わらない。多剤併用療法による混合副作用はそれほど有毒なものにはならないだろうという分析が出ているが、製薬会社は新しい標的や組み合わせを探すのに消極的だ。

免疫療法はひじょうに魅力的だが、全員に効くわけではない。ジョッシュが苦労したように、チェックポイント阻害剤に好反応が期待できるがん患者の適格基準は今後の改正を待たなければならないし、免疫系がうまく目覚めない患者にはそれを促す代替手段を探さなければならない。一方、相手のがん細胞は、自身の生息域をパトロールする捕食性の免疫細胞から逃れる方法を進化で手に入れたり、休眠モードに入って免疫細胞に検知されるタンパク質の産生スイッチをオフにしたりしてくるだろう。

将来的にがんの生存率を確実に上げようと思うなら、相手が使っている進化という武器の弱点および潜在力を正しく理解する必要がある。私たちはがんとのゲームでもっと賢くなるべきだ。そう、チャールズ・ダーウィンと同じくらいに賢くなろう。

第10章　進化を味方につけてゲームをする

映画『アベンジャーズ／インフィニティ・ウォー』を観た人なら、ヒーローの寄せ集め部隊が、宇宙の半分を消滅させるインフィニティ・ストーンを集める悪者サノスに戦いを挑むところを覚えているだろう。映画の終わり近くで、ドクター・ストレンジが破壊された惑星のがれきの中に座り、この戦いでヒーローたちを待ち受ける未来を予見するシーンがある。

「いくつ見える?」スター・ロードが尋ねる。

「一四〇〇万六〇五通り」ストレンジは答えた。

「こちらが勝てる未来は?」トニー・スタークが尋ねる。

沈黙。効果音。

「一つだ」

私にはこのシーンが、進行転移がんの治療への挑戦と重なって見える。相手側にあまりに多くの変異、細胞、脱出方法がありすぎて、こちら側には勝てる望みがないように思えるからだ。もし、ドクター・ストレンジのように私たちにも未来が見えたらどうだろう?　変異細胞に荒らされて崩壊した光景を見て、どんな治療なら効き目があるのかを予見できたなら?　化学療法は?　放射線療法は?　標的療法は?

免疫療法は？　悪いことが起きてからモグラたたき的に対処するのではなく、つねに運転席に座ったまま、右に左にとハンドルを切りながら、がんの進化を私たちの思いどおりに誘導することはできないのだろうか。

全部を殺さず、少し残す

フロリダ州タンパにあるモフィットがんセンターのビルの四階で、ロバート（ボブ）・ゲイトンビーらはがんとの戦いに新しい武器をもちこもうとしている。その武器とは、数学だ。

　臨床放射線科医としての教育を受けながらも数学に傾倒していたゲイトンビーは、実験生物学者、数学者、データサイエンティスト、物理学者、臨床医からなるチームを結成した。異分野の面々がいつでもどこでも話ができるよう、四階フロアのほとんどが固定壁のないオープン・プランになっている。中央に、気楽にディスカッションできるよう設計された大きな部屋があり、そこには黒板が並んでいる。計算するときはチョークと黒板でなければ調子が出ないと言う数学者のメンバーのために置いたものだ。ほかに、チョークの粉が苦手なメンバーのためにホワイトボードが一台と、パワーポイントのほうが慣れている数学者以外のメンバーのためにプロジェクターが一台、用意されている。

　ゲイトンビーは、一〇〇年以上前から農家を悩ませていた害虫、コナガがすべての農薬に耐性をつけてしまったという記事を読んだとき[*1]、これはがんをめぐる状況と同じだと気がついた。がんも治療薬に耐性がつくよう進化したら、もう拡大は止められない。

　ゲイトンビーが現行のがん治療で何より疑問に思うのは、薬が「最大耐用量」で処方されることだ。これは患者にとって耐えられないほどの副作用が出る直前の用量を投与し、一度にできるだけ多くのがん細胞を殺そうという考え方だ。薬の臨床試験の初期では、志願した被験者に、投与する薬の用量を少しずつ上げていき、重篤な副作用が出た瞬間にやめる、ということを試す。このテストで薬の最大耐用量が決まる。だが、遅かれ早かれ耐性がつくことを思えば、最大耐用量を投与するという方法はわずかな余命延長に対して害が大きすぎる。

コナガが農薬に耐性をつけてしまう問題に対し、農家は数十年前から「総合的害虫管理」という方法をとってきた。がんが遺伝子的に多様な細胞集団でできていて、その一部が治療薬に耐性をつけるのと同じように、害虫の群れにも遺伝子的に多様な集団が交ざり合っている。農薬に屈しやすい集団もあれば、農薬に耐性をもつ集団もある。ここで重要なのは、虫に農薬への耐性をつけさせるような遺伝子変異は、食料の奪い合いや繁殖競争においてたいてい不利になることだ。そのため、農薬に耐性をもつ集団は、ふつうの状況下では農薬に屈しやすい集団より優勢になることはなく、小さな集団のまま推移する。

そうした群れに大量の農薬を浴びせると、農薬に屈しやすい集団は全滅し、農薬に耐性をもつ集団だけが生き残ってライバルのいなくなった生息地で好きなだけ繁殖する。一方、農薬の量を少なくすれば、農薬に屈しやすい集団がそれなりに残って、耐性をもつ集団が増えすぎないよう抑制してくれる。

農家は、害虫を一匹残らず殺すのをやめ、手なずける道を考えた。畑の状況を定期的にモニターし、作物がある程度食い荒らされることは容認する。限度を超えて食い荒らされるようになったときだけ農薬を使うことにしたのだ。現在では、雑草その他、望ましくない生物種をコントロールするときも似たような

＊1　ゲイトンビーによると、この記事に引きつけられたのは、彼の嫌いなキャベツをコナガが食べると書かれていたからだという。

方法が使われているが、考え方はみな同じだ。根絶ではなく抑制をめざし、薬剤を与える場合は少量にして巻き添え被害を少なくする。この方法はまわりまわって、将来的に懸念されている超耐性株が出現する機会を減らすことにもつながる。

がんを手なずける

がんにも同じことが言えるのは明白だ。手術で完全に治るがんがあるが、これは病んだ枝を木から切り落とす、一匹の虫を踏みつぶす、離れた一区画に生えた雑草を引き抜く、といった方法に等しい。遺伝子的に均質ながんなら、シュッと化学療法のスプレーを吹きかけて、免疫系の捕食性細胞のモップで拭きとるだけで根絶できる（ナメクジ駆除法などがこれにあたる）。だが、進行転移がんはコナガと同じだ。広範囲に生息していて、使える薬がもうない。

がんが進化するという事実をきちんと認めるだけでなく、進化を味方につけることまで考えるときが来た。これまで私たちは、がんを根絶しようとベトナム戦争時の枯れ葉剤のように抗がん剤を投与してきた。だが、総合的害虫管理のような形でがんを手なずける方法があるはずだ。

ゲイトンビーは、腫瘍内にはいつも耐性細胞がいる、という前提からスタートすることにした。その耐性細胞は、増殖スピードが遅いので増えすぎることはなく目立たない。しかし、薬に反応するがん細胞が全滅すればそのあとを埋めるように勢力を広げるだろう。この場合、薬を最大耐用量にするのではなく逆に低用量にして、薬に反応するがん細胞の量をある程度保ち、そのがん細胞に耐性細胞を抑制させたほうがいい。もし、薬に反応するがん細胞が増えすぎたら、薬を増やして以前と同じバランスに戻す。ゲイトンビーはこの方法を「適応療法」と呼ぶ。敵がゲームに使っている適応進化プロセスで、敵にみずから失点させるよう誘う方法だ。

　適応療法の基本戦略はこうだ。がん細胞にとって、薬に耐性をつけることは治療中こそ役に立つが、治療していないときには何の得にもならない。得にならないどころか、薬に耐性をつけたことが生物学的に重荷になる。たとえば薬を追い出すのに使う分子ポンプにエネルギーの三分の一を投じることになれば、そのぶん増殖に使えるエネルギーは減る。耐性細胞が、薬への対処に専念する薬依存症になってしまうことさえある。たとえば、特定の標的薬に耐えるためにわざわざ生化学経路を変えてまで適応した細胞は、その標的薬がなくなれば生命維持さえおぼつかなくなる。治療をしていない通常の状況下では、耐性細胞はこうしたコストが重くのしかかり、増殖が遅れる。ゲイトンビーは薬剤耐性を、大きく頑丈な雨傘のようなものだと言う。雨が降っているときは便利だが、そうでないときは邪魔になり、あなたの行動の足かせとなる。

　かつて、周期的に治療をオン・オフするメトロノーム化学療法というものがあった。一時は注目を集めたが、臨床試験でそれほどの効果を示せずに消えていった。うまくいかなかった理由は、薬の効く細胞と耐性細胞が水面下で勢力争いをしていることを考慮していなかったからだ。どちらの集団が優勢かを知らず、ただ抗がん剤の用量を下げるだけでは、戦場で敵の部隊がどこにいるかを知らずに漫然と爆弾を落とすのと変わらない。たまたま命中することもあるかもしれないが、そんなことを続けていてはいずれ負ける。

　ゲイトンビーらのチームは、進化の力学を理解するために数学を使うことにした。ラボ実験で得られた測定値をもとに、薬の効く細胞と耐性細胞の増殖スピードと、薬投与による勢力争いの変化を法則化する一連の数式を考案した。その数式を使って、薬を与えたとき、その二集団がどれだけ拡大または縮小するかを仮想シミュレーションし、薬の用量と適切な投与タイミングを割り出した。これなら長期的にがんの成長をコントロールできると自信をつけたゲイトンビーらは、ヒトの卵巣がん細胞を移植したマウスでの実験を試みた。

腫瘍が小さなエンドウマメほどのサイズに成長したところで、マウスに抗がん剤のカルボプラチンを注射した。何も治療をしないマウスも数匹、対照群として残しておいた。治療群のマウスは二つのグループに分けられた。四日ごとに規則正しく規定量のカルボプラチンを投与する（メトロノーム化学療法を模した）グループと、適応療法をするグループだ。後者は、腫瘍のサイズを三日ごとに小さなカリパスで測定し、それに応じて薬の量を調節する。ゲイトンビーの計算に基づいて、腫瘍が大きくなれば薬を増やし、小さくなれば薬を減らす。

これは高度に人為的な環境で大雑把にやった実験ではあったが、結果は目を見張るようなものだった。卵巣がんが移植されてから六か月後、規定量を投与されたマウスの腫瘍は、四倍の大きさに成長していた。治療されなかった対照群のマウスの腫瘍よりも大きくなるほどだった。一方、適応療法を受けたマウスの腫瘍は当初のサイズから変わらなかった。途中で少し大きくなったり小さくなったりはあったものの、目的は十分に果たしている。

もちろん、この卵巣がんマウスモデルでは単に運がよかっただけかもしれない。別の種類のがんを別の薬による適応療法でも試す必要があった。ゲイトンビーらは引き続き、二種類の乳がん（ホルモン療法が効く乳がんと、それが効かないトリプルネガティブ乳がん）をマウスに移植し、パクリタキセルという薬を規定投与と適応療法投与とで比べた。

最初の卵巣がんマウスモデルの論文から五年後、モフィットがんセンターはやっとのことで「マウス用のMRI装置」を購入した。おかげでゲイトンビーらはより精密に腫瘍サイズの測定ができるようになった。もう一度同じ実験をして、同じ結果が出た。適応療法を受けたマウスの腫瘍はサイズが小さいまま変わらず、期間が長くなるにつれて薬の用量を少しずつ減らしていった。薬の投与を中止しても腫瘍のサイズが安定しているマウスまでいた。効果は明白だった。

いよいよヒトへの試験に進める段階に来た。マウス実験は卵巣がんと乳がんだったが、最初にヒトで試すときは前立腺がんの患者にしようとゲイトンビーは決めていた。純粋に、運用上の理由からである。適応療法のカギとなるのは腫瘍の大きさのモニタリングだ。体内のがん細胞の量に応じて投与量を変えるには定期的な数値測定が必要だが、できれば体を傷つけない非侵襲的な検査でモニタリングしたい。患者に頻繁にCTやMRIの検査を受けさせるのは手間もコストもかかるうえ、CTについては患者に何度も放射線を浴びせることになる。だが、前立腺がん細胞はPSAという物質を出してくれる。この物質は単純な血液検査で測定できるので、近隣の医者にやってもらうことが可能だ。完璧ではなくても十分に役立つ方法だった。

ゲイトンビーは、モフィットがんセンターの前立腺がん専門医のジンソン・チャンとチームを組んだ。チャンはマウス実験の結果を見て、臨床試験の際にはぜひチームに加わりたいと言っていた。被験者は、前立腺の進行転移がん患者のうち、高額な新薬ザイティガ（一般名アビラテロン）以外のあらゆる治療薬を試したという狭い条件の中から少人数を選んだ。進行転移がんともなると、たいていの患者は平均一八か月の余命延長を期待して通常の薬物療法を受けており、その後に耐性が出現して再発していたからだ。

ゲイトンビーとチャンのチームは寝る間も惜しんで適切な数値を数学モデルに突っこみ、典型的な前立腺がんに存在しそうな細胞集団とそれらが反応しそうな薬を選び、同時に運用面での実行可能性を検討した。計算は複雑だったが（ゲイトンビーは委員会を怖がらせては不利になると思い、臨床試験の申請書には数式をあえて書かなかった）、アイデアそのものはシンプルだった。試験の開始時に被験者全員のPSA値を測定する。それからアビラテロンを一日の規定用量でスタートし、四週間ごとにPSA値を測定し、三か月ごとにCTと骨のスキャンをする。

PSA値が開始時の半分に落ちたら薬を中止する。そして待つ。数週間後になるか数か月後になるかは患者次第で、腫瘍が育ち始めるとPSA値が上昇する。開始時と同じサイズまで戻ったら、アビラテロンを再開し、そのサイクルをくり返す。そう、少なくともアイデアだけ見ればエレガントだった。

実際には、この試験で最初の患者を見守っているあいだ、ゲイトンビーは精神的にくたくたになった。彼はこの方法がうまくいくと確信してはいたものの、患者へのアビラテロン投与を初めて中止したときと、PSAが上昇に転じたときは胃がきりきり痛んだという。

「もし私たちの考えが間違っていたら、という不安が頭から離れませんでした」と彼は、当時のことを思い出しながら言った。「がんが戻ってくるのを待つわけですからね。冷や冷やしっぱなしです。いまは少し余裕が出てきましたが、それでもまだ慣れません。マウスではなく人間が相手ですから。害を与えるようなことはぜったいにしたくありません」

害を与えるようなことをしたくないという強い思いから、彼らは試験に参加する患者を探すときにふつうでは考えられないほど時間をかけた。最初に三人の患者で試し、そこで想定されている腫瘍の縮小と成長のサイクルが見られなければ、この試験を迷わず中止することも固く決めていた。数学モデルの計算によれば、一回のサイクルは三か月から一年半とされていた。実際、そのサイクル期間は患者ごとに大きな開きが出た。だが、ゲイトンビーらは、患者によってサイクル期間が違うということが、自分たちにどれほどの心労を与えるかまで想像していなかった。最初の三人のうち一人は、投薬を再開するレベルにまで腫瘍サイズが戻るのにほぼ一年かかった。これはもちろん患者にとってはいい話だが、ゲイトンビーらにとっては長い長い一年となった。

薬を中止して、ただ待つ、というのは試験に参加する患者の理解が最も得にくい部分だった。薬が効いて腫瘍が小さくなってきたときに、なぜ薬を中止するのか？　そして、がんが戻ってくるのを何もせずに待つのか？　被験者のうち二人は、このことがどうしても納得できなかった。PSA値が半分に落ちたとき、その二人はこのまま薬を続けたいと強く希望した。そのとおりにすると、二人ともすぐ再発し、結局、亡くなった。

逆に、適応療法の考え方を完璧すぎるほど理解してくれた患者もいる。ゲイトンビーは私に、ロバート・バトラーという患者の話をしてくれた。石油業界で技師をしていたイギリス人のバトラーは、リタイア後、フロリダ州タンパで悠々自適の暮らしをしていたが、二〇〇七年に前立腺がんと診断された。ホルモン療法と放射線療法ではがんを抑えることができず、最後の望みをかけて適応療法の臨床試験にやってきた。

私がモフィットがんセンターを訪問した二〇一八年五月、バトラーは一〇期目のアビラテロン治療中で、この臨床試験における余命延長の最長記録を保持していた。元技師の彼は、がん細胞集団どうしのバランスを保つよう薬を飲んだりやめたりするというこの戦略を、室温が一定以下になると自動的にスイッチの入るサーモスタットのようなものだと理解した。室内温度はスイッチが入ったり切れたりするたびに少し上がったり下がったりするものの、トータルではまあまあ一定に保たれる。

腹をくくってアビラテロンのローラーコースター治療に乗ることを決めた患者たちにとって、結果はかなり満足のいくものだった。二〇一七年末に発表された予備報告では、一一名のうち一〇名の患者が完全に安定していることが示された。彼らのがんは平均二七か月のサイクルで拡大と縮小をくり返しながらうまくコントロールされていて、一般的な薬物療法で予想される余命をまる一年余分に延ばしていた。残りの一名は、計算どおりの反応が得られず悪化した。もう一つの朗報は、患者たちに投与されたアビラテロンの量が、一般的な治療を受けた場合の全投与量の半分で済んでいることだ。なかには一年のうち一か月しか薬を飲まなくていい患者もいる。副作用はごくわずかで、重篤なものは一つもない。

適応療法は、薬剤耐性細胞の集団を患者の体内でコントロールしてがんを安定させるのが目的だ。だから耐性細胞はいつも存在し、増殖している（かなりゆっくりではあるが）。その耐性細胞の集団がいつなんどき優勢になってもおかしくない状態だが、ゲイトンビーの数学モデルによれば、治療回数二〇期ほどまではバランスを保持できそうだという。

二〇一九年二月、私はフランスのパリで、ゲイトンビーの同僚であるジョエル・ブラウンが最新の結果を発表するのを聞いた。この臨床試験には、計一六名の男性患者が参加した。平均すると、被験者は再発までの期間を二倍に延ばせた。うち一名は四年間も乗り切った。残念ながら、最終的には全員が、薬剤耐性細胞の勢いが増して再発した。それでもほとんどの被験者はまだ生きており、ほかに残されている数少ない治療選択肢に挑んでいる。いずれにせよ、この試験に参加した患者は全員、規定どおりアビラテロンを服用している患者群よりはるかに成績がよかった。どの角度から見ても、この試験は成功だった。そう、効いたのだ。

今後の課題は？

適応療法は、理論的にはどんな種類のがんに対しても使えるはずだ。そのためにはもちろん、数学モデルをつくるのに十分な情報とデータを集め、腫瘍の成長度を定期的に測る方法を見つけなければならない。現状でのいちばんの課題は測定法だ。患者に何度も画像検査をしなくてすむような、簡単で安価で非侵襲的な測定法の開発が、切に求められている。

この分野で見込みのあるアイデアに「リキッド・バイオプシー」がある。腫瘍から血液中に漏れ出るがんのDNAまたは細胞の濃度と遺伝子組成を分析する、というコンセプトだ。PSA値のような、腫瘍の量を外から確認できる分子をこの方法で探すこともできるだろう。治療に反応してがんがどう変化するのかを、リキッド・バイオプシーでモニタリングすることには大きな期待が寄せられている。最適な治療法を選んだり、がんの診断に用いたりすることにも利用できそうだ。幅広い将来性が期待できるアイデアである。

最大耐用量でがんを攻撃するのではなく、バランスを保つことをめざすのなら、長期的なコントロールに向く薬を探す必要も出てくる。適応療法というのは、できるだけ多くのがん細胞を破壊するのではなく腫瘍内のバランスを保つことをめざす治療法なので、これまで「効果が薄い」と思われてきた薬のほうが向いている可能性がある。そうした薬には強い殺傷力はないが、副作用が少なく、長期的に見て毒性が低い。

製薬会社の棚には、ラボ実験または臨床試験で効果が十分でないとされた物質がたくさん積まれている。こうしたものを、適応療法の文脈で見直す時期が来たのではないか。また、寄生虫を駆除する薬や心臓病の薬など、すでに承認済みで他の病気に使われている薬が多数ある。[*2] それらの多くは毒性が低い。最大耐用量を投与するという従来型の考え方では「効かない」とされるだろうが、適応療法でなら役に立つ可能性がある。おまけとして、古くからある薬は特許が切れていることが多い。通常、製薬会社は特定の薬を承認後の一定期間、独占的に売ることが認められている。特許とは、その薬の直接の開発コストだけでなく、その薬の陰でお蔵入りしたいくつもの失敗作にかけたコストを回収するための権利だと考えればいい。だが、特許期間が終わると同じ薬がジェネリック薬として安く製造されるようになる。安価な薬でがん治療ができるとなれば、医療保険制度を提供する行政側にとっても、あまり豊かでない国々にとっても、ありがたい話だ（それを製薬業界が指をくわえて見ているはずはなく、何かしら利益を得る手段を考えてくるだろうとは思うが）。

モフィットがんセンターの臨床試験の結果は、転移性前立腺がんを進行させずに生存期間を二倍に延ばすことを示してみせた。つぎつぎ生まれる標的薬が数か月しか延ばせないのに比べると、効果はあまりに明白だ。もしこれが、新しいキナーゼ阻害剤だったら、製薬会社は大急ぎでそれを登録するだろうが、彼らはこれまで進化の観点からがん治療薬を開発することに関心を示してこなかった。完治させるのではなく長期的にコントロールするというアイデアは、「特効薬」「プレシジョン・メディシン」「より高価な薬」といった話の流れの中で、いつもわきに追いやられてきた。皮肉なことに、適応療法をめぐる状況は、陰謀論者がよく言う「製薬会社は人々を治すことより病気にさせることに関心がある」を体現する形になってしまっている。まあ、何事も、世の中に認められるまでには時間がかかるということだ。

おとり薬、二重拘束、良性ブースター

適応療法の話を初めて聞いたとき、私はぞくぞくするような興奮を覚えた。わずかな利益しか得られない標的療法に傾いている流れが、変わるかもしれないと思った。モフィットがんセンターの前立腺がん試

験のニュースが広まると、アメリカのほかの病院でも同じ方法を試しているという話が伝わってきた。ゲイトンビーらのチームは現在、新たな前立腺がん研究に乗り出している。適応療法を、ほかの選択肢がなくなってから試すのではなく、第一選択肢としたらどうなるかという研究だ。年単位、あるいは数十年単位でローラーコースター治療を維持できるとわかったら、進行がんはいずれ、長期慢性病と同じ位置づけになるだろう。

しかし、私が個人的に興奮しているだけでは、医者や規制当局、患者を納得させるには不十分だ。一回の臨床試験と数回の動物実験の結果だけで浮かれるのは、まだ早い。いまいちばん求められているのは、もっと多くの患者で、もっと多くの種類のがんで、何度も何度も効果を示すことだ。

現在、がんの種類を広げた適応療法の試験が計画されている。患者数の多い転移性乳がん、希少で致死的な小児がん、脳腫瘍などで、ほんとうに生存期間を延ばせるかどうかを見ようというものだ。前立腺がん試験の被験者全員に耐性が現れたように、ほかの種類のがんでも耐性はいつかは現れるだろうが、そのときは第二のあるいは第三の治療を選べばいい。これもモグラたたきには違いないが、かなりゆっくりとしたゲームになる。

進化と数学の原則を使ってがんを手なずける、あるいはその延長で完全に消す、というアイデアは、ほかにもたくさんある。なかでも私のお気に入りは、「おとり薬」を使うという方法だ。がん細胞が耐性を

＊2　（二八五ページ）ReDO（がんへの薬見直し）プロジェクトは、他の病気への既存の薬からがん治療に見込みがあるものを選び出すために、各国の研究者が協力している。取り組みの詳細については、www.redo-project.org を参照のこと。

つけるとは、多くの場合、大量の分子ポンプのスイッチをオンにすることを意味する。薬から被害を受ける前に、その薬を細胞外に押し出すためだ。これらのポンプは莫大なエネルギーを消費するが、細胞が生き延びるためには必要な経費だ。ゲイトンビーらは、古くからある高血圧の薬ベラパミル（毒性はほとんどない）を耐性細胞に与えると、その細胞はそれを追い出そうとポンプをフルスピードで回転させること、それにかかりきりになり増殖のためのエネルギーが残らないことを見出した。

その間、非耐性がん細胞が繁殖競争で相対的に有利になり、増えたとしても、治療期になると殺されるので減る。適応療法にベラパミルのような「おとり薬」を組み合わせて、耐性がん細胞を忙しくさせておけば、休薬期間に耐性がん細胞が増殖して勢力をつけるのを防げるかもしれない。薬に耐性をつけることで損をする、という状況をつくってやるのもよさそうだ。たとえば、もし耐性がん細胞が特定の栄養素に頼っているなら、その栄養素を得にくい環境にしてやれば、耐性がん細胞は生きづらくなり、非耐性がん細胞より優勢にはならない。

もう一つの画期的なアイデアは、進化理論の「二重拘束」と呼ばれる状態（二つの矛盾した要求を受け、どちらかに応じると他方から脅かされる状態）をつくり出すことだ。このアイデアは、がん細胞をある進化経路に誘導し、その後にがん細胞が自衛できないような新たな脅威にさらす、というものだ。自然界で、ヘビとタカという二種類の天敵がいるネズミを想像してみよう。このネズミは開けた場所にいればタカに食われ、地中にいればヘビに食われる。集団としてのネズミはこのとき、進化の二重拘束にあり、どちらか一方の生息地だけに適応することができない。がんの場合、互いに排他的な耐性メカニズムをもつ二種類の治療法を使えばこの状態をつくり出せる。ある薬に反応しないよう適応進化すると、別の薬に対しては反応しやすくなってしまい、結果的にその二つの薬が存在するところでは繁栄することができなくなる。

さらに別のコンセプトとして、カルロ・メイリー（第1章で紹介した、放射線に耐性をもつ海綿動物の研究者）が提唱する「良性がん細胞ブースター」がある。これは、腫瘍内にいる良性で非侵襲性のがん細胞と、悪性で侵襲的ながん細胞のうち、前者のほうに生存競争が有利になるような物質を薬として与え、後者が増えるのを抑えようというアイデアだ。ただし、この方法を実行するには必要な条件がある。良性がん細胞は、もし手に負えなくなったとき、簡単にコントロールできなければならない（たとえば抗がん剤によく反応するなど）。また、良性がん細胞の増殖力がそもそも、悪性がん細胞のそれより高くなければならない。コンピュータ・シミュレーションによれば、良性がん細胞ブースターは進行転移がんのコントロールに有効なようで、後期ステージにこの療法を適用した場合でも再発を防ぐのに効果がありそうだという。このロジックは、がん予防にも応用できそうだ。健康な細胞が増殖しやすいような環境を用意して、がん細胞や前がん細胞など好ましくない細胞を締め出すのである。メイリーらのチームは現在、このアイデアを現実世界でどのように使えるかを探っている。

メイリーらはこれまでに、培養皿で育てた細胞を使ったラボ実験でこのアイデアを実証した。食道の正常細胞と前がん細胞（バレット食道）がいるところにブースターとしてアスコルビン酸を加えると、正常細胞が増えて、前がん細胞を追い出したというのだ。アスコルビン酸は一般的にはビタミンCとして知られており、果物や野菜に含まれている。サプリメントとしても売られている。サプリメントやフルーツジュースを飲めば食道がんを抑制できるのかどうか、そこまではわからない。私自身、一件のラボ実験だけを根拠にビタミンC摂取を予防法として勧めるつもりもない。[*3] とはいえ、正常細胞とがん細胞で、あるいは良性がん細胞と悪性がん細胞で、適者生存の競争をさせるというコンセプトには大いに興味をそそられる。あとは、そのコンセプトを体現するための方法を見つけるだけであり、そのためにはもっと体系的な研究が必要となるだろう。

種の絶滅から学ぶ

私がこれまで話してきた進化を利用するという方法は、あくまでがんが増えすぎないようコントロールするためのもの、慢性病のように長くつき合っていくためのものだった。しかし、この同じ方法を、がんを完治させるために使うことはできないだろうか？

がんの完治とは、体内からすべてのがん細胞集団が消えることであり、これは生物種であれば絶滅を意味する。絶滅は地球の歴史で何度も起きている。気候変動、小惑星の衝突、病気の流行といった不可抗力で起きることもあれば、ヒトによる乱獲などが原因のこともある。かつて地球にいた生物種は九九パーセント以上が消滅した。もし本気でがんとの戦いに決着をつけようと思うなら、数のうえでも遺伝的多様性の点でもがんとは比較にならないほど大規模な自然界の「種の絶滅」から、学べることはたくさんある。

絶滅と聞いて私が最初に思い浮かべるのは、六六〇〇万年前の大量絶滅だ。小惑星が地球に衝突し、地球上にいた動植物の四分の三が消えた。このとき、大型恐竜はすべて絶滅したが、うんと小さな恐竜が生き延び、進化して現在の鳥類になった。[*4]

たいていの種の絶滅は、そこまで劇的でなく、もっとひっそりと進行する。最初のきっかけは、何らかの打撃だ。天敵に集中的に食べられる、乱獲される、生息地が失われる、環境条件が変わるなどで、個体数が急減する。生き残った小集団はつぎの変化に弱い。小集団は遺伝子多様性が小さく、危機に直面したとき適応や進化できる幅が狭い。近親交配のせいで病気が流行するとあっというまに広がることもある。

このような不運が二〜三回続くと、集団全体が消滅する可能性は一気に高まり、その先にはもはや絶滅しかなくなる。

ゲイトンビーは、進化生物学者ジョエル・ブラウンとの共著論文で、絶滅の例としてヒースヘン（ニューイングランド・ソウゲンライチョウ）のことを取り上げた。ヒースヘンは大型のライチョウに似た魅力的な野鳥で、北米大陸にヨーロッパ人がやってきたとき東海岸に広く生息していた。入植者はヒースヘンを狩ったり食べたりするのに夢中になった。感謝祭に欠かせない七面鳥は、そもそもヒースヘンだったという説もある。

ヨーロッパ人の入植が広がるにつれ、ヒースヘンの生息域は縮小した。一八七〇年にはニューイングランド沖のマーサズヴィニヤード島にいる五〇羽だけとなってしまった。この鳥を救おうと立ち上がった島民のおかげで、二〇年で個体数は二〇〇〇羽にまで回復した。だが、運命は残酷だった。繁殖地で火災が起き、その後二年ほど異常低温の冬が続いた。とどめに感染症がやってきて、わずかに生き残っていた個体をなぎ倒した。地元民から「ブーミング・ベン」と愛称をつけられていた最後の一羽が、一九三二年に息絶えた。

植民地の拡大と乱獲は「第一の打撃」として作用し、ヒースヘンの個体数を激減させた。集団が小さくなると、地理的および遺伝子的ボトルネックに追いこまれる。つまり、限られた場所で少ない個体間で繁

＊3 （二八九ページ）がん治療に高濃度ビタミンC摂取を勧めた有名人に、ノーベル賞受賞者で生化学者のライナス・ポーリングがいる。この主張は臨床試験による確たる証拠がないにもかかわらず、インターネット上で無数に取り上げられている。
＊4 恐竜ががんだとすると、小惑星は最大耐用量の薬にあたる。生き延びる小さな恐竜は耐性細胞で、やがて翼を得て、体内のいたるところに糞をまき散らす。

殖することになり、ますます危険な状況になる。その後の第二、第三、第四の小さな打撃は不可抗力だった。いずれにせよ、ヒースヘンはすでに絶滅への道に入っていた。

自然保護活動家は世界のあちこちで個体群と生息地の縮小を調査している。そこから、絶滅リスクを可視化して救済戦略を立てるための、数学モデルや遺伝子モデルが開発されている。がんも人体という生息地に暮らす細胞集団であるなら、同じモデルを使えるはずだ。もっともその目的は、絶滅させないためではなく、絶滅させるためとなるのだが。

ゲイトンビーとブラウンは論文で、同じような考え方がすでに小児の急性リンパ性白血病の治療法に使われていることを指摘した。その治療法は、死ぬのが確実だった病気を一〇人のうち九人を治せる病気に変えたが、いま話したような「種の絶滅」モデルから編み出されたものではない。医者らが試行錯誤しながら長年かけて見つけ出したものであり、それが偶然にも、ヒースヘンを絶滅に追いやったのと同じ方法だったのだ。まず、集中的な化学療法による「第一の打撃」で大量にがん細胞を殺す。すると少数のがん細胞が生き残る。つぎに、別の作用機序の薬で「第二の打撃」を与え、最初の薬に耐性のある細胞を殺す。その後、第三、第四の打撃を与える。

ゲイトンビーらは、このモデルを使えば長年の試行錯誤をすっとばして、がんの絶滅を誘導する計画を立てることができるのではないかと説いている。自然界の種の絶滅と同じように、腫瘍内にあるがん細胞集団の個体数と遺伝子多様性をまず減らし、そこで生き残った小さい集団をつぎつぎと追いつめる。残念ながら、現行のがん治療はそうなっていない。たとえば進行前立腺がんの場合、アビラテロンのようなホルモン阻害剤を最大耐用量で長期にわたって投与する。どのくらい長期かというと、腫瘍が縮小するまではもちろんのこと、それが再び拡大するまで、つまりアビラテロン耐性のがん細胞が出現して数を増やすまでだ。[*5]この段階で医者はやっと別の化学療法に切り替え、そのループをもういちどくり返す。

しかし、絶滅させることをめざすなら、がん細胞が耐性をつけて再び増えるまで待つのは無意味だ。がん細胞の数と多様性が減っているときに叩いたほうがいい。二番目の薬を使うのに最適のタイミングは、アビラテロンによる「第一の打撃」を与えた直後だ。そのとき生き残っているがん細胞は、アビラテロンを追い出すのに多大なエネルギーを使って消耗しているため、「第二の打撃」で息の根を止められる可能性が高い。この方法は直感的に理解しにくいため、「最初の薬が効いているのに、なぜ薬を変えるのか？」と思う医者や患者は少なくない。だが、がんを根絶させるには従来の方法よりずっと効果的だ。

ゲーム理論に学ぶ

進化学と数学の知識でがんに取り組むゲイトンビーらにとって、がん治療は一種のゲームだ。命にかかわる病気の治療をゲームと呼ぶのは不真面目だという人もいるかもしれないが、「ゲーム理論」はじつによくできた数学ルールで、個体間（ヒトや細胞を含む）のあらゆるかかわり合いを説明するのに役に立つ。がん細胞が薬にどう適応し反応するかのルールを理解すれば、がん細胞がゲームで負けるように仕向けることができるはずだ。

何より、こちら側には全体を見渡す力がある。腫瘍医は理性ある動物だ。先を見通して、どの薬をいつ使うか、つぎにどうすべきかを考えることができる。がんの側は単純に反応することしかできない。薬の存在、低酸素、栄養の枯渇といった選択圧が生じるたびに、ただ反応するだけで、先まで考えて準備する

＊5　適応療法は耐性細胞がここまで増えないようにする方法だが、目的は抑制であって絶滅ではない。

ことはしない。巨大恐竜はそれまで繁栄を謳歌《おうか》していたが、小惑星の衝突という地球環境の激変を境に絶滅へと向かった。がん細胞も、適応進化が追いつかないほどの状況の激変があれば、絶滅への道をたどるだろう。

このように、私たちは過去から学んで予見することができるのだから、その能力を使わない手はない。「じゃんけん」のようなゲームはプレイヤーが同時に動くが、医者対がんのゲームはプレイヤーが交互に動く「シュタッケルベルク競争」だ。これはドイツの経済学者ハインリッヒ・フォン・シュタッケルベルクが提唱したゲーム理論で、先導者（最初のプレイヤー）が絶対的に有利となる。追随者は先導者の動きへの対応に終始せざるを得ず、選択肢が限られる。

例として、「三目並べ」のゲームがある。3×3の格子の中に、二人が交互に○か×を書き入れるゲームだ。私は子どものころ、このゲームでいつも妹に勝っていた。先に書き入れたほうが有利で、たいてい勝つことを知っていたからだ。がんとのシュタッケルベルク競争でも同じことが言える。医者が最初に動けば、がんは治療開始時に追随者となり、医者はその後もかならず勝てるように動くことができるはずだ。残念ながら現状はそうなっていない。

腫瘍医は現在、治療薬を選ぶという最初の動きをしているにもかかわらず、耐性が出現するまで同じ薬を続けるせいで、その有利さを手放してしまっている。別の薬に切り替えたときには、がんの側が運転席に座っていて、その後の医者側の治療選択肢はすべてがんの動きに対する追随になってしまう。漫然と同じ薬を続けるのは、あなたが三目並べで最初に×をつけたあと、相手が○をつけるのを待ち、同じ×を同じマス目に書き入れているようなものだ。あなたはせっかく先導者だったのに、途中から追随者になってしまった。このゲームではおそらく負けるだろう。

私はモフィットがんセンターの四階にあるゲイトンビーのオフィスを見渡して、床に色つきカーペットタイルがチェス盤のように敷かれているのに気づいた。かなり大きなチェス盤だ。

「この部屋で、シュタッケルベルク競争のゲームをやってみませんか？」と私は提案した。

私たちはルールを決めた。私が医者で、ゲイトンビーががんだ。これは狩りで、彼を身動きできなくなるまで壁際に追いつめたら私が勝つ。私たちは、タイルを一つはさんで向かい合った。私は彼に向かってにやっと笑った。ゲーム開始だ。私はまず「従来型の最大耐用量療法」で先手を切り、同じ治療を効かなくなることが明白になるまで続けることにした。私は一歩前に出た。彼は一歩下がった。私はもう一歩、前に出た。彼は一歩、横に動いた――これは彼が耐性がつくよう進化したことを意味する。私はまた一歩、前に出た。私は彼のすぐ横にいるのだから、私の戦略を変える必要はないだろう。彼はもう一歩、横に動いた――彼と私はタイルを一つはさんで横に並んでいる。私はさらに一歩前に出て、完全に彼を追い越した。彼は自由の身で逃げ切った。私があわてて向きを変えても、もう追いつけない。彼の勝ちだ。たとえ私が、彼とタイルを一つはさんで横に並んだ時点で作戦を変えていたとしても、また彼が横に一歩動いたら私は永遠に追いつけない。

もう一度、やり直すことにした。今回、私は少しばかり賢くなった。私は一歩前に出た。彼は一歩下がった。私はもう一歩、前に出た。彼は左（私から見て左）に一歩動いた。私は彼を追いかけるように、左に一歩動いた。彼は一歩右に動き、元の場所に戻った。私も同じように戻った。私たちはしばらく、右と左を行ったり来たりするだけの膠着《こうちゃく》状態となった。いずれどちらか一方、あるいは両方が疲れて折れるかもしれないが、ゲームとしては事実上の引き分けだ。

さらにもう一度、やり直した。私はどうしたら勝てるか、やっとわかった。私はこれまでどおり、一歩前に出た。彼は一歩、左に動いた。私は彼の机の下にあったゴミ箱をつかみ、私の前にでんと置いた。そして、前回と同じように左に動いた。彼が前回のように横に動こうとしても、そこにはゴミ箱があって元の場所には戻れない。しかたなく、彼は一歩下がった。これをくり返して、私はついに彼を壁際に追いつめた。

「降参！」と彼は笑った。「いや、じつに楽しかった」

私が勝てた理由は三つある。まず、ゲイトンビーのオフィスは有限空間で、彼が動ける場所はそう多くなかった。つぎに、私は彼の動きをすべて見ることができ、それに応じてこちらの作戦を変えることも、彼がつぎにどう動くか予測することもできた。おまけに私には先導者としての優位性があり、つねに運転席にいて先に動くことができた。最後に、私には秘密兵器があった。ゴミ箱だ。

がん細胞は、ヒトゲノムすべてを対象にシャッフルしたり粉々にしたりできるとはいえ、選択肢は有限だ。がん細胞が選択圧に適応する遺伝子経路は多々あるが、それで到達する結果は似たようなものに集約される。進化は私たちより賢いかもしれないが、私たちには科学という心強い味方がついている。数百名、数千名のがん患者の進化的反応を調べていけば、がん細胞側が使っている「攻略本」はきっと見つかる。その攻略本を先に見て、相手の出方を予測してからゲームを開始すればいい。

それができるようになるためには、まず、患者個人のがんに何が存在するかを測定し、免疫細胞や支持細胞を含むあらゆる細胞を地図化し、分子レベルの生息環境を把握しなければならない。つぎに、がん細胞が異なる薬にどう反応するかを探り、最も効果がありそうな薬を選ぶ。そして何が起こるかを観察し、そこから学び、同じような遺伝子プロフィールをもつがんであれば治療後に同じように再発するかどうかを観察し、その予測可能性がどの程度信頼できるかを確かめる。最後に、私たちは最適な第二選択薬を、つぎからつぎへと投与できるようにならなければならない。あるいは、耐性獲得ルートをブロックする薬（ゲイトンビーのオフィスにあったゴミ箱に相当する薬）を見つけ出さなければならない。それができたら、私たちは進化の運転席に座り続け、がんを私たちの望む方向に誘導することができるだろう。

がんと私たちとのゲームは複雑で、ゲイトンビーのオフィスでやった追跡ゲームより、むしろチェスに近い。それでも私たちは勝てる方法を見つけられるはずだ。チェスのゲームでは、駒の配置がどれだけ変わってもルールは不変だ。ビショップは斜めに動く。ナイトはジャンプできる。クイーンはどの方角にも行ける。がんと同じくチェスも、最初の一手からチェックメイトまで、駒の動かし方次第で展開が変わる。何も考えずに同じ動作だけを続けていて、うまくいくはずがない。

ラッキーなことに、私たちには高度に発達した知能がある。がんは、宿主が死ねば自分たちも死ぬ運命にあり、せっかく学んだ進化トリックを次世代に手渡すことができない。一方、私たちは千差万別のがんの症例からさまざまなことを学び、それをつぎの症例で適用したり、別のことを試したりすることができる。もちろんゲームが予想外に展開したときには戦略の見直しが必要になる。それでもルールブックさえ頭に入っていれば、五つか六つ先の打つ手まで見通せるグランドマスターになれる。がんは毎回、学習経験なしにやってくる新入りなのだから、グランドマスターならいつだって勝てるはずだ。

死を無駄にしないために

ボブ・ゲイトンビーにとって、進化の原則を無視した新薬開発と承認プロセスは、早急に変えるべきものだ。耐性が出現するのはもはや既成事実なのに、そうなったときのことを考えずに新薬を市場に出し続けて、いったいどうするつもりなのか。殺虫剤の製造会社が新製品を売り出すときには、耐性管理計画を提出することが義務づけられている。将来予想される耐性メカニズムを説明し、それを避ける方法を示さなければ承認は下りない。では、なぜ、がん治療薬の試験と承認も同じようにしないのか、とゲイトンビーは問う。

問題は、研究者や医者が、進行したがんに治療薬が効かないという事実に向き合うことを避け、効かない理由を追究しようとしないことだ。だれしも自身の失敗は見たくないものだが、とりわけ医者と製薬会社の幹部は目をつぶりがちだ。同じように人の生死を左右する航空業界であれば、飛行機事故が起きるたびに徹底的に対処するだろう。全機を地上に留め置き、ブラックボックスを回収して原因を究明し、安全装置を整備して、同じことが二度と起きないようにする。

がんで患者が死亡したときに、なぜ治療手順が見直されたり原因分析されたりしないのかについては、いくつか理由が考えられる。たとえば、飛行機事故なら遺族や政府が原因解明を強く求めて当然だが、がん死の場合は遺族がそこまでするのはやりすぎだ、という社会通念があるだろう。製薬業界と規制当局が、ほんのわずかな余命延長で利益を得ることに慣れてしまい、患者と家族の真のニーズを忘れてしまったというのもあるだろう。

医者からすると、批判されたり責められたりしたくないという保身心理も働くだろう。あの判断でよかったのか、もっとほかにやりようはなかったのか、と考え直すのは怖いものだ。ほんのわずかな医療過失を見つけては訴訟を起こそうと虎視眈々《たんたん》としている人々がいるのも事実だ。医者の職業的権限とパターナリズム（父親的干渉）を盾に、われわれは精一杯のことをしました、効かなかったことに対してはだれの責任でもありません、と言ってしまったほうが安全だろう。がんの場合、遅かれ早かれ死ぬというあきらめもある。余命を倍に延ばしたところで、九割の患者が二年ももたない現状では、革新的な治療法など期待しても無駄だと思ってしまう。こうして、将来をもっとよくしようという士気は下がる。

最後のハードルは、情報収集に関することだ。個人のがんが薬にどう耐性をつけてきて、どのように宿主の命を奪ったのかを知るためには、たくさんの腫瘍サンプルが必要だ。だが、愛する人ががんで亡くなったとき、残された者には悲しみや怒り、喪失感、これ以上苦しまずにすむという安堵《あんど》感まで、あらゆる感情が渦巻く。葬儀の準備などの手続きに加え、そうした感情の整理に忙しいときに、遺体を研究に役立ててもらおうと思いつく人は少ない。がんで死んだことが明らかな場合は検死解剖されないので、そこで腫瘍サンプルが採取されることもない。がん研究には決定的に重要な材料であるにもかかわらず。

だが、状況は少しずつ変わりつつある。研究者はあえてこのむずかしい話し合いを患者や家族とするようになった。支援団体は、以前は遺族感情に配慮して沈黙を保っていたが、いまでは積極的に資金集めをするようになっている。ユニヴァーシティ・カレッジ・ロンドンでは、マリアム・ジャマル＝ハンジャニ博士が「進行がんの環境に関する死後評価」という研究を進めている。がんの進化の最終段階を調べるために、患者の死後に腫瘍サンプルを採取させてもらうというこのプロジェクトは、ジャマル＝ハンジャニも運営にかかわるTRACERxの肺がん進化研究（一六二ページ参照）から生まれた。TRACERxに参加している患者は定期的に腫瘍サンプルを提供しており、その延長で死後も研究に協力したいとジャマル＝ハンジャニに申し出る人が増えてきたため、プロジェクトの立ち上げが可能になった。

このプロジェクトでは五〇〇名の患者を募ることをめざしている。参加者のほとんどは、脳腫瘍ないし全身に転移したあらゆる種類のがんを患いながら、まだ生きている。ジャマル＝ハンジャニと専門の病理学者らで構成されたチームは、参加者から定期的に採血し、血液中を循環しているがん細胞とそのDNAを調べている。そして死後すぐに、腫瘍サンプルと健康な組織のサンプルを採取する同意を得ている。体がまだ温かいうちにすばやく解剖するという似たようなプログラムはアメリカその他の国でも実施されており、そのプログラムに参加する研究所の数は着実に増えている。ロンドンの「進行がんの環境に関する死後評価」には、これまで一五〇名以上の患者がかなりの熱意をもって応募してきた。この研究に抵抗を示したのは臨床医の側で、患者側からはむしろ勇気づけられた。ジャマル＝ハンジャニは、参加を希望した患者の多くから「私が死んだら好きなだけ切りとってください」と言われたという。

がんの医療現場と研究界は、そして社会全体も、現実を直視すべきときが来た。これまでの失敗を認めないかぎり、先へは進めない。今後、がんとの進化ゲームに勝つためには、ともかく情報を集めなければ。

第11章　がんとのつき合い方

二〇一八年四月、まだ寒い朝九時に、私は友人のタムシンが毒を入れるのに付き添った。ロンドンのユニヴァーシティ・カレッジ・ホスピタル・マクシミリアン・がんセンターに到着し、いくつか検査を受けてから、私たちは化学療法用のいすが空くのを待った。それから二時間ほど、私はタムシンの気を紛らわせるために他愛のないおしゃべりを続けた。薬液がプラスチック袋からチューブをつたって彼女の胸に入っていく。私はなるべくそれを見ないようにしていた。その薬は光に反応しやすいので、プラスチック袋には鮮やかなオレンジ色のカバーがかかっていた。ハイキングに出かけるときに携帯する救命バッグと同じオレンジ色だった。そうか、これもまた救命処置の一つなのだ、と私は思った。

タムシンは二〇一七年のクリスマス直後に大腸がんと診断された。ちょうど私がこの本の執筆に向けて準備を始めたころのことだ。手術と化学療法を数ラウンド受けたあとの見通しは良好だった。不良細胞が全身に広がる寸前だったという。彼女は才気ある気象学者で、未来の地球に何が起こるかを予測するためのコンピュータ・モデルをつくる仕事をしている。そのため、自分自身の今後についても冷静に分析していた。彼女の予測によれば、彼女のがんは、若く体力があるという強みのおかげで危険性は標準的なエベレスト登山と同程度であり、治る見込みは年々上がっているという。登山に行くより都会のバーで飲んでいるほうが好きな私にはいい予測には聞こえなかったが、いずれにせよ、これは彼女がすでに出発している長くてつらい旅の話だ。

一年後の彼女には疲労の色が出ていたが、内面はずっと強くなっていた。私たちは、こんなのは一時的な災難で、すぐに思い出の一つになるよね、と希望を語った。しかし私は、がんを進化の観点で研究しているボブ・ゲイトンビーのような人たちから話を聞けば聞くほど、これでいいのかという疑問が大きくなっていた。もちろん答えは、これでいい、だ。こんにちの腫瘍医はみな最新のツールを使って、臨床試験のデータに基づく最善の治療法を選んでくれている。

過去一世紀における科学者と医者の努力のおかげで、イギリスではがんと診断された人の半分が、少なくとも一〇年生き延びられるようになった。だが私は、やはり、このままでいいはずがないと感じるようになった。反逆的な細胞が利己的な怪物になるまでの道のりを進化プロセスとして理解し、そのようにアップデートした思考回路で原因と予防と治療を見直さなければ、グラスのもう半分に水を満たすことはできない。

まず、現状で予算配分の最下位となっている予防を最優先にもってくるべきだ。つぎは早期診断だ。手術や最小の治療で治せる早い段階で見つけるのが理想だが、そのためには、ただ探すだけでは無意味で、悪い細胞とそうでない細胞を見分ける検査法の開発が急がれる。最後に、そうした網をすり抜けた進行がんに、より効果のある長期の治療法を見つけなければならない。

私はあちこちの科学会議や会見に出かけては、腫瘍医や研究者が同じような話ばかりするのを聞いてきた。われわれはこの薬の大量投与を試みたが再発した……。われわれはこの新薬を大量投与したが再び成長した……。スライドに映されるグラフの下向きの目盛りは失われた命で、人類はがんの薬剤耐性との戦いにことごとく敗北してきたことを示している。

腫瘍学の分野にいる多くの専門家が、なぜこの問題をもっと広い視野で、生態学的・進化的視点で見てこなかったのか、私には不思議でならない。ひょっとすると、ぴかぴかのオフィスにいる白衣の科学者にはある種の気取りがあって、泥だらけで地面を這《は》いつくばる生態学者から学ぶことなどないと思ってしまったのだろうか。しかし、彼らが会議室で発表した経験はどれも、耐性が出現するまで待つだけではだめだということを物語っている。進行がんを長期的にコントロールするカギは、積極的に計画管理することにあるはずだ。

ヒトは基本的に楽観的な考え方に流れやすい。精一杯やっている、少しずつ進歩している、努力はいずれ報われる、と思いたがる。だが、化学療法と標的療法は「進化のるつぼ」と化しているがんに強力な選択圧を与えるので、結局は悪化させることになる。すでに体全体に広がってしまった怪物たちをおとなしくさせる方法がいまだ見つからないのなら、現状としては、最善の治療は何も治療しないことだと受け入れるのも選択肢の一つだ。

高用量の化学療法や高額な標的療法を追いかけるよりも、症状と痛みをやわらげる緩和ケアを選んだほうが生存期間が延び、生活の質が上がることを示す臨床データは増えている。このことはもっと知られるべきだ。マサチューセッツ州ボストンのダナ・ファーバー・がん研究所が二〇一三年に調査したところ、重度の進行がん患者のほとんどが、集中的な治療で治る可能性は低いということをあまり理解していないという結果が出たという。医者や製薬業界、メディア、インターネットがこぞって新療法を称賛するせいで、心が最も弱くなっている人々は誤った希望を植えつけられている。

楽観的ではなく、現実的になろう。

がんのプレシジョン・メディシンと最大耐用量というパラダイムは、進行がんの患者を十分に長生きさせるという本来の目的を達成できなかった。もし、がんは正常細胞にエラーが少しずつたまっていって悪性化する遺伝子の病気だといまも考えているなら、その考え方のもとになっている体細胞突然変異説が、中年期になれば正常組織でさえ変異細胞のパッチワークになっているとわかった時点で成り立たなくなっていることを思い出すべきだ。がんは周囲の環境とともに変化し進化する複雑な生態系の病気だ、というように考え方をリセットしよう。変異カタログと分子標的リストばかり睨《にら》んでいないで、気象のような自然界の複雑系から何か学べることはないかと思いを巡らせてみよう。一つの特効薬でがんを治そうと考えるのは、ショットガンでハリケーンを止めようと考えるくらい無意味なことだと気づこう。

流れを変えよう

二〇一六年の夏、イギリスのケンブリッジシャー州にあるカンファレンス・センターに、科学者の一団が集まった。そこから見える距離にあるウェルカム・サンガー研究所では、ずらりと並んだDNAシーケンサーが、世界中の患者から集めた腫瘍サンプルのゲノムを昼夜を問わずに解読している。科学者らは、「がんに対する新しい考え方と語り方の指針」を作成するために集まった。成果は二〇一七年末に重厚な学術論文として発表された。進化と生態系の原則をがん治療にあてはめるにはどうしたらいいか、という枠組みを提案する文書である。

提案のメインは、がんを分類するときに「エコ・エボ」という指標を使うことだった。これまでのように、特定の変異があるかないかで振り分けたり、最初に見つかった臓器別に分類したりするだけでなく、がん細胞がどれだけ速く進化しているか、生息地でどれほど勢いよく育っているかを判断材料にしよう、という考えだ。エボ（進化）の部分は、腫瘍内の不均一性の度合い（大きな変異パッチが数個あるだけなのか、それとも小さな変異パッチが大量に散在しているのかなど）と、それが時間の経過につれてどれだけ速く変化しているかを評価する。周囲にじわじわと広がっているだけなのか、ギャング団抗争のように勢力地図がころころと入れ替わっているのか。ダーウィンが言った漸進的な進化論のように、ゆっくりと変異が蓄積されているだけなのか、それともゴルトシュミットが言った利己的な怪物論のように、染色体がめちゃくちゃになって進化爆発が起きているのか。

こうしたことを評価するには、詳細なＤＮＡ解析と、腫瘍内の細胞の三次元配置を知るための検査が必要になる。それを定期的にくり返して、どう変化しているかを見る必要もある。将来的には、変異の種類と配置パターンに基づいて、初期サンプルからその腫瘍が今後どう進化するかを予測することまで可能になるかもしれない。「エコ・エボ」のエコ（生態）の部分は定量化するのがむずかしい分野ではあるが、がん分類の指標には欠かせない。そのがん細胞の生息地は、栄養が少ない不毛の地か？　免疫細胞の見回りが厳しいか？　正常細胞との競争が激しいか？　それとも不良細胞のほうが生きやすい有毒な環境か？

エコ・エボ指標では、不均一性の大小、変異速度の高低、資源の利用可能性の良否、免疫系その他の脅威の大小という要素のすべての組み合わせを勘案し、がんを一六のタイプに分類する。現実にはまず起こらないようなタイプもあるが、それも含めて全体を頭に入れておくことは、個別の症例を診るときのいい判断材料となる。

すべての要素で点数が最低の腫瘍は、資源が少なく多様性に乏しい砂漠のような環境にある。こうした環境では進化も繁栄も起こらない。一方、すべての要素で点数が高い腫瘍は、多様な細胞集団が勢力地図をつねに書き換えている熱帯雨林のような環境で、新しい変異集団が絶えず出現しては、免疫細胞の攻撃に遭い、消されている。この中間の、多様性と資源に富む一方、脅威と進化速度が小さい腫瘍は、手入れされた庭のような環境だ。栄養に事欠かない多様な細胞集団が、免疫の攻撃にさらされることなく変異もあまり起こさず共存している。

エコ・エボ指標のいいところは、分類された一六タイプでどんな治療戦略が有効かを予測できることだ。多様性が乏しく、進化速度が遅く、すべての細胞に薬の標的になる変異があるようなタイプなら、一つか二つの標的療法で完全に制圧できるだろう。別のタイプでは、正しい順序で正しい選択圧を慎重に与えれば絶滅させられる、あるいは免疫療法で追い払えるかもしれない。多様性が高く、進化速度が速いタイプなら、適応療法で長期的にコントロールするのがいいだろう。有毒な環境を改善して、がん細胞にとって住みにくい生息地にするような「エコ療法」が向くタイプもありそうだ。

もちろん、ここまで実効性のあるシステムにするのは簡単ではない。まず、もっとたくさんのデータを集める必要がある。数だけでなく、データの中身も重要だ。腫瘍内部の三次元的な細胞配置を定期的に観測し、変化のようすを空間と時間で把握できるようなデータでなければならない。簡単に入手できる遺伝子データだけでなく、表現型、免疫細胞、微小環境およびそれ以外の体の状態といった情報まで集めることができれば、気象予報で使っているような高度なアルゴリズムを実装したソフトウェアに片っぱしから突っこんで、予測を吐き出させることが可能になるだろう。

お恥ずかしいことに、私はこれまで数学モデリングについて誤解をしていた。生物のプロセスを、アニメーションのようなものに落としこむだけかと思っていたのだ。実際の数学モデリングは、まず現実の細胞と腫瘍から取った測定値(腫瘍内にある細胞数、増殖速度、死亡率、栄養の量など)に基づく大量のデータを入力して、たぶんこうなるだろうとあなたが考える予測を出す数式に突っこむ。そして、開始時の状況その他のパラメータをセットすると、与えられた時間枠に何が起こるかという予測が出力される。そうしたら、その予測が現実の世界で観察されることと一致するかどうかを調べる。

もし一致しないなら、一致するまで数式を見直す。たとえば、細胞が動き回るという事実や、腫瘍中央部の酸素濃度は外縁部よりかなり低いという事実を、計算に入れてなかったのかもしれない。一致したなら、ひとまず成功だ。この数学モデルで「実験」をする。開始時の細胞数を変えたり、栄養の量を変えたり、死亡率を上げたりして、何が起こるかを見る（死亡率を上げるとは、治療薬を投与してがん細胞を殺す状況を模している）。数学モデルでの実験でバーチャル腫瘍の成長がスローダウンするか完全に止まったら、それは臨床試験で試す価値ありということになる。

この種のモデルを患者一人ひとりに使うこともできるだろう。個人の患者から得たデータを入力して、その患者にとって最善の治療法を進化的に適正な形で予測するのだ。少なくとも、いまよりずっと合理的なスタート地点に立てる。この種のモデルで最適解を見つけるまでひたすらシミュレーションをくり返す、というのも悪くはないが、この際だから分野違いのセミプロ、たとえば仮想敵の攻略に長《た》けたゲーマーに手伝ってもらうのはどうだろう？　これまでも、がん細胞のＤＮＡ変化を探したり、新しい銀河を探したりするのにクラウドソースを頼った例はいくつもある。それと同じように、がんの攻略法をゲーマーに考えてもらうのだ。イギリスのマンチェスターに住む高校生が、アメリカのフロリダで年金生活を送っている患者の治療スケジュールを組んでいるところを想像すると、なんだかわくわくしてくる。

それはそれとして、まずはこうした進化の観点を取り入れることの有意義さを、長期生存期間の改善という点で証明しなければならない。ボブ・ゲイトンビーらの前立腺がん臨床試験は幸先のいいスタートを切ってくれたが（二八四ページ参照）、一つのがんタイプにおける一つの試験だけではまったく足りていない。もっとたくさんパイプラインに送りこむ必要があるが、そのためには時間とお金がかかる。ほかにも乗り越えなければならない壁がある。私の友人タムシンのような気象科学者がつくりあげた気象モデルとシミュレーションに懐疑論が出てくるのと同じく、エコ・エボ指標による評価ががん治療を躍進させるという考え方に異を唱える人はかならず出てくる。製薬業界も立ちはだかる。彼らにとっては、自分たちが過去に開発した薬への耐性と戦う方法を考えるより、新たなキナーゼ阻害剤を承認させて収益を得るほうを選ぶだろう。

流れがなかなか変わらない理由の一つは、遺伝子に偏った研究が五〇年も続いたことだ。そのため人体を機械のように見たり、細胞の中の遺伝子と分子を電子回路かコンピュータ・コードの構成要素のように見たりする傾向が定着してしまった。分子生物学の革命が起きた一九六〇年代は、家庭用電化製品やコンピュータが生み出された時代と重なり、それらが歩調を合わせるように発展した。生態学や進化生物学は人体内部の働きとは直接関係しないとして遠ざけられ、細胞生物学と生理学も、体細胞突然変異説とそれに続くゲノム学のゴールドラッシュに押されてわきに追いやられた。

イスラエルの生化学者アイザック・ベレンブルムは、一九七四年にこんなことを書いている。

分子生物学が全盛期のいま、遺伝子コードは生物学の主流原則となり、われわれも過度にその影響を受けている。だが、一〇年か二〇年もすれば、主流原則は別の分野にシフトするはずだ。そしてこんどはそれが、がんの原因論に影響するようになるだろう。

一〇年か二〇年どころか、四〇年以上もかかっている。

私はこの本を書くにあたり、テオドシウス・ドブジャンスキーによる「生物学のすべては進化の視点がなければ意味をなさない」という言葉をどこかで引き合いに出そうと決めていた。進化生物学者のドブジャンスキーが初めてこの言葉を口にしたのは、米国生物学教師協会の一九七二年大会での講演だった。そのとき彼は、二〇世紀にもなって地動説を認めようとしない男の話をしていた。一九六六年のこと、アブドゥルアジズ・ビン・バズという族長がサウジアラビア王に、この国で流行している地動説——地球は太陽の周りをまわっていてその逆ではないという妙なうわさ——を取り締まるよう訴える手紙を書いたという。地動説は一六世紀にコペルニクスが発見して以来、常識となっている。この話を聞いてドブジャンスキーは頭をひねった。聡明なはずの族長が、多数の天文学者と物理学者が示している地動説の科学的証拠をなぜ知らないのか？　それでも地球は動く、の名言を聞いたことがないのか？　一通り考えをめぐらしたあとドブジャンスキーは、「族長は知らなかったのではなく、どれほどの証拠を突きつけられても動じないほど一つの考えに凝り固まっていたのだ。どのみち彼を説得しようとするのは時間の無駄だっただろう」と結論を出したという。

　生物学のすべてが進化の視点なしに意味をなさないのと同じく、がんのすべても進化の視点なしには意味をなさない。このシンプルかつ厳然たる事実を認めないことが、進行転移がんの予後がほとんど改善しない理由だ。この病気の根底にある進化の性質に本気で向き合わないかぎり、今後も改善しないだろう。進化のプロセスなしに、地球の生命史は形づくられてこなかった。同じプロセスが私たちの体の細胞レベルでも作用していることを示す科学的証拠がこれだけ出てきているのにそれを認めようとしないのは、サウジの族長と同類だ。

　まだ未解明なことは多々あり、乗り越えるべき課題もたくさんある。だが、ドブジャンスキーはこうも述べている。

地球の歴史と共につねにあった進化を疑う人がいるとすれば、それはその科学的証拠を知らないか、でなければその証拠に抵抗する人だ。感情的にどうしても認めたくない何かがあるのか、それともただ頑固なだけかはわからないが……もし、何もかもが完全に既知となり、これ以上科学が解明すべきものがなくなってしまったら、世界はどうしようもなくつまらないものになってしまうだろう。

心の持ち方を変えよう

腫瘍医らのあいだで、まことしやかに語られている作り話がある。ある医者が、乳がんの女性患者二名の治療を終えた。一方の女性がやってきて、「私は治ったのでしょうか?」と尋ねた。医者は「完治したとまでは言えません。五年後か一〇年後、あるいは二〇年後に再発するかもしれません」と答えた。女性は涙を流しはじめた。「そんな、あんなにがんばって治療に耐えたのに。乳房を失い、仕事を失い、友人まで失ったのに。それなのに先生は、私はまだ治っていないとおっしゃるんですね」

しばらくたってからもう一方の女性がやってきて、「私は治ったのでしょうか?」と同じ質問をした。医者は先ほどの答え方は配慮が足りなかったと思い、「ええ、もう大丈夫ですよ」と言った。すると今回の女性も泣き出して、「そんな、私は乳房を失ったというのに。化学療法にも耐えたし、仕事も辞めたし、夫まで失ったのに。私は元の自分とは同じじゃありません。それなのに先生は、私が治ったとおっしゃるのですか?」

がん治療を進化視点で考えるようシフトするとき、最後に立ちはだかる課題は心理的なものだ。がんを生き延びた人はみな、かつての自分はもういないと知っている。がんと診断されたときの衝撃こそ薄れても、再発の恐怖はつねにある。その恐怖と共に生きることを受け入れる人もいる。それは脱げない肌着のようなものだから、いつも着て過ごせばいいという考え方だ。逆に、ふだんは恐怖を心の奥に封じこめて平静をよそおい、ときおり深夜に抑えていた感情を爆発させる人もいる。

もし、適応療法またはそれに類する長期コントロール療法が進行がん治療の主流になる時代が来たら、私たちは自身の体内で育つ腫瘍との「つき合い方」を変えていかなければならない。ボブ・ゲイトンビーの臨床試験に参加した患者たちは、がんが体内から消えることはないこと、再成長するのを意図的に許しながら生きなければいけないことを学ばなくてはならなかった。言葉の使い方も変えていく必要がある。たとえば、適応療法のような治療を「庭の手入れをする」と表現するとか。花壇に雑草が生えてきたら抜き、生け垣の枝が伸びてきたら剪定《せんてい》するのが庭の手入れだ。庭を焼き払ってしまえば雑草も余分な枝も一掃できるだろうが、その土地には二度と花も樹木も育たない。

心の持ち方を変えなければならないのは、がん予防についても同じだ。私たちはとかく、原因をこれと決めつけるのが好きだ。その「原因」が個人の努力で避けられそうなものならますますもってそれを責め、周囲に「健康的な生活習慣」を説く。逆に、単なる運だと片づけて、何もしないことを正当化するのも好きだ。だが、がんゲノムに変異指紋を探し、それを生じさせたモノやコトを避ける（そして責める）というのはどれだけやっても予防の半分にしかならない。残りの半分はそういうことではどうにもならない。私たちの細胞はおのずから疲労をためていく。それはすべての生き物にとっての自然現象で、私たちにそれを止めることはできない。

細胞の健康とその生息地の健康はどちらも等しく重要な要素だ。避けるべきモノやコトを列挙したリストとにらめっこしながら毎日を過ごすより、もっと大きく構えて、心身ともにすこやかな暮らし、細胞社会の秩序をむやみに乱さない暮らしをめざすほうがいい。慢性炎症をコントロールするよう努めるのもその一つだし、自分の体に備わった力を信じるのもその一つだ。私たちの体には、不良細胞が不良行為をしようとしてもそれを抑えることのできる能力があるのだから、不良細胞の一つが網をすり抜けたくらいでおろおろすることはない。今後、早期発見と早期治療が進歩すれば、がんを死神のように恐れなくなり、正常な老化の一部、つまり多くの人がたどる人生の階段の一つと見るようになるだろう。初潮が来た、白髪が見つかった、皺《しわ》ができた、というのと同じ調子で「クローン増殖がやってきた」と気軽に話せるようになれば上々だ。

生物の基本プロセスに戦いを挑むというような、馬鹿げた標語や約束を打ち立てることも、もうやめにしたい。ニクソン元大統領が一九七一年に宣言した「がんとの戦争」は、人々にこの戦いに勝てるかもしれないという幻想を与えたという点で失敗だった。勝てるどころか死屍《しし》累々、多大な資金が腫瘍学と製薬業界の複合体へと吸いこまれて消えた。三〇年が経ち、国立がん研究所の所長となったアンドリュー・フォン・エッシェンバッハは二〇〇三年、同所の目標を「がんによる苦痛と死を二〇一五年までになくす」と宣言した。しかし、国立がん研究所（ならびに世界中の研究機関）の努力もむなしく、二〇二〇年代を迎えたいまも、人々は苦しみ、死に続けている。

がん研究基金で一〇年以上働いてきた私には、希望を与えるスローガンや大きな目標が必要なことは身にしみてわかっている。それでも、大げさな約束をして達成できないことをくり返すのは、人々を失望と幻滅に向かわせ、陰謀論とニセ療法の土壌を生むだけだと思っている。そもそもこのような目標は、達成する期限を設けられるような性質のものではない。途中で、ものごとは当初考えていたより複雑だったとだれかが勇気をもって言ったとしても、当局がその事実を認めて方針を変えるにはそれ以上の勇気がいるだろう。

メル・グリーヴスが二〇一四年にインスティテュート・オブ・キャンサー・リサーチ（ＩＣＲ）に「進化とがんの研究センター」を設立したとき、彼は記者会見で設立趣旨を述べた。自然選択の仕組みを考えれば、耐性の出現は避けられず、進行がんを治すことはできない。そうであれば、慢性病のような状態を維持し、余命を数か月ではなく数年単位で延ばすことをめざしたい、と。

翌日、『タイムズ』紙には、グリーヴスの姿勢を弱気だと非難する論説が載った。

キャンサー・リサーチ・ＵＫのスローガンは「共にがんと戦おう」だ。なのにグリーヴス教授が打ち立てたスローガンは「共にがんを遅らせよう」だそうである……そんなスローガンで、二〇〇種類以上のがんの研究資金を集められるのだろうか？　まず無理だろう。

これを書いた人は、どんなスローガンならよかったというのだろう？　がん治療をもっと現実に即したものにしようというのに、もっと虚飾を盛りこめとでも？　私はこの本を書くにあたり、五〇人以上もの研究者の話を聞き、数えきれないほどの書籍と論文を読んだ。その過程で、私たちがめざすものを最もよく表している言葉はこれだ、というのを見つけた。それは、ウェルカム・サンガー研究所の遺伝学者でがん研究の第一人者であるピーター・キャンベルが私に語ってくれた言葉だ。「私たちの最終ゴールって、何なのでしょう？　十分長く生きてから、がんより先に死ぬことだと思いませんか？」

現実の生活は夢でもおとぎ話でもない。だれもみな、いつかは死ぬ。私たちが望むのは不死ではない。

いつかお迎えが来るときまで心身を平穏に保ちたい、それより前にがんに殺されたくはない、それが私たちの望みだ。それにもし、がんの診断後に二〇年も三〇年も生きる人が増えてくれれば、薬の影響を穏やかにすることや、心理面でのサポートをすることに、よりいっそう重点が移っていくだろう。

人類の死亡率は一〇〇パーセントだが、「生命」そのものは生き続ける。細胞は増殖を止めない。全生物の共通祖先「ルカ」から始まった進化系統樹は伸び続ける。生きることと、がんになることは表裏一体だ。私たちは、多細胞性や進化に宣戦布告できないのと同じように、がんに宣戦布告することはできない。一個の細胞を多数に増やすという生命の基本システムがなければ、私たちは子宮に降り立った一個の細胞から赤ん坊になることも、傷ついた組織を修復したり取り替えたりすることもできなかった。生命が多細胞性を獲得していなければ、私たちはいまも原始スープの中をぼんやり漂う単細胞生物のままだ。そして、多細胞社会を維持するためのルールは社会秩序を保つと同時に、それに反抗したり裏切ったりする細胞をかならず生み出す。

進化がなければ、ヒトを含む地球上の多様な生物は存在しなかった。がんは自然界で最も創造的な力を使って、最も恐ろしい破壊を引き起こす。ただし、がんは未来に向けて計画することはできない。どんながんも、自身の進化を毎回新しい実験としてしか経験できない。一方、私たち人間は、がんから学び、学んだことをつぎに生かすことができる。

がんについて新しいストーリーを語ろう。がんを、人工衛星の軌道から核兵器で破壊しなければならないエイリアンとしてではなく、多細胞生物に不可欠な存在として語ろう。人体内のどこかの生態系で進化を営む存在として理解しよう。もちろん、可能であればがんを根絶しよう。根絶できるとすれば、がんを進化の行き止まりに追いこみ、あらゆる進化の実験を試させて、最後の一個の細胞まで消耗させるというのが、いまのところ考えられる唯一の選択肢だ。それが無理なら、がんを同じ円の上をぐるぐると回らせ続けよう。観察し、待ち、薬で治療し、観察し、待ち、薬で治療する……これを場合によっては数十年続ける。この方法はこれまで私たちが追い求めてきた「完治」のイメージとは違うかもしれないが、それでもかなり似たものになるだろう。

謝辞

何よりもまず、私のエージェントであるエイトキン・アレクサンダーのクリス・ウェルビラヴに感謝を述べたい。彼は、最初のプロポーザルから最終稿まで私の作業をすべての段階でサポートしてくれた。ワイデンフェルド&ニコルソン編集部のジェニー・ロード、フランク・スウェイン、マディ・プライス、クレア・ディーンは、私の文章を磨き上げ、より良い本に（罵倒語の少ない本に）してくれた。深くお礼を申し上げたい。

キャンサー・リサーチ・UK時代の同僚たちにはいつも感謝している。広報と科学コミュニケーション・チーム、その他のメンバーとは一〇年以上にわたり、喜怒哀楽と友情を分かち合ってきた。サイエンス・アップデート・ブログを立ち上げたころ知恵を絞ってくれたヘンリー・スコウクロフトとエド・ヨンに特別な感謝を。彼らは私のライティング・スキルと知識を高めてくれた。

この本を書くにあたっては、大勢の研究者にご協力いただいた。みな、わざわざ時間を割いて、研究内容や今後の方向性について語ってくれた。聞かせてもらったお話のすべてをこの本に書けなかったのは残念だが、私の思考をまとめるのにいろいろな意味で助けてもらった。以下に、お世話になった研究者のお名前を記しておく。

アレックス・ケイガン、エイミー・ボッディ、アンドレア・ソトリヴァア、アンディ・フュートリアル、アンナ・バーカー、アンナ・トリゴス、アテナ・アクティピス、ベアタ・ウジヴァリ、ビッサン・アル＝ラジカニ、ボブ・ゲイトンビー、ボブ・ワインバーグ、カルロ・メイリー、キャシー・カークパトリック、チャーリー・スワントン、クリスティアン・トマセッティ、ダニエル・ドローチャー、デイヴィッド・アダムス、デイヴィッド・バサンタ、デイヴィッド・グード、エリザベス・マーチソン、フラン・ボークウィル、フレデリック・トマス、ジェラルド・エヴァン、グレッグ・ハノン、ハンス・クレヴァース、ヘイリー・フランシス、イニャキ・ルイス＝トリーヨ、イニゴ・マーティンコリーナ、ジョエル・ブラウン、ケニス・ピエンタ、キム・ブッシー、クリスティン・スワンソン、マニュエル・ロドリゲス、マルク・トリス、マリアム・ジャマル＝ハンジャニ、メル・グリーヴス、マイク・ストラットン、ニッキー・マクグラナハン、オリヴィア・ロザネス、ポール＆ポーリン・デイヴィス、ピーター・キャンベル、フィル・ジョーンズ、リチャード・ハウルストン、リチャード・ピート、ロドリゴ・ハメデ、ロン・デ・ピンホ、ロン・リー、ルーベン・ヴァン・ボクステル、サム・ビジャティ、サンディ・アンダーソン、セレナ・ニック＝ザイナル、スティーヴ・エレッジ、スティーヴ・ジャクソン、トレヴァー・グレアム、ヴィッキー・フォースター、ウォルター・ボドマー、インイン・ユアン。

私が訪問したラボや研究所のすべてのスタッフの方々にお礼を申し上げる。仕事以外にミーティングの設定からお茶出しまでしていただき、恐縮である。サットンのインスティテュート・オブ・キャンサー・リサーチおよびケンブリッジのウェルカム・サンガー研究所のコミュニケーション・チームには、とりわけ恩義を感じている。アメリカとカナダへの取材旅行を手配してくれたトニ・ガルシアと、滞在中にお世話になったシリル＆アンジェラ・アーニー、ルーシー＆ダン・ドローシャーにも感謝を。

私を信頼し、個人的な経験を語ってくれた、ジョッシュ・バーンファザー、クリスピアン・ヤーゴ、タムシン・エドワーズ、デザレイにもお礼を言いたい。

私がスランプに陥っていたとき、私のサイエンス・コミュニケーション会社であるファースト・クリエイト・ザ・メディアを回してくれた仲間たち、そして最高執行責任者で組織のかなめのサラ・ヘイゼルに、大きな感謝を。

実生活とオンラインでいつも私を応援してくれた家族と友人たちにもありがとうを言いたい。ママ、パパ、ルーシー、ダン、クロエ、ヘレン、ロブ、マッティ。アドベンチャークラブ（マーティン、ジェン、リズ、ジェイムズ、クリス）。スマット・クラブ（サフィア、サラ、エイン、エマ、ネル）。ザ・ブルー。私のツイッター仲間とフォロワーたち。

最後に、この本は私のパートナーであるマーティン・ロビンスの揺るぎない愛と助力がなければ実現しなかった。彼はスコッチを飲みながら私の愚痴を聞いてくれたり、ぐずぐずしている私の尻を叩いたり、みごとなバランスで支えてくれた。ありがとう。

訳者あとがき

がんは「悪性新生物」とも呼ばれている。国や自治体が発表する死因の統計に悪性新生物と書いてあれば、それは「がんで死亡した」ことを意味する。がん保険に加入している人なら、この言葉にはなじみがあるだろう。だが、医療現場で使われることはあまりなく、ましてや一般の人々にはほとんど知られていない。

ざっと調べてみたところ、悪性新生物は英語の malignant neoplasm に相当する日本語だそうだ。malignant は「悪性の」という意味で、neoplasm はギリシア語が語源の「新しく形成されたもの」を意味するという。どうやら悪性新生物という言葉は、意味的には「悪性・新生・物」ということのようだ。しかし、たいていの人は、悪性新生物という語を見れば無意識に「悪性・新・生物」と分解し、スマトラ島で新種の爬虫類が発見されたというような文脈での「生物種」をイメージする。私もそうだった。おそらくそうしたイメージのせいで、医療現場や一般市民にこの言葉は浸透しなかったのではないだろうか。

だが、私はこの本を訳し終えて、がんとはまさに悪性新生物だと思うようになった。もう少し正確に言うなら、悪性新生細胞、だろうか。新種発見というような見出しで伝えられる生物種は多細胞生物だが、この地球にはたった一つの細胞だけでできている生物（たとえば大腸菌など）が無数に存在している。地球上では、進化によって新しい生物種が日々生まれている。同様に私たちの体内でも、進化によって新しい細胞が日々生まれている。そうやって新しく生まれた細胞がたまたま私たちにとって脅威であれば、それは悪性の新生細胞だ。

同じように無意識のうちに誤ったイメージでとらえられがちな言葉に、「進化」がある。生物における進化とは、もとの生物から枝分かれして別のものになることを言うのだが、どうも私たちは、一方向に直線的に進むものとイメージしがちだ。

この本でも再三述べられている「がん細胞は私たちの体内で進化する」という話を読んだとき、私自身がぱっと思い浮かべたのも、がんについての入門書によく載っている直線的に進行する概念図だった。細胞の遺伝子が一つか二つの変異を得たくらいではがんにはならない。まず変異Aを得て（ステップ1）、つぎに変異Bを得て（ステップ2）、というようにステップ5か6くらいまで進んだところで爆発マークが出てきて「がん細胞」になる、という図である（なお、この図は、親から特定の遺伝子変異を受け継いでいる人はステップ2からスタートとなるため、そうでない人よりがんになりやすい、ということを理解するためにはとても有用だ）。

ダーウィン以前の博物学者たちも、進化を直線的にとらえていた。彼らは、地球上の多様な生物種が神の創造物でないこと、生物は少しずつ変化して新しい種を出現させることには気づいていた。ただし、そのプロセスを、サルが類人猿になり、類人猿から猿人へ、原人へ、そして現生人類（ヒト）になるというように、一方向に進むものと考えていたのだ。この考えからすると、チンパンジーはヒトの遠い祖先だということになる。

ダーウィンの考えは、チンパンジーが世代を重ねてヒトになったのではなく、共通の祖先動物がどこかの時点で枝分かれし、その後、世代を重ねるうちにチンパンジーとヒトになった、というものだ。枝分かれのきっかけは、小さな変化だ（何がその変化を引き起こすのか、ダーウィン自身はわからないとしていたが、いまの私たちは遺伝子の変異だと知っている）。変異を一つ得るというのは、一歩前に進むというよりも、少し横にずれる、とイメージするのが正しい。そうやって少し横にずれた変わり者はいずれ消滅するが、たまたま環境に適応する変異を得た者は存続して子孫を残す。それをくり返すうち、やがて分岐前の生物種と明白な違いをもつ別の種となる。これがダーウィンの唱えた「自然選択による進化論」だ。

　がん細胞も私たちの体内で、枝分かれと自然選択をくり返しながら進化している。患者の体内では、変異A・B・C・D・Eの「変異セット」を有する細胞集団だけが増殖しているとはかぎらない。別のところには変異A・B・G・H・Kを有する細胞集団がいて、静かにゆっくり育っているかもしれない。また別のところでは、変異C・D・K・S・Wを有する細胞集団が休眠しているかもしれない。周囲の微小環境に変化が生じ、それがたまたま休眠細胞に有利な変化だったなら、その細胞集団は眠りから覚めて、勢いよく増殖を始めるだろう。

　さらに、変異を得る速度というのもどうやら一定ではないらしい。単細胞生物の細菌は、周囲の環境が安定しているときはDNA複製のエラーを起こしにくい（精度の高い）修正装置を使うが、環境が悪くなってくると、エラーを起こしやすい（精度の低い）修正装置を使うことが観察されている。エラーが大量に出てもそこから新しい環境に適応する変異が生まれてくれればそれでいい、と遺伝子をシャッフルするのである。細菌がそうしたふるまいをするのなら、がん細胞が同じようにしていたとしても不思議はない。

　進化は、環境が安定しているときにはそれほど起こらないが、環境が不安定になったときに加速する。本書の著者は、進化が加速期にあるときの状態を「るつぼ」と表現する。るつぼとは、金属を溶かすときにつかう壺《つぼ》、あるいは炉《ろ》のことだ。がんの「進化のるつぼ」にいったん火がつくと、その火は簡単には消せない。再発・転移したがんの治療が困難なのは、そういうことなのだろう。

こんなことを言われるとますますがんが怖くなるかもしれないが、私はその一方で、ロマンをかきたてられた。地球に生命が誕生してから一〇億年以上かけて営まれてきた生物進化のプロセスが、私の体の中で同じように展開されているとわかったからだ。地球がマクロコスモス（大宇宙）なら、私の体はその縮図であるミクロコスモス（小宇宙）だ。

これからは、私の体を一つの「庭」と考えてみることにしたい。私は庭に水をやり、日光を浴びせ、雑草が生えすぎれば草とりをし、季節ごとに花が咲くのを楽しむ。ときには害虫が発生することもあるだろう。害虫は早めに見つければ駆除するのもラクだが、増えてしまうと広範囲に殺虫剤をまかなければならなくなる。タイミングよく天敵が現れて、害虫の勢いを抑えてくれることもあるだろう。庭の手入れをある程度コントロールできるうちはいいが、いつかはできなくなるかもしれない。生き物であるかぎり老化は避けられず、命は有限だ。この庭をできるだけ長く慈しみ、守ってやりたいと思うが、私の命が尽きるときには全部まとめて庭を閉じてしまおう。

本書の著者、キャット・アーニーは、イギリスのがん研究基金「キャンサー・リサーチ・UK」の科学コミュニケーション部門で一二年間働いたのち、サイエンス・ライターとして独立した。がんについての知識と人脈が豊富にあり、また、難解な科学を一般の人にわかりやすく伝えることに慣れている彼女は、本書のような本を書くのに最適の人物だ。彼女はこれまでに、遺伝子やゲノムをテーマにした書籍を数点執筆しており、日本語に訳されたものとしては本書のほかに『ビジュアルで見る　遺伝子・DNAのすべて』（監訳／長谷川知子、訳／桐谷知未、原書房、二〇一八年）がある。

キャットの妹、ヘレン・アーニーは、科学を面白く、わかりやすく紹介することを得意とするエンターテイナーで、サイエンス関連のライブショーに出演したり、テレビ番組の司会をしたりしている。ヘレンはそんなキャラクターを生かして、ユーモラスな切り口で身近な「なぜ・なに」を紹介する本、『ぶっ飛び！　科学教室』（著／ヘレン・アーニー、スティーブ・モールド、訳／藤崎百合、化学同人、二〇二〇年）を書いた。科学に魅せられたこの姉妹がこれからどんなふうに活躍するのか、楽しみでならない。

最後になりますが、本書の翻訳にあたっては、企画段階で九法崇さんに、著者の原稿が上がってからは河出書房新社編集部の渡辺和貴さんに、そして校正者の皆様に、たいへんお世話になりました。この場を借りてお礼を申し上げます。

二〇二一年七月

訳者

索引
（太字のページ番号は、傍注の該当ページを指す）

あ行

アイヒェル、オットー　219-220
アウストラロピテクス　22
アクティピス、アテナ　53
アバスチン（ベバシズマブ）　198-199
アビラテロン（ザイティガ）　281-284, 292-293
アフラトキシン　81
アポトーシス　38, 57-58, 60, 129
アリストロキア酸　81, 83, **81**
アル＝ラジカニ、ビッサン　260, 262
アレクサンドロフ、ルドミル　80
アンテキヌス　35
イヴィ　155-157
異数性　173, 175-177
遺伝子型　180-182
イヌ　31-32, 85, 185, 230-234
イルメンゼー、カール　130
インスリン様成長因子　209
ヴァン・ヴェーレン、リー　180
ウィロビー、ジェニファー　25
ウォルポート、マーク　151
「運の悪さ」論文（トマセッティとフォーゲルシュタイン）　137-141
エコ・エボ指標　304-306
エジプト（古代）　19, 22, 25
エストロゲン　126, 209
エピジェネティクス　159, 181, 183, 269
エンペリポレシス　219, **219**
オジロジカ　33
おとり薬　287-288

か行

解糖系　195-196
海綿動物　41-42
化学療法　10, 128, 164-165, 210, 229, 233, 258, 292-293, 303
カクテル療法　257-260
カークパトリック、キャシー　20-22, 25-26
カース、ヨゼフ　208
ガートラー、スタンレー　**181**
カナム・マン　22
カニ　21, 28, 197, **199**
カピバラ　38
カプサスポラ・オウクザルザキ　55-58
ガレノス　19, 66, **67**
がん
　咽頭がん　81, 86
　陰囊がん　72-73
　肝臓がん　86, 119, 138, 140
　血液がん　10, 82, 94, 167, 191
　膠芽腫　214
　口腔がん　86
　甲状腺がん　118-119
　肛門がん　86
　骨髄腫　22, 164
　子宮がん　82, 119
　子宮頸がん　82, 86, 179, **65**
　絨毛がん　236

小腸がん　118, 140
小児がん　19, 133-134
食道がん　75, 109
心臓がん　136-137
腎臓がん　134, **81**
髄芽腫　164
すい臓がん　81-82, 210, 220, 254
精巣がん　10, 119, 258
前立腺がん　10, 103, 118, 209, 217-218, 220-221, 281, 286-287, 292
大腸がん　23-24, 82, 103, 118-119, 128, 137-138, 140, 159, 165, 204, 249, 261, 265, 267
乳がん　10, 43, 82, 103, 118, 128, 130, 135, 141, 149, 200, 202-203, 209, 216, 246, 266-268, 280, **67**, **215**
脳腫瘍　23, 165, 213-216
肺がん　73-75, 78-79, 81, 85, 109, 119, 127-128, 136, 138, 162, 191-193, 206
白血病　85-86, 94-95, 108, 134, 155, 165, 167, 178, 210, 234-235, 246, 257-258, 292
皮膚がん（非メラノーマ性）　105, 107, 110, 113
皮膚がん（メラノーマ）　33, 78-79, 136, 138, 151-152, 191, 199, 249
扁平上皮がん　110
網膜芽腫　101-103
卵巣がん　31, 82, 103, 280
リンパ腫　22, 86, 258
がん遺伝子　91
肝炎　86, 128, 138
環境適応発がん説　120, 122
がんゲノム　78-79
がんとの戦争　10, 312
カンブリア大爆発　170-171
がん抑制遺伝子　96, 102
キイロタマホコリカビ　49-50
キナーゼ　93, 95, 253
キャンベル、ピーター　313
恐竜　28-29
グード、デイヴィッド　61
クヌードソン、アルフレッド　101-103
グリーヴス、メル　167-170, 313
グリベック（イマチニブ）　95-96, 151, 170, 246, **95**
クルシュ、アン　98
クレステッド・カクタス　52-53
グロス、ポーリン　97-98, 103, **99**
クロモスリプシス（染色体破砕）　178-179
ケイガン、アレックス　233
形質転換　92
ゲイトンビー、ロバート　276, 278-284, 287-288, 291-293, 297-298, **277**
外科手術　128, 140, 152, 202
血管形成　197-199
血管内皮増殖因子（VEGF）　198
ゲノムアトラス　108, **109**
ゲノム倍加　177
ケープミツバチ　51-52
ゲーム理論　293-294
原がん遺伝子　91-92
抗がん剤　164, 221, 257-258, 278-280
ゴルトシュミット、リヒャルト　13, 171

さ行

細胞外マトリックス　196, 207
サーコスプロット　266, 269

サザム、チェスター　237-238
サナダムシ　239-240
サボテン　28, 52-53
サメ　29-30, 34
サンガー、フレデリック　77, 81
酸性化　195-196
サンボン、ルイス　**199**
シー、チアホ　92-93
紫外線　20, 77-79, 81, 107, 124, 138, 264, 270
子宮内膜症　109
自然選択　13, 120-122, 158, 164, 166-167, 182, 313
死の輪　182-183, 185
ジマーマン、マイケル　18, 20-21
ジャッカロープ　84-85
ジャマル＝ハンジャニ、マリアム　299-300
シュタッケルベルク競争　294-295
シュワン細胞　226
ショープ、リチャード　85
ショープパピローマウイルス　85
ショールスキー、ガッド　50
ジョーンズ、フィル　107-108, 111-113
脂漏性角化症　113
シロナガスクジラ　33
「進行がんの環境に関する死後評価」研究（ジャマル＝ハンジャニら）　299-300
スウィフト、ケイト　225
スクリーニング検査　149
スティッカー、アントン　230
スティッカー肉腫　230-231
ストラットン、マイク　77-80, 82-83
ストロマ　196, 207
スーパー酵母　175, 185
スマート・ドラッグ　246, 249-250
スライ、モード　98-100, **99**
スワンソン、クリスティン　213-215
スワントン、チャールズ　154, 156-158, 161-162, 166
性差　213, **35**
生殖細胞　48
絶滅　290-294
ゼルボラフ（ベムラフェニブ）　151-152, 249
線維芽細胞　101, 196, 207
染色体　68-71, 94-95, 173-180, 214, 217, **179**
染色体不安定性　173, 177
選択圧　13, 122, 128, 153, 158, 160, 192, 303
前途有望な怪物たち　13, 171-172
ゾウ　33, 38

た行
体細胞　48
体細胞突然変異説　70, 76, 106, 108, 117, 304
耐性（薬剤）　153, 160-167, 170, 217-221, 257-264, 278-279, 284, 287-288, 292-293
胎盤　31-32, 235-236
代理評価項目　252
ダーウィン、チャールズ　157-158, 222, **159**
多細胞生物　15, 18, 30, 32, 47-49, 54-60, **61**
タスマニアデビル　223-231, **225**
タバコ　72-75, 77-81, 118-119, 124, 143-145, 205-206

チェックポイント阻害剤　191, 271, **271**
チャン、ジンソン　281
鳥類　28, 31
ツー・ヒット仮説　102, 134-135
デイヴィス、ポール　59-60, **61**
デイヴィッド、ロザリー　18, 20-21
ティザー、アーネスト　70
適応療法　278-281, 283-288, 306, 311, **293**
デグレゴリ、ジェイムズ　120-121
テストステロン　33, 126, 209
テチヤ・ウィルヘルマ　41
デビル顔面腫瘍　224-229
デュースバーグ、ピーター　91
テロメア　39, 178
転移がん　204-205, 247
伝染性のがん　225-230, 235-236, 240-241
ドセタキセル　218, 220
ドブジャンスキー、テオドシウス　309
トマセッティ、クリスティアン　137-139, 141-142, **139**
ドマゼット＝ロッソ、トミスラフ　26-27
ドライバー遺伝子　105, 108-110, 112-115, 117-119, 127, 155, 170, 172
ドライバー変異　105-106, 108-111, 114-115, 127, 157, 177, 185
トリゴス、アンナ　61
ドル、リチャード　73-75

な行

ナチス　73-74
ニクソン、リチャード　10, 312
ニック＝ザイナル、セレナ　82, 265-272
二枚貝　234-235
ネアンデルタール人　23
ノウェル、ピーター　94, 166-168

は行

倍数体　217-218, 220-221
ハイパー腫瘍　40
ハイパー・プログレッション現象　192
ハイブリッド細胞　100
バイラー、ジョン　10
配列決定（シーケンシング）　23, 77, 154-155, 159, 181, 188, 194
パジェット、スティーヴン　203-204
バシュフォード、アーネスト　11
ハダカデバネズミ　36-37
爬虫類　28, 31, 85
発がん物質　20, 77-81, 83, 92, 100, 124
パッセンジャー変異　105
バトラー、ロバート　283
ハナハン、ダグラス　182
ハノン、グレッグ　200
ハムスター　31, 241
ハメデ、ロドリゴ　229
ハリス、ヘンリー　100-102
ハリソン、タラ　40
ハルステッド、ウィリアム　202-203
ハンガーフォード、デイヴィッド　94
ハンゼマン、ダーヴィト・フォン　68-69
バーンファザー、ジョッシュ　264, 270-272
ピアース、アン＝マリー　224-225
ピエンタ、ケニス　217-221

非コードDNA　71
ヒストン　124
ビッセル、ミナ　130
ピート、リチャード　34, 143-144
ピートのパラドックス　34, 38, 40, 104
ヒトパピローマウイルス　→　HPV
ヒトヘルペスウイルス　86
ヒドラ　26-27
ヒポクラテス　65-66, 197
表現型　181-183
標的療法　154, 162, 164-165, 246, 249-250, 257, 303
ヒーラ細胞　179-180, **181**
ヒル、ジョン　72
ファッシヒ、ヒヴァ　270
ファーバー、シドニー　257-258
フィラデルフィア染色体　94-95, 167, 170, 246
フィルヒョウ、ルドルフ　125, **125**
フェランテ1世　23-24
フォクト、ピーター　91
フォークマン、ユダ　29, 198
フォーゲルグラム　103-104, 115, 168-169
フォーゲルシュタイン、バート　103, 137-139, 141
フォジョ、ティート　251
フォルトゥナート、アンジェロ　41-42
フォン・エッシェンバッハ、アンドリュー　312
ブラウン、ジョエル　284, 291-292
プラサード、ヴィナイ　247-248, 257
ブラッドフォード・ヒル、オースティン　73-75
プラティ　33
プリピャチ　233
プレシジョン・メディシン　151, 166, 246-249, 255, 257-258
ブローカ、ポール　96-97
平板動物　41
ヘイフリック限界　39
ペニシリン　151-153
ベレンブルム、アイザック　308
ベンゾピレン　80-81
ヘンドリックス、メアリー　199-200
ボヴェリ、テオドール　69-70
放射線療法　128, 164, 233
ボクステル、ルーベン・ヴァン　140
ボッディ、エイミー　27, 30-33, 40, 44
ポット、パーシヴァル　72-73
ボトルネック効果　31
哺乳類　28, 31-32, 36, 40, 61, 228
ホモ・ナレディ　23
ホモ・ハイデルベルゲンシス　23
ポーリング、ライナス　**291**
ホルモン療法　10

ま行

マイクロバイオーム　191, 210
マウス　25, 33-34, 40, 73, 91-93, 98-100, 104, 111-112, 127-128, 131, 139, 200, 205, 261-262, 280-281
マクグラナハン、ニコラス　161-163
マーチソン、エリザベス　225-228, 232-233
マーティンコリーナ、イニゴ　109-110
マラリア　86
慢性炎症　125-128
ミイラ　18-21, 23, 25
ミオシンII（遺伝子）　174-176

ミー・トゥー・ドラッグ　253-254
ミンツ、ベアトリス　130
無増悪生存期間　252
メイリー、カルロ　41-42, 289
メクラネズミ　38
メッガー、マイケル　234-235
メトロノーム化学療法　279
メルケル細胞ポリオーマウイルス　87
免疫細胞　37-38, 125, 189-192, 196, 205, 220, 271, **163**
免疫療法　191-192, 210, 243, 271-273, **163, 271**
モーガン、トマス・ハント　70

や行

ヤーゴ、クリスピアン　243-246, 250
ユアン、インイン　187-190, 192-193, 195
有櫛動物　41
有袋類　32, 226, 228, **225**

ら行

ラインウィーヴァー、チャールズ　59-60, **61**
ラウス、フランシス・ペイトン　85
ラウス肉腫ウイルス　85
ラスロップ、アビー　99
ラックス、ヘンリエッタ　179, **181**
リー、ロン　174-175, 185
リキッド・バイオプシー　285
リ・フラウメニ症候群　103
良性がん細胞ブースター　289
リンチ、ヘンリー　98
ルイス＝トリーヨ、イニャキ　55-58
ルカ　17-18, 158, 184, **17**
ルビン、ジョシュア　214-215
ルビン、ハリー　130
ロスチャイルド、ブルース　28
ロックハート＝ママリー、パーシー　99-100
ロッフォ、アンヘル　74

わ行

ワイス、ロビン　231-232
ワインバーグ、ロバート　89-90, 92-93, 102, 104, 182
ワッシンク、ウィレム　74
ワルチン、オルドレッド　97-99
ワールブルク、オットー　195
ワールブルク効果　195

アルファベット

APC（遺伝子）　103, 135
BCR-ABL（遺伝子）　95
BRAF（遺伝子）　136, 151, 249
BRCA（遺伝子）　82, 103, 135, 267-269
CAR-T　191, 251
CRISPR（クリスパー）　191, 262
DNA（デオキシリボ核酸）
　修復　38, 61, 81-82, 96, 103, 135, 137, 159, 176, 178, 267-268
　損傷　12, 37-38, 77, 124, 165, 233
　複製　81, 119, 165, 173, 177, 270
EBウイルス（エプスタイン・バール・ウイルス）　86
EGFR（遺伝子）　154-155
FGFR3（遺伝子）　113
HIV　239, 258-259
HPV（ヒトパピローマウイルス）　86, 138, **65**
MHC（主要組織適合遺伝子複合体）　228, 232

MLH1（遺伝子）　159, 267
MYC（遺伝子）　197
NHS（イギリスの国民保健サービス）　244, 272
NOTCH（遺伝子）　108, 110, 114
POLE（遺伝子）　270-272
RB（遺伝子）　102
TP53（遺伝子）　38, 77-78, 103, 108, 111-112
TRACERx 研究　162, 192, 299
v–Ras（遺伝子）　93
v–Src（遺伝子）　91

用語集

アポトーシス　管理された細胞死のこと。細胞自殺またはプログラム化された細胞死とも言われる。損傷した細胞、老いた細胞、望ましくない細胞を取り除くための仕組みである。アポトーシスはがんに対する強力な予防策であり、がんはしばしば、それを回避するよう進化する。

RNA（リボ核酸）　DNAのはしごの片側に似た分子で、遺伝子のスイッチがオンになったときにつくられる。

遺伝子　細胞に特定のタンパク質またはRNAをつくらせるための指示を含んだDNAの一領域。

遺伝子型　細胞一個、腫瘍一つ、生物一個体を構成している遺伝子組成。

エピジェネティクス　DNAが直接指示するものではないが、遺伝子の活動に影響を与える要因。

塩基／塩基対　DNAとRNAを構成する物質の基本単位。A（アデニン）、C（シトシン）、G（グアニン）、T（チミン）の四つの塩基（四文字）がある。Aはいつも Tと対になり、Cはいつも Gと対になって、はしごのようなDNA鎖《さ》をつくる。

核　細胞内で、DNAをすべて収容している場所。細胞のコントロール・センターのようなもの。

がん遺伝子　細胞増殖を駆り立てるタンパク質をコードする遺伝子。ふつうの状況下では、がん遺伝子は必要なときだけ細胞増殖をさせる。過剰に活性化したがん遺伝子は、細胞を過剰に増殖させ、それが発がんにつながる。

がん抑制遺伝子　がんの成長を抑えるタンパク質をコードする遺伝子。たとえば、細胞増殖を遅くする、損傷を探したり修復したりする、不良細胞を細胞死させるといった働きをする。がん抑制遺伝子の機能の一つまたはそれ以上が失われることが、がんへの第一歩となる。

キナーゼ　リン酸基として知られる化合物の「タグ」を別のタンパク質に付着させるタンパク質。多くのキナーゼは細胞間でシグナルを送り合う働きをしている。細胞増殖の開始、中止を伝えるシグナルも含まれる。

クロモスリプシス　染色体破砕《はさい》。細胞核にあるDNAが大規模に配置を変えてしまうこと。DNA鎖の多くが切断されたあと、適当につなぎ合わされるために生じる。

クローン　同一起源で同じ性質をもつ細胞集団。

ゲノム　ひとつの生命体をつくるのに必要な遺伝子指示（DNA）の総体。

細胞外マトリックス　分子接着剤。細胞どうしをくっつけて、人体組織内に収めるもの。

自然選択　チャールズ・ダーウィンが提唱した概念。環境に適応する形質を得た生物または細胞は生き延びやすく、その有益な遺伝子を子孫に伝えやすい、という自然が選ぶプロセス。

ストロマ（間質）　臓器内にある結合組織、血管、免疫細胞、細胞外マトリックスなど。主機能を直接担うわけではないが、支援をしている物質。

生殖細胞　いずれ卵または精子になる特別な胚細胞。

正の選択　有益な形質が集団内に広まるような進化プロセス。

染色体　一本の長いDNA鎖。

体細胞　生物の体を構成する、生殖細胞以外のすべての細胞。

タンパク質　アミノ酸という小さな建材の長い鎖でできた分子。タンパク質は細胞の建造と維持、化学反応まで、生きるために必要な多くの仕事をしている。

中立選択　細胞や生物、集団に生じる遺伝子変異の大半は有益でも有害でもないため、正の選択にも負の選択にも影響しないという考え方。

DNA（デオキシリボ核酸）　二重らせんを描く、長いはしご状の分子。はしごの外側の支柱は糖分子の鎖で、横木は塩基対でできている。塩基の特定配列は遺伝子への指示を含んでおり、細胞はこれを用いて生きるのに必要な分子をすべてつくり出す。

テロメア　染色体の先端を保護する分子のキャップ。

ドライバー変異　がん遺伝子に生じる変異のこと。がん細胞の増殖を促すなど競争上の優位性を与える。

配列決定（シーケンシング）　DNA鎖の文字列（塩基）を読むこと。

非コードDNA　タンパク質をつくる指示をもたないDNAの一領域。何の仕事もしないか、あるいは非コードRNAをつくるための鋳《い》型《がた》になる。

ヒストン　核内DNAをパッケージ化している球状のタンパク質。

表現型　細胞、がん、生物の見た目やふるまい方。

負の選択　有害な形質が集団から失われるという進化プロセス。純化選択とも呼ばれる。

変異　DNA配列の改造または変更。変異は遺伝子領域で生じることも、非コードDNA領域で生じることもある。一塩基（一文字）が変わることもあれば、一続きの文字列が抜けたり入ったりして再配列されることもある。

有糸分裂　一つの細胞が二つに分かれるプロセス。通常は、新しい細胞に元の細胞と同量のDNAと同数の染色体が入るが、がん細胞ではしばしば異常な有糸分裂が生じ、新しい細胞に染色体が不足したり余分に入ったりすることがある。

推薦図書

私の第一作 *Herding Hemingway's Cat*（Bloomsbury Sigma, London, 2016）は、遺伝子とゲノムを理解するのに役に立つ情報が満載である。

10年前に出版されたシッダールタ・ムカジー著『病の皇帝「がん」に挑む』（田中文訳、早川書房、2013年、『がん――4000年の歴史』と改題した文庫（ハヤカワ文庫NF、2016年）もあり）は、がん研究と治療の歴史を通して見るのに有益だが、近年に進展したゲノム医療の手前で止まっている。

ジョージ・ジョンソンは、彼の妻が経験したがん体験をすばらしい科学書にまとめてくれた。*The Cancer Chronicles: Unlocking Medicine's Deepest Mystery*（Penguin Random House, New York, 2013）。

1951年、若いアフリカ系アメリカ人女性が子宮頸がんで亡くなった。こんにち、彼女の細胞は世界中のラボで育てられている。がん研究史におけるこの重要な人物をめぐる謎と誤解を解き明かした本がある。レベッカ・スクルート著『不死細胞ヒーラ――ヘンリエッタ・ラックスの永遠なる人生』（中里京子訳、講談社、2011年、『ヒーラ細胞の数奇な運命――医学の革命と忘れ去られた黒人女性』と改題した文庫（河出文庫、2021年）もあり）。

ジェシカ・ワプナー著『フィラデルフィア染色体――遺伝子の謎、死に至るがん、画期的な治療法発見の物語』（斉藤隆央訳、柏書房、2015年）は、グリベック発見の背景を語る本だ。グリベックは、開発に最も成功したがん治療薬とされており、標的療法のパラダイムの元となった薬でもある。

がんとは直接関係ないが、ジョナサン・B・ロソス著『生命の歴史は繰り返すのか？――進化の偶然と必然のナゾに実験で挑む』（的場知之訳、化学同人、2019年）は、収斂進化が地球の生命をどう形づくってきたかについて幅広い議論をしている。

がんを進化視点で考察した初めての本と言えるのは、メル・グリーヴス著『がん――進化の遺産』（邦訳書の著者表記はグリーブズ、水谷修紀訳、コメディカルエディター、2002年）だろう。これは刊行されてからかなり時間が経っているが、いま読んでも触発されることが多い。同じテーマでもっと最近の本では、ジェイムズ・デグレゴリの *Adaptive Oncogenesis*（Harvard University Press, 2018）がある。

メル・グリーヴスとカルロ・メイリーが編集した科学エッセイ集 *Frontiers in Cancer Research: Evolutionary Foundations, Revolutionary Directions*（Springer-Verlag, New York, 2016）からは、がんの進行と治療についての新しい考えが数多く得られる。

ベアタ・ウジヴァリとベンジャミン・ロッシュ、フレデリック・トマが編集した *Ecology and Evolution of Cancer*（Academic Press, Cambridge, Mass., 2017）は、がんの進化について深く掘り下げ、これまでにがんになることが確認された生物種すべてを網羅した圧巻のリストを載せている。フレデリック・トマには、フランス語ではあるが、がんの進化についての概論を一般読者向けに書いた本がある。*L'abominable secret du cancer*（HumenSciences, Paris, 2019）。

当時は賛否両論があったものの、カルロス・ソネンシャインとアナ・ソトが前書きを書いた *The Society of Cells: Cancer Control of Cell Proliferation*（Taylor & Francis, Abingdon, 1999）は、近年の、がんの発生と成長をより包括的な組織ベースで研究しようという科学者らを大いに勇気づけている。

ポッドキャストがお好きな方には、ヴィナイ・プラサードの「Plenary Session Podcast」をおすすめする。彼は、健康を損なう政策やがん治療の過剰宣伝、臨床試験のお粗末さなどを、定期的に発信している。ツイッター（@Plenary_Session）またはポッドキャストの検索で見つかるはずだ。

英国遺伝学会から 2 週間ごとに発信されるポッドキャスト「Genetics Unzipped」もおすすめだ。この番組では、遺伝子、ゲノム、DNA、がんをめぐるさまざまな話を、最新情報から歴史的なものまで取り上げている。GeneticsUnzipped.com にアクセスするか、あなたのお好きなポッドキャスト・アプリで探してほしい。

参考文献

はじめに

Third Annual Report of the Imperial Cancer Research Fund (1905), p8

Bailar, J. C. and Smith, E. M. (1986) Progress against cancer? *New England Journal of Medicine* 314: 1226–32 doi:10.1056/NEJM198605083141905

Dietrich, M. (2003) Richard Goldschmidt: hopeful monsters and other 'heresies', *Nat Rev Genet* 4: 68–74 doi:10.1038/nrg979

Forster, V. (2019) An Israeli Company Claims That They Will Have A Cure For Cancer In A Year. Don't Believe Them, *Forbes* (published online 30 January 2019) bit.ly/2ufqPJs

Power, D'A. (1904) Notes on an ineffectual treatment of cancer: being a record of three cases injected with Dr. Otto Schmidt's serum, *Br Med J.* 1: 299–302 doi:10.1136/bmj.1.2249.299

第１章　地球に生命が生まれたところから話は始まる

Weiss, M., Sousa, F., Mrnjavac, N. et al. (2016) The physiology and habitat of the last universal common ancestor. *Nat Microbiol* 1: 16116 doi:10.1038/nmicrobiol.2016.116

Galen, *On the Method of Healing to Glaucon*, 2.12, 11.140–41K

David, A. and Zimmerman, M. (2010) Cancer: an old disease, a new disease or something in between? *Nat Rev Cancer* 10: 728–733 doi:10.1038/nrc2914

Scientists suggest that cancer is man-made (2019) Manchester University website (published online 14 October 2019) bit.ly/2sziYpK

Hunt, K., Kirkptarick, C., Campbell, R. and Willoughby, J. Cancer Research in Ancient Bodies (CRAB) Database cancerantiquity.org/crabdatabase

Banks Whitely, C. and Boyer, J. L. (2018) Assessing cancer risk factors faced by an Ancestral Puebloan population in the North American Southwest, *International Journal of Paleopathology* 21: 166–177 doi:10.1016/j.ijpp.2017.06.004

Buikstra, J. E. and Ubelaker, D. H. (1994) Standards for data collection from human skeletal remains. *Arkansas Archeological Survey Research Series* No. 44 doi:10.1002/ajhb.1310070519

Lynnerup, N. and Rühli, F. (2015) Short review: the use of conventional X rays in mummy studies, *The Anatomical Record* 298: 1085–1087 doi:10.1002/ar.23147

Strouhal E. (1976) Tumors in the remains of ancient Egyptians, *Am J Phys Anthropol.* 45: 613–20 doi:10.1002/ajpa.1330450328

Odes, E. J., Randolph-Quinney, P. S., Steyn, M., et al. (2016) Earliest hominin cancer: 1.7-million-year-old osteosarcoma from Swartkrans Cave, South Africa. *South African Journal of Science* 112: Art. #2015-0471 doi:10.17159/sajs.2016/20150471

Odes, E. J., Delezene, L. K., Randolph-Quinney, P. S. et al. (2018) A case of benign osteogenic tumour in Homo naledi: Evidence for peripheral osteoma in the U. W. 101–1142 mandible, *International*

Journal of Paleopathology 21: 47–55 doi:10.1016/j.ijpp.2017.05.003

Czarnetzki, A., Schwaderer, E. and Pusch, C. M. (2003) Fossil record of meningioma, *The Lancet* 362: 408 doi:10.1016/S0140-6736(03)14044-5

Molto, E., Sheldrick, P. (2018) Paleo-oncology in the Dakhleh Oasis, Egypt: Case studies and a paleoepidemiological perspective, *International Journal of Paleopathology* 21: 96–110 doi:10.1016/j.ijpp.2018.02.003

Domazet-Lošo, T., Klimovich, A., Anokhin, B. et al. (2014) Naturally occurring tumours in the basal metazoan *Hydra*, *Nat Commun* 5: 4222 doi:10.1038/ncomms5222

Haridy, Y., Witzmann, F., Asbach, P., Schoch, R. R., Fröbisch, N., Rothschild, B. M. (2019) Triassic Cancer—Osteosarcoma in a 240-Million-Year-Old Stem-Turtle. *JAMA Oncol.* 5: 425–426. doi:10.1001/jamaoncol.2018.6766

Ujvari, B., Roche, B. and Thomas, F. (2017) *Ecology and Evolution of Cancer*, Academic Press, Cambridge, Mass. Chapter 2.

Shufeldt, R. W. (1919) A three-legged robin (*Planesticus m. migratorius*), *The Auk* 36: 585–586 doi:10.2307/4073388

Rothschild, B. M., Tanke, D. H., Helbling, M. et al. (2003) Epidemiologic study of tumors in dinosaurs. *Naturwissenschaften* 90, 495–500 doi:10.1007/s00114-003-0473-9

Henrique de Souza Barbosa, F., Gomes da Costa Pereira, P. V. L, Paglarelli, L. et al. (2016) Multiple neoplasms in a single sauropod dinosaur from the Upper Cretaceous of Brazil. *Cretaceous Research* 62: 13–17 doi:10.1016/j.cretres.2016.01.010

Brem, H. and Folkman, J. (1975) Inhibition of tumor angiogenesis mediated by cartilage. *J Exp Med* 141: 427–439 doi:10.1084/jem.141.2.427

Main, D. (2013) Sharks Do Get Cancer: Tumor Found in Great White, *LiveScience* (published online 3 December 2013) bit.ly/2MMrp7V

McInnes, E. F., Ernst, H., and Germann, P.-G. (2013) Spontaneous neoplastic lesions in control Syrian hamsters in 6-, 12-, and 24-month short-term and carcinogenicity studies. *Toxicologic Pathology*, 41(1), 86–97 doi:10.1177/0192623312448938

Henwood, Chris (2001) The Discovery of the Syrian Hamster, *Mesocricetus auratus*, *The Journal of the British Hamster Association* 39 bit.ly/2szzCWh

Gordon, M. (1941) Genetics of melanomas in fishes v. the reappearance of ancestral micromelanophores in offspring of parents lacking these cells, *Cancer Res 1*: 656–659

Munk, B. A., Garrison, E., Clemons, B., & Keel, M. K. (2015) Antleroma in a free-ranging white-tailed deer (*Odocoileus virginianus*). *Veterinary Pathology*, 52: 213–216 doi:10.1177/0300985814528216

Peto R. (2015) Quantitative implications of the approximate irrelevance of mammalian body size and lifespan to lifelong cancer risk. *Phil. Trans. R. Soc.* B 370: 20150198 doi:10.1098/rstb.2015.0198

Fisher, D. O., Dickman, C. R., Jones, M. E., Blomberg, S. P. (2013) Evolution of suicidal reproduction in mammals, *Proc Natl Acad Sci USA*. 110: 17910–17914 doi:10.1073/pnas.1310691110

Nielsen, J., Hedeholm, R. B., Heinemeier, J. et al. (2016) Eye lens radiocarbon reveals centuries of longevity in the Greenland shark (*Somniosus microcephalus*), *Science* 353: 702–4. doi:10.1126/

science.aaf1703

Boddy, A. M., Huang, W., Aktipis, A. (2018) Life history tradeoffs in tumors, *Curr Pathobiol Rep.* 6: 201–207 doi:10.1007/s40139-018-0188-4

Avivi, A., Ashur-Fabian, O., Joel, A. et al. (2007) P53 in blind subterranean mole rats - loss-of-function versus gain-offunction activities on newly cloned Spalax target genes, *Oncogene* 26: 2507–2512 doi:10.1038/sj.onc.1210045

Domankevich, V., Eddini, H., Odeh, A. and Shams, I. (2018) Resistance to DNA damage and enhanced DNA repair capacity in the hypoxia-tolerant blind mole rat *Spalax carmeli. J. Exp. Biol.* 221: jeb174540 doi:10.1242/jeb.174540

Hilton, H. G., Rubinstein, N. D., Janki, P. et al. (2019) Single-cell transcriptomics of the naked mole-rat reveals unexpected features of mammalian immunity, *PLoS Biol* 17: e3000528 doi:10.1371/journal.pbio.3000528

Seluanov, A., Hine, C., Azpurua, J., et al. (2009) Hypersensitivity to contact inhibition provides a clue to cancer resistance of naked mole-rat, *Proc Natl Acad Sci USA.* 106: 19352–7 doi:10.1073/pnas.0905252106

Herrera-Álvarez, S., Karlsson, E., Ryder, O. A. et al. (2018) How to make a rodent giant: Genomic basis and tradeoffs of gigantism in the capybara, the world's largest rodent, *bioRxiv* 424606; doi:10.1101/424606

Keane, M., Semeiks, J., Webb, A. E. et al. (2015) Insights into the evolution of longevity from the bowhead whale genome. *Cell reports* 10: 112–122 doi:10.1016/j.celrep.2014.12.008

Seim, I., Fang, X., Xiong, Z. et al. (2013) Genome analysis reveals insights into physiology and longevity of the Brandt's bat *Myotis brandtii. Nat Commun* 4: 2212 doi:10.1038/ncomms3212

Nagy, J. D., Victor, E. M., Cropper, J. H. (2007) Why don't all whales have cancer? A novel hypothesis resolving Peto's paradox. *Integr Comp Biol.* 47: 317–28. doi:10.1093/icb/icm062

Cancer risk statistics, Cancer Research UK website cancerresearchuk.org/health-professional/cancer-statistics/risk

第２章　がんは生きるための代償である

Karpinets, T., Greenwood, D. J., Pogribny, I., and Samatova, N. (2006) Bacterial stationary-state mutagenesis and Mammalian tumorigenesis as stress-induced cellular adaptations and the role of epigenetics, *Current Genomics* 7: 481–496 doi:10.2174/138920206779315764

Buss L. W. (1982) Somatic cell parasitism and the evolution of somatic tissue compatibility, *Proceedings of the National Academy of Sciences USA* 79: 5337–5341 doi:10.1073/pnas.79.17.5337

Santorelli, L., Thompson, C., Villegas, E. et al. (2008) Facultative cheater mutants reveal the genetic complexity of cooperation in social amoebae, *Nature* 451: 1107–1110 doi:10.1038/nature06558

Khare, A. and Shaulsky, G. (2010) Cheating by Exploitation of Developmental Prestalk Patterning in *Dictyostelium discoideum*, *PLoS Genet* 6: e1000854 doi:10.1371/journal. pgen.1000854

Strassmann, J. E., Zhu, Y. and Queller, D. C. (2000) Altruism and social cheating in the social amoeba Dictyostelium discoideum, *Nature* 408: 965–7 doi:10.1038/35050087

Santorelli, L. A., Kuspa, A., Shaulsky, G. et al. (2013) A new social gene in *Dictyostelium discoideum*,

chtB, *BMC Evol Biol* 13: 4 doi:10.1186/1471-2148-13-4

Cherfas, J. (1977) The Games Animals Play, *New Scientist* 75: 672–673

Collins, J. (2014) The origin of the phrase "sneaky f**cker" , Jason Collins blog (published online 8 January 2014) bit.ly/2ZTrQ5B

Aumer, D., Stolle, E., Allsopp, M. et al. (2019) A single SNP turns a social honey bee (*Apis mellifera*) worker into a selfish parasite, *Molecular Biology and Evolution* 36: 516–526 doi:10.1093/molbev/msy232

Aktipis A. (2015) Principles of cooperation across systems: from human sharing to multicellularity and cancer, *Evolutionary Applications* 9: 17–36. doi:10.1111/eva.12303

Sorkin, R. D. (2000) A Historical Perspective on Cancer, *arXiv* (submitted 1 November 2000) arxiv.org/abs/physics/0011002

Davies, P. C., & Lineweaver, C. H. (2011) Cancer tumors as Metazoa 1.0: tapping genes of ancient ancestors, *Physical Biology* 8: 015001 doi:10.1088/1478-3975/8/1/015001

Munroe, R. Physicists, *XKCD* xkcd.com/793/

Trigos, A. S., Pearson, R. B., Papenfuss, A. T. and Goode, D. L. (2017) Atavistic gene expression patterns in solid tumors, *Proceedings of the National Academy of Sciences USA* 114: 6406–6411 doi:10.1073/pnas.1617743114

Trigos, A. S., Pearson, R. B., Papenfuss, A. T. and Goode, D. L. (2019) Somatic mutations in early metazoan genes disrupt regulatory links between unicellular and multicellular genes in cancer, *eLife* 8: e40947 doi:10.7554/eLife.40947

第３章　がんはどこからやってくる？

Parts of this chapter are adapted from my feature 'The DNA detectives hunting the causes of cancer', published by Wellcome on Mosaic, reproduced here under a Creative Commons licence (published online 25 September 2018) bit.ly/DNADetectives

Faguet, G. B. (2014) A brief history of cancer: Age old milestones underlying our current knowledge database, *Int J Cancer* 136: 2022–2036 doi:10.1002/ijc.29134

Hadju, S. I. (2006) Thoughts about the cause of cancer, *Cancer* 8: 1643–1649 doi:10.1002/cncr.21807

Scowcroft, H. (2008) Is this the start of the silly season? Cancer Research UK Science blog (published online 11 July 2008) bit.ly/39DNOxN

Scowcroft, H. (2011) No need to worry about having a shower or drinking water. Cancer Research UK Science blog (published online 17 March 2011) bit.ly/2sHUASA

Turning on the light to go to the toilet does not give you cancer. University of Leicester website (published online 14 April 2010) bit.ly/35na8bP

Emami, S. A., Sahebkar, A., Tayarani-Najaran, N., and Tayarani-Najaran, Z. (2012) Cancer and its Treatment in Main Ancient Books of Islamic Iranian Traditional Medicine (7th to 14th Century AD), *Iranian Red Crescent Medical Journal* 14: 747–757 doi:10.5812/ircmj.4954

Triolo, V. A. (1965) Nineteenth century foundations of cancer research advances in tumor pathology, nomenclature, and theories of oncogenesis, *Cancer Res.* 25: 75–106

Triolo, V. A. (1964) Nineteenth century foundations of cancer research origins of experimental

research, *Cancer Res.* 24: 4–27

Paweletz, N. (2001) Walther Flemming: pioneer of mitosis research, *Nat Rev Mol Cell Biol* 2: 72–75 doi:10.1038/35048077

Wunderlich, V. (2007) Early references to the mutational origin of cancer, *International Journal of Epidemiology* 36: 246–247 doi:10.1093/ije/dyl272

Hill, J. (1761) *Cautions against the immoderate use of snuff. Founded on the known qualities of the tobacco plant and the effects it must produce when this way taken into the body and enforced by instances of persons who have perished miserably of diseases, occasioned, or rendered incurable by its use*, R. Baldwin and J. Jackson bit.ly/2ZP5wKq

Pott, P. (1775) *Chirurgical observations: relative to the cataract, the polypus of the nose, the cancer of the scrotum, the different kinds of ruptures, and the mortification of the toes and feet*, L. Hawes, W. Clarke, and R. Collins bit.ly/2FkrX0K

Butlin, H. T. (1892) Three Lectures on Cancer of the Scrotum in Chimney-Sweeps and Others: Delivered at the Royal College of Surgeons of England, *Br Med J.* 2: 66–71 doi:10.1136/bmj.2.1645.66

Herr, H. W. (2011) Percival Pott, the environment and cancer, *BJU International* 108: 479–481 doi:10.1111/j.1464-410X.2011.10487.x

Passey, R. D. and Carter-Braine, J. (1925) Experimental soot cancer, *The Journal of Pathology and Bacteriology* 28: 133–144 doi:/10.1002/path.1700280202

Kennaway E. L. (1930) Further experiments on cancerproducing substances, *The Biochemical Journal* 24: 497–504 doi:10.1042/bj0240497

Doll, R. and Hill, A. B. (1950) Smoking and carcinoma of the lung; preliminary report, *British Medical Journal* 2: 739–748. doi:10.1136/bmj.2.4682.739

Proctor, R. N. (2006) Angel H. Roffo: the forgotten father of experimental tobacco carcinogenesis, *Bulletin of the World Health Organization* 84: 494–496 doi:10.2471/blt.06.031682

Doll, R. (1999) Tobacco: a medical history, *Journal of Urban Health* 76: 289–313 doi:10.1007/BF02345669 Proctor, R. N. (2001) Commentary: Schairer and Schöniger's forgotten tobacco epidemiology and the Nazi quest for racial purity, *International Journal of Epidemiology* 30: 31–34 doi:10.1093/ije/30.1.31

Pleasance, E. D., Stephens, P. J., O'Meara, S. et al. (2010) A smallcell lung cancer genome with complex signatures of tobacco exposure, *Nature* 463: 184–190 doi:10.1038/nature08629

Pleasance, E. D., Cheetham, R. K., Stephens, P. J. et al. (2010) A comprehensive catalogue of somatic mutations from a human cancer genome, *Nature* 463: 191–196 doi:10.1038/nature08658

Alexandrov, L. B., Ju, Y. S., Haase, K. et al. (2016) Mutational signatures associated with tobacco smoking in human cancer, *Science* 354: 618–622 doi:10.1126/science.aag0299

COSMIC Catalogue of Somatic Mutations in Cancer cancer.sanger.ac.uk/cosmic/signatures

Kucab, J. E., Zou, X., Morganella, S. et al. (2019) A Compendium of Mutational Signatures of Environmental Agents, *Cell* 177: 821–836. E16 doi:10.1016/j.cell.2019.0

Martin, D. (2003) Douglas Herrick, 82, Dies; Father of West's Jackalope, *New York Times* (published 19 January 2003) nyti.ms/2ST9Nej

Rubin, H. (2011) The early history of tumor virology: Rous, RIF, and RAV, *Proceedings of the National Academy of Sciences USA* 108: 14389–14396 doi:10.1073/pnas.1108655108

Javier, R. T. and Butel, J. S. (2008) The History of Tumor Virology, *Cancer Res* 68: 7693–7706 doi:10.1158/0008-5472.CAN-08-3301

第 4 章　すべての遺伝子を探せ

Duesberg, P. H. and Vogt, P. K. (1970) Differences between the Ribonucleic Acids of Transforming and Nontransforming Avian Tumor Viruses, *Proceedings of the National Academy of Sciences USA* 67: 1673–1680 doi:10.1073/pnas.67.4.1673

Bister, K. (2015) Discovery of oncogenes, *Proceedings of the National Academy of Sciences USA* 112: 15259–15260 doi:10.1073/pnas.1521145112

Shih, C., Shilo, B. Z., Goldfarb, M. P., Dannenberg, A. and Weinberg, R. A. (1979) Passage of phenotypes of chemically transformed cells via transfection of DNA and chromatin, *Proceedings of the National Academy of Sciences USA* 76: 5714–5718 doi:10.1073/pnas.76.11.5714

Prior, I. A., Lewis, P. D. and Mattos, C. (2012) A comprehensive survey of Ras mutations in cancer, *Cancer Research* 72: 2457–2467 doi:10.1158/0008-5472.CAN-11-2612

Shih, C. and Weinberg, R. A. (1982) Isolation of a transforming sequence from a human bladder carcinoma cell line, *Cell* 29: 161–169 doi:10.1016/0092-8674(82)90100-3

Harper, P. S. (2006) The discovery of the human chromosome number in Lund, 1955–1956, *Hum Genet.* 119: 226–32 doi:10.1007/s00439-005-0121-x

Van der Groep, P., van der Wall, E., and van Diest, P. J. (2011) Pathology of hereditary breast cancer, *Cellular Oncology* 34: 71–88. doi:10.1007/s13402-011-0010-3

Krush, A. J. (1979) Contributions of Pierre Paul Broca to cancer genetics, *Transactions of the Nebraska Academy of Sciences and Affiliated Societies* 316 digitalcommons.unl.edu/tnas/316/

Ricker, C. (2017) From family syndromes to genes... The first clinical and genetic characterizations of hereditary syndromes predisposing to cancer: what was the beginning? *Revista Médica Clínica Las Condes* 28: 482–490 doi:10.1016/j.rmclc.2017.06.011

McKay, A. (2019) *Daughter of Family G*, Knopf Canada amimckay.com/memoir/

Pieters T. (2017) Aldred Scott Warthin's Family 'G': The American Plot Against Cancer and Heredity (1895–1940). In: Petermann H., Harper P., Doetz S. (eds) *History of Human Genetics*, Springer

Nair, V. G. and Krishnaprasad H. V. (2015) Aldred Scott Warthin: Pathologist and teacher par excellence, *Arch Med Health Sci* 5: 123–5 doi:10.4103/amhs.amhs_135_16

Lynch, H. T. and Krush, A. J. (1971) Cancer family "G" revisited: 1895 1970, *Cancer* 27: 1505–1511 doi:10.1002/1097-0142

McNeill, L. (2018) The History of Breeding Mice for Science Begins With a Woman in a Barn, *Smithsonian Magazine* (published online 20 March 2018) bit.ly/2QjBRWD

Slye, M. (1922) Biological evidence for the inheritability of cancer in man: studies in the incidence and inheritability of spontaneous tumors in mice: Eighteenth Report, *The Journal of Cancer Research* 7: 107–147 doi:10.1158/jcr.1922.107

Muhlenkamp, K. (2014) Storm Driven, *UChicago Magazine* bit.ly/2QkhOas

Lockhart-Mummery, P. (1925) Cancer and heredity, *The Lancet* 205: 427–429 doi:10.1016/S0140-6736(00)95996-8

Harris, H., Miller, O. J., Klein, G. et al. (1969) Suppression of malignancy by cell fusion, *Nature* 223: 363–8 doi:10.1038/223363a0

Harris, H. (1966) Review Lecture Hybrid cells from mouse and man: a study in genetic regulation, *Proc. R. Soc. Lond. B* 166: 358–368 doi:10.1098/rspb.1966.0104

Knudson A. G. (1971) Mutation and cancer: statistical study of retinoblastoma, *Proceedings of the National Academy of Sciences USA* 68: 820–823 doi:10.1073/pnas.68.4.820

Friend, S., Bernards, R., Rogelj, S. et al. (1986) A human DNA segment with properties of the gene that predisposes to retinoblastoma and osteosarcoma, *Nature* 323: 643–646 doi:10.1038/323643a0

Solomon, E., Voss, R., Hall, V. et al. (1987) Chromosome 5 allele loss in human colorectal carcinomas, *Nature* 328: 616–619 doi:10.1038/328616a0

Fearon, E. R. and Vogelstein, B. (1990) A genetic model for colorectal tumorigenesis, *Cell* 61: 759–767 doi:10.1016/0092-8674(90)90186-I

Hahn, W., Counter, C., Lundberg, A. et al. (1999) Creation of human tumour cells with defined genetic elements, *Nature* 400: 464–468 doi:10.1038/22780

Land, H., Parada, L. and Weinberg, R. (1983) Tumorigenic conversion of primary embryo fibroblasts requires at least two cooperating oncogenes, *Nature* 304: 596–602 doi:10.1038/304596a0

Bailey, M. H., Tokheim, C., Porta-Pardo, E. et al (2018) Comprehensive characterization of cancer driver genes and mutations, *Cell* 173: 371–385. e18 doi:10.1016/j.cell.2018.02.060

Martincorena, I., Raine, K. M., Gerstung, M., Dawson, K. J., Haase, K. et al. (2017) Universal patterns of selection in cancer and somatic tissues, *Cell* 171: 1029–1041. e21 doi:10.1016/j.cell.2017.09.042

Martincorena, I., Roshan, A., Gerstung, M. et al (2015) Tumor evolution. High burden and pervasive positive selection of somatic mutations in normal human skin, *Science* 348: 880–886 doi:10.1126/science.aaa6806

Moore, M. R., Drinkwater, N. R., Miller, E. C. et al. (1981) Quantitative Analysis of the Time-dependent Development of Glucose-6-phosphatase-deficient Foci in the Livers of Mice Treated Neonatally with Diethylnitrosamine, *Cancer Research* 41: 1585–1593

Genovese, G., Kähler, A. K., Handsaker, R. E. et al (2014) Clonal Hematopoiesis and Blood-Cancer Risk Inferred from Blood DNA Sequence, *N Engl J Med* 371: 2477–2487 doi:10.1056/NEJMoa1409405

Murai, K., Skrupskelyte, G., Piedrafita, G. et al (2018) Epidermal tissue adapts to restrain progenitors carrying clonal p53 mutations, *Cell* 23: 687–699. e8 doi:10.1016/j.stem.2018.08.017

Martincorena, I., Fowler, J. C., Wabik, A. et al (2018) Somatic mutant clones colonize the human esophagus with age, *Science* 362: 911–917 doi:10.1126/science.aau3879

Risques, R. A., Kennedy, S. R. (2018) Aging and the rise of somatic cancer-associated mutations in normal tissues, *PLoS Genet* 14: e1007108 doi:10.1371/journal.pgen.1007108

Anglesio, M. S., Papadopoulos, N. Ayhan, A. et al. (2017) Cancer-Associated Mutations in Endometriosis without Cancer, *N Engl J Med* 376: 1835–1848 doi:10.1056/NEJMoa1614814

García-Nieto, P. E., Morrison, A. J. and Fraser, H. B. (2019) The somatic mutation landscape of the human body, *Genome Biol* 20: 298 doi:10.1186/s13059-019-1919-5

第５章　いい細胞が悪い細胞になるとき

Rich, A. R. (2007) On the frequency of occurrence of occult carcinoma of the prostate, *International Journal of Epidemiology* 36: 274–277 doi:10.1093/ije/dym050

Folkman, J., Kalluri, R. (2004) Cancer without disease, *Nature* 427: 787 doi:10.1038/427787a

Martincorena, I., Raine, K. M., Gerstung, M. et al. (2017) Universal patterns of selection in cancer and somatic tissues, *Cell* 171: 1029–1041. e21 doi: 10.1016/j.cell.2017.09.042

Ecker, B. L., Kaur, A., Douglass, S. M. et al. (2019) Age-Related Changes in HAPLN1 Increase Lymphatic Permeability and Affect Routes of Melanoma Metastasis, *Cancer Discov* 9: 82–95 doi:10.1158/2159-8290.CD-18-0168

Kaur, A., Ecker, B. L., Douglass, S. M. et al. (2019) Remodeling of the Collagen Matrix in Aging Skin Promotes Melanoma Metastasis and Affects Immune Cell Motility, *Cancer Discov* 9: 64–81 doi:10.1158/2159-8290.CD-18-0193

Liu, N., Matsumura, H., Kato, T. et al. (2019) Stem cell competition orchestrates skin homeostasis and ageing, *Nature* 568: 344–350 doi:10.1038/s41586-019-1085-7

Pal, S. and Tyler, J. K. (2016) Epigenetics and aging, *Science Advances* 2: e1600584 doi:10.1126/sciadv.1600584

Raj, A., & van Oudenaarden, A. (2008) Nature, nurture, or chance: stochastic gene expression and its consequences, *Cell* 135: 216–226. doi:10.1016/j.cell.2008.09.050

Watson, C. J., Papula, A., Poon, Y. P. G. et al. (2019) The evolutionary dynamics and fitness landscape of clonal haematopoiesis *bioRxiv* 569566 doi:10.1101/569566

The Great Sausage Duel of 865 (2014) Skulls in the Stars blog (published online 1 November 2014) bit.ly/39CD1nD

Walter, E., & Scott, M. (2017) The life and work of Rudolf Virchow 1821–1902: 'Cell theory, thrombosis and the sausage duel', *Journal of the Intensive Care Society* 18: 234–235 doi:10.1177/1751143716663967

Davillas, A., Benzeval, M., and Kumari, M. (2017) Socioeconomic inequalities in C-reactive protein and fibrinogen across the adult age span: Findings from Understanding Society, *Scientific reports* 7: 2641 doi:10.1038/s41598-017-02888-6

Arney, K. (2017) How your blood may predict your future health, *Guardian* (published online 10 October 2017) bit.ly/37AcCoL

Furman, D., Campisi, J., Verdin, E. et al. (2019) Chronic inflammation in the etiology of disease across the life span, *Nat Med* 25: 1822–1832 doi:10.1038/s41591-019-0675-0

Pelosi, A. J. (2019) Personality and fatal diseases: Revisiting a scientific scandal, *Journal of Health Psychology* 24: 421–439 doi:10.1177/1359105318822045

Ana Paula Zen Petisco Fiore, A. P. Z., de Freitas Ribeiro P. and Bruni-Cardoso, A. (2018) Sleeping Beauty and the Microenvironment Enchantment: Microenvironmental Regulation of the Proliferation-Quiescence Decision in Normal Tissues and in Cancer Development, *Front. Cell Dev.* Biol. 6:

59 doi:10.3389/fcell.2018.00059

Balkwill, F. and Mantovani, A. (2001) Inflammation and cancer: back to Virchow? *The Lancet* 357: 539–545 doi:10.1016/S0140-6736(00)04046-0

Tippimanchai, D. D., Nolan, K., Poczobutt, J. et al. (2018) Adenoviral vectors transduce alveolar macrophages in lung cancer models, *Oncoimmunology* 7: e1438105 doi:10.1080/2162402X.2018.1438105

Henry, C. J., Sedjo, R. L., Rozhok, A. et al. (2015) Lack of significant association between serum inflamatory cytokine profiles and the presence of colorectal adenoma, *BMC Cancer* 15: 123 doi:10.1186/s12885-015-1115-2

Krall, J. A., Reinhardt, F., Mercury, O. A. et al. (2018) The systemic response to surgery triggers the outgrowth of distant immune-controlled tumors in mouse models of dormancy, *Science Translational Medicine* 10: eaan3464 doi:10.1126/scitranslmed.aan3464

Marusyk, A., Casás-Selves, M., Henry, C. J. et al. (2009) Irradiation alters selection for oncogenic mutations in hematopoietic progenitors, *Cancer Research* 69: 7262–7269 doi:10.1158/0008-5472.CAN-09-0604

Risques, R. A. and Kennedy, S. R. (2018) Aging and the rise of somatic cancer-associated mutations in normal tissues, *PLoS Genet* 14: e1007108 doi: 10.1371/journal.pgen.1007108

Bissell, M., Hines, W. (2011) Why don't we get more cancer? A proposed role of the microenvironment in restraining cancer progression, *Nat Med* 17: 320–329 doi:10.1038/nm.2328

Maffini, M. V., Soto, A. M., Calabro, J. M. et al. (2004) The stroma as a crucial target in rat mammary gland carcinogenesis, *Journal of Cell Science* 117: 1495–1502 doi:10.1242/jcs.01000

Rubin, H. (1985) Cancer as a dynamic developmental disorder, *Cancer Res* 45: 2935–2942

Dong, X., Milholland, B. & Vijg, J. (2016) Evidence for a limit to human lifespan, *Nature* 538: 257–259 doi:10.1038/nature19793

Greaves, M. (2018) A causal mechanism for childhood acute lymphoblastic leukaemia, *Nat Rev Cancer* 18: 471–484 doi:10.1038/s41568-018-0015-6

Wilson, B. T., Douglas, S. F., and Polvikoski, T. (2010) Astrocytoma in a Breast Cancer Lineage: Part of the BRCA2 Phenotype? *Journal of Clinical Oncology* 28: e596-e598 doi:10.1200/jco.2010.28.9173

Wang, L., Ji, Y., Hu, Y. et al. (2019) The architecture of intraorganism mutation rate variation in plants, *PLoS Biol* 17: e3000191 doi:10.1371/journal.pbio.3000191

Tomasetti, C. and Vogelstein, B. (2015) Variation in cancer risk among tissues can be explained by the number of stem cell divisions, *Science* 347: 78–81 doi: 10.1126/science.1260825

Tomasetti, C., Li, L. and Vogelstein, B. (2017) Stem cell divisions, somatic mutations, cancer etiology, and cancer prevention, *Science* 355: 1330–1334 doi:10.1126/science.aaf9011

Blokzijl, F., de Ligt, J., Jager, M. et al. (2016) Tissue-specific mutation accumulation in human adult stem cells during life, *Nature* 538: 260–264 doi:10.1038/nature19768

Buell, P. (1973) Changing incidence of breast cancer in Japanese-American women, *JNCI: Journal of the National Cancer Institute* 51: 1479–1483 doi:10.1093/jnci/51.5.1479 DCIS Precision website dcisprecision.org

第6章　利己的な怪物たち

Jamieson A. (2010) Scientists hail 'penicillin moment' in cancer treatment, *Daily Telegraph* (published online 15 September 2010) bit.ly/39F6FJ1

Ledford, H. (2010) Rare victory in fight against melanoma, *Nature* 467: 140–141 doi:10.1038/467140b

Chamberlain G. (2006) British maternal mortality in the 19th and early 20th centuries, *Journal of the Royal Society of Medicine* 99: 559–563 doi:10.1258/jrsm.99.11.559

Yachida, S., Jones, S., Bozic, I. et al. (2010) Distant metastasis occurs late during the genetic evolution of pancreatic cancer, *Nature* 467: 1114–1117 doi:10.1038/nature09515

Tao, Y., Ruan, J., Yeh, S. H. et al. (2011) Rapid growth of a hepatocellular carcinoma and the driving mutations revealed by cell-population genetic analysis of whole-genome data, *Proceedings of the National Academy of Sciences USA* 108: 12042–12047 doi:10.1073/pnas.1108715108

Campbell, P. J., Pleasance, E. D., Stephens, P. J. et al. (2008) Subclonal phylogenetic structures in cancer revealed by ultra-deep sequencing. *Proceedings of the National Academy of Sciences USA* 105: 13081–13086 doi:10.1073/pnas.0801523105

Mullighan, C. G., Phillips, L. A., Su, X. et al. (2008) Genomic analysis of the clonal origins of relapsed acute lymphoblastic leukemia, *Science* 322: 1377–1380 doi:10.1126/science.1164266

Inukai, M., Toyooka, S., Ito, S. et al. (2006) Presence of epidermal growth factor receptor gene T790M mutation as a minor clone in non-small cell lung cancer, *Cancer Research* 66: 7854–7858 doi:10.1158/0008-5472.CAN-06-1951

Navin, N., Kendall, J., Troge, J. et al. (2011) Tumour evolution inferred by single-cell sequencing, *Nature* 472: 90–94 doi:10.1038/nature09807

Gerlinger, M., Rowan, A. J., Horswell, S. et al. (2012) Intratumor heterogeneity and branched evolution revealed by multiregion sequencing, *N Engl J Med* 366: 883–892 doi:10.1056/NEJMoa1113205

Darwin, C. R. (1881) *The Formation of Vegetable Mould, Through the Action of Worms*, John Murray, London, Chapter 1, p26

Lu, Y., Wajapeyee, N., Turker, M. S., and Glazer, P. M. (2014) Silencing of the DNA mismatch repair gene MLH1 induced by hypoxic stress in a pathway dependent on the histone demethylase LSD1, *Cell Reports* 8: 501–513 doi:10.1016/j.celrep.2014.06.035

Ding, L., Ley, T., Larson, D. et al. (2012) Clonal evolution in relapsed acute myeloid leukemia revealed by whole genome sequencing, *Nature* 481: 506–510 doi:10.1038/nature10738

Hunter C., Smith, R., Cahill, D. P. et al. (2006) A hypermutation phenotype and somatic MSH6 mutations in recurrent human malignant gliomas after alkylator chemotherapy, *Cancer Res.* 66: 3987–91 doi: 10.1158/0008-5472. CAN-06-0127

Russo, M., Crisafulli, G., Sogari, A. et al. (2019) Adaptive mutability of colorectal cancers in response to targeted therapies, *Science* 366: 1473–1480 doi:10.1126/science.aav4474

Keats, J. J., Chesi, M., Egan, J. B. et al. (2012) Clonal competition with alternating dominance in multiple myeloma, *Blood* 120: 1067–1076 doi:10.1182/blood-2012-01-405985

Morrissy, A. S., Garzia, L., Shih, D. J. et al. (2016) Divergent clonal selection dominates medulloblastoma at recurrence, *Nature* 529: 351–357 doi:10.1038/nature16478

Nowell, P. C. (1976) The clonal evolution of tumor cell populations, *Science* 194: 23–28 doi:10.1126/science.959840

Aktipis, C. A., Kwan, V. S. Y., Johnson, K. A. et al. (2011) Overlooking evolution: a systematic analysis of cancer relapse and therapeutic resistance research, *PLoS ONE* 6: e26100 doi:10.1371/journal.pone.0026100

Smith, M. P. and Harper, D. A. T. (2013) Causes of the Cambrian Explosion, *Science* 341: 1355–1356 doi:10.1126/science.1239450

Notta, F., Chan-Seng-Yue, M., Lemire, M. et al. (2016) A renewed model of pancreatic cancer evolution based on genomic rearrangement patterns, *Nature* 538: 378–382 doi:10.1038/nature19823

Chen, G., Bradford, W. D., Seidel, C. W. and Li, R. (2012) Hsp90 stress potentiates rapid cellular adaptation through induction of aneuploidy, *Nature* 482: 246–250 doi:10.1038/nature10795

Potapova, T. A., Zhu, J. and Li, R. (2013) Aneuploidy and chromosomal instability: a vicious cycle driving cellular evolution and cancer genome chaos, *Cancer Metastasis Reviews* 32: 377–389 doi:10.1007/s10555-013-9436-6

Chen, G., Rubinstein, B. and Li, R. (2012) Whole chromosome aneuploidy: big mutations drive adaptation by phenotypic leap, *BioEssays* 34: 893–900 doi:10.1002/bies.201200069

Baker, D., Jeganathan, K., Cameron, J. et al. (2004) BubR1 insufficiency causes early onset of aging-associated phenotypes and infertility in mice, *Nat Genet* 36: 744–749 doi:10.1038/ng1382

Baker, D. J., Dawlaty, M. M., Wijshake, T. et al. (2013) Increased expression of BubR1 protects against aneuploidy and cancer and extends healthy lifespan, *Nature Cell Biology* 15: 96–102 doi:10.1038/ncb2643

Sackton, K., Dimova, N., Zeng, X. et al. (2014) Synergistic blockade of mitotic exit by two chemical inhibitors of the APC/C, *Nature* 514: 646–649 doi:10.1038/nature13660

Martincorena, I. and Campbell, P. J. (2015) Somatic mutation in cancer and normal cells, *Science* 349: 1483–1489 doi:10.1126/science.aab4082

Stephens, P. J., Greenman, C. D., Fu, B. et al. (2011) Massive genomic rearrangement acquired in a single catastrophic event during cancer development, *Cell* 144: 27–40 doi:10.1016/j.cell.2010.11.055

Wu, S., Turner, K. M., Nguyen, N. et al. (2019) Circular ecDNA promotes accessible chromatin and high oncogene expression, *Nature* 575: 699–703 doi:10.1038/s41586-019-1763-5

Garsed, D. W., Marshall, O. J., Corbin, V. D. A. et al. (2014) The architecture and evolution of cancer neochromosomes, *Cancer Cell* 26: 653–667 doi:10.1016/j.ccell.2014.09.010

Sheltzer, J. M., Ko, J. H., Replogle, J. M. et al. (2017) Single-chromosome gains commonly function as tumor suppressors, *Cancer Cell* 31: 240–255 doi:10.1016/j.ccell.2016.12.004

Relationship between incorrect chromosome number and cancer is reassessed after surprising experiments (2017) Cold Spring Harbor Laboratory website (published online 12 January 2017) bit.ly/2ZZwAXy

Thompson, S. L. and Compton, D. A. (2011) Chromosomes and cancer cells, *Chromosome Research*

19: 433–444 doi:10.1007/s10577-010-9179-y

IJdo, J. W., Baldini, A., Ward, D. C. et al. (1991) Origin of human chromosome 2: an ancestral telomere-telomere fusion, *Proceedings of the National Academy of Sciences USA* 88: 9051–9055 doi:10.1073/pnas.88.20.9051

Van Valen, L. M. and Maiorana, V. C. (1991) HeLa, a new microbial species, *Evolutionary Theory & Review* 10: 71–74

Adey, A., Burton, J., Kitzman, J. et al. (2013) The haplotyperesolved genome and epigenome of the aneuploid HeLa cancer cell line, *Nature* 500: 207–211 doi:10.1038/nature12064

Landry, J. J., Pyl, P. T., Rausch, T. et al. (2013) The genomic and transcriptomic landscape of a HeLa cell line, *G3* 3: 1213–1224 doi:10.1534/g3.113.005777

Nelson-Rees, W. A., Daniels, D. W. and Flandermeyer, R. R. (1981) Cross-contamination of cells in culture, *Science* 212: 446–452 doi:10.1126/science.6451928

Oransky, I. and Marcus, A. (2016) Thousands of studies used the wrong cells, and journals are doing nothing, *STAT* (published online 21 July 2016) bit.ly/39GMNVR

Neimark, J. (2015) Line of attack, *Science* 347: 938–940 doi:10.1126/science.347.6225.938

Masters, J. (2002) HeLa cells 50 years on: the good, the bad and the ugly, *Nat Rev Cancer* 2: 315–319 doi:10.1038/nrc775

Hanahan, D. and Weinberg, R. A. (2000) The hallmarks of cancer, *Cell* 100: 57–70 doi:10.1016/s0092-8674(00)81683-9

Hanahan, D. and Weinberg, R. (2011) Hallmarks of cancer: the next generation, *Cell* 144: 646–674 doi:10.1016/j.cell.2011.02.013

Freeman, S. (2008) How dictators work, *How Stuff Works* (published online 2 April 2008) bit.ly/2tsgmKn

Wong, K., van der Weyden, L., Schott, C. R. et al. (2019) Crossspecies genomic landscape comparison of human mucosal melanoma with canine oral and equine melanoma, *Nature Communications* 10: 353 doi:10.1038/s41467-018-08081-1

Swanton, C. (2015) Cancer evolution constrained by mutation order, *N Engl J Med* 372: 661–663 doi:10.1056/NEJMe1414288

第７章　がんの生態系を探索する

Rosenthal, R., Cadieux, E. L., Salgado, R. et al. (2019) Neoantigen-directed immune escape in lung cancer evolution, *Nature* 567: 479–485 doi:10.1038/s41586-019-1032-7

Coudray, N., Ocampo, P. S., Sakellaropoulos, T. et al. (2018) Classification and mutation prediction from non-small cell lung cancer histopathology images using deep learning, *Nat Med* 24: 1559–1567 doi:10.1038/s41591-018-0177-5

Warburg, O. (1956) On the origin of cancer cells, *Science* 123: 309–314 doi:10.1126/science.123.3191.309

Dvorak, H. F. (1986) Tumors: wounds that do not heal, *N Engl J Med* 315: 1650–1659 doi:10.1056/NEJM198612253152606

Kortlever, R. M., Sodir, N. M., Wilson, C. H. et al. (2017) Myc cooperates with ras by programming

inflammation and immune suppression, *Cell* 171: 1301–1315. e14 doi:10.1016/j.cell.2017.11.013

Sambon, L. W. (1924) The elucidation of cancer, *Proceedings of the Royal Society of Medicine* 17: 77–124 doi:10.1177/003591572401701607

Folkman, J. (1971) Tumor angiogenesis: therapeutic implications, *N Engl J Med* 285: 1182–1186 doi:10.1056/NEJM197111182852108

Folkman, J., Merler, E., Abernathy, C. and Williams, G. (1971) Isolation of a tumor factor responsible for angiogenesis, *The Journal of Experimental Medicine* 133: 275–288 doi:10.1084/jem.133.2.275

Kolata, G. (1998) HOPE IN THE LAB: A special report. A cautious awe greets drugs that eradicate tumors in mice, *New York Times* (published 3 May 1998) nyti.ms/36p1FWQ

Maniotis, A. J., Folberg, R., Hess, A. et al. (1999) Vascular channel formation by human melanoma cells in vivo and in vitro: vasculogenic mimicry, *The American Journal of Pathology* 155: 739–752 doi:10.1016/S0002-9440(10)65173-5

Wagenblast, E., Soto, M., Gutiérrez-Ángel, S. et al. (2015) A model of breast cancer heterogeneity reveals vascular mimicry as a driver of metastasis, *Nature* 520: 358–362 doi:10.1038/nature14403

Cleary, A. S., Leonard, T. L., Gestl, S. A. and Gunther, E. J. (2014) Tumour cell heterogeneity maintained by cooperating subclones in Wnt-driven mammary cancers, *Nature* 508: 113–117 doi:10.1038/nature13187

Marusyk, A., Tabassum, D., Altrock, P. et al. (2014) Non-cellautonomous driving of tumour growth supports sub-clonal heterogeneity, *Nature* 514: 54–58 doi:10.1038/nature13556

Laelaps (2015) When monkeys surfed to South America, *National Geographic* (published online 5 February 2015) on.natgeo.com/2SVckVe

Bond, M., Tejedor, M., Campbell, K. et al. (2015) Eocene primates of South America and the African origins of New World monkeys, *Nature* 520: 538–541 doi:10.1038/nature14120

Freeman, M. D., Gopman, J. M., & Salzberg, C. A. (2018) The evolution of mastectomy surgical technique: from mutilation to medicine, *Gland Surgery* 7: 308–315 doi:10.21037/gs.2017.09.07

Fidler I. J. and Poste, G. (2008) The "seed and soil" hypothesis revisited, *The Lancet Oncology* 9: 808 doi: 10.1016/S1470-2045(08)70201-8

Reinshagen, C., Bhere, D., Choi, S. H. et al. (2018) CRISPR-enhanced engineering of therapy-sensitive cancer cells for self-targeting of primary and metastatic tumors, *Science Translational Medicine* 10: eaao3240 doi:10.1126/scitranslmed.aao3240

Peinado, H., Zhang, H., Matei, I. et al. (2017) Pre-metastatic niches: organ-specific homes for metastases, *Nat Rev Cancer* 17: 302–317 doi:10.1038/nrc.2017.6

Kaplan, R. N., Riba, R. D., Zacharoulis, S. et al. (2005) VEGFR1-positive haematopoietic bone marrow progenitors initiate the pre-metastatic niche, *Nature* 438: 820–827 doi:10.1038/nature04186

Albrengues, J., Shields, M. A., Ng, D. et al. (2018) Neutrophil extracellular traps produced during inflammation awaken dormant cancer cells in mice, *Science* 361: eaao4227 doi:10.1126/science.aao4227

Sanz-Moreno, V. and Balkwill, F. R. (2009) Mets and NETs: the awakening force, *Immunity* 49: 798–800 doi:10.1016/j.immuni.2018.11.009

Ridker, P. M., Everett, B. M., Thuren, T. et al. (2017) Antiinflammatory therapy with canakinumab for atherosclerotic disease, *N Engl J Med* 377: 1119–1131 doi:10.1056/NEJMoa1707914

Oswald, L., Grosser, S., Smith, D. M. and Käs, J. A. (2017) Jamming transitions in cancer, *Journal of Physics D* 50: 483001 doi:10.1088/1361-6463/aa8e83

Fojo, T. (2018) Desperation oncology, *Seminars in Oncology* 45: 105–106 doi:10.1053/j.seminoncol.2018.08.001

Kaiser, J. (2019) New drugs that unleash the immune system on cancers may backfire, fueling tumor growth, *Science* (published online 28 March 2019) doi:10.1126/science.aax5021

Champiat, S., Dercle, L., Ammari, S. et al. (2017) Hyperprogressive disease is a new pattern of progression in cancer patients treated by anti-PD-1/PD-L1, *Clin Cancer Res* 23: 1920–1928 doi:10.1158/1078-0432.CCR-16-1741

Obradovi, M. M. S., Hamelin, B., Manevski, N. et al. (2019) Glucocorticoids promote breast cancer metastasis, *Nature* 567: 540–544 doi:10.1038/s41586-019-1019-4

Greaves, M. (2018) A causal mechanism for childhood acute lymphoblastic leukaemia, *Nat Rev Cancer* 18: 471–484 doi:10.1038/s41568-018-0015-6

Gopalakrishnan, V., Helmink, B. A., Spencer, C. N. et al. (2018) The influence of the gut microbiome on cancer, immunity, and cancer immunotherapy, *Cancer Cell* 33: 570–580 doi:10.1016/j.ccell.2018.03.015

Alexander, J., Wilson, I., Teare, J. et al. (2017) Gut microbiota modulation of chemotherapy efficacy and toxicity, *Nat Rev Gastroenterol Hepatol* 14: 356–365 doi:10.1038/nrgastro.2017.20

Richards, S. E. (2019) How the microbiome could be the key to new cancer treatments, *Smithsonian Magazine* (published online 8 March 2019) bit.ly/37GFLii

Gharaibeh, R. Z. and Jobin, C. (2019) Microbiota and cancer immunotherapy: in search of microbial signals, *Gut* 68: 385–388 doi:10.1136/gutjnl-2018-317220

Zheng, Y., Wang, T., Tu, X. et al. (2019) Gut microbiome affects the response to anti-PD-1 immunotherapy in patients with hepatocellular carcinoma, *J. Immunotherapy Cancer* 7: 193 doi:10.1186/s40425-019-0650-9

Dambuza, I. M. and Brown, G. D. (2019) Fungi accelerate pancreatic cancer, *Nature* 574: 184–185 doi:10.1038/d41586-019-02892-y

Aykut, B., Pushalkar, S., Chen, R. et al. (2019) The fungal mycobiome promotes pancreatic oncogenesis via activation of MBL, *Nature* 574: 264–267 doi:10.1038/s41586-019-1608-2

Saus, E. Iraola-Guzmán, S., Willis, J. R. et al. (2019) Microbiome and colorectal cancer: Roles in carcinogenesis and clinical potential, *Molecular Aspects of Medicine* 69: 93–106 doi:10.1016/j.mam.2019.05.001

Rubinstein, M. R., Baik, J. E., Lagana, S. M. et al. (2019) Fusobacterium nucleatum promotes colorectal cancer by inducing Wnt/ß-catenin modulator Annexin A1, *EMBO Rep* 20: e47638 doi:10.15252/embr.201847638

Orritt, R. (2016) Why has science seemingly changed its mind on night shifts and breast cancer? Cancer Research UK Science blog (published online 14 October 2016) bit.ly/2umMUpx

Yang, Y., Adebali, O., Wu, G. et al. (2018) Cisplatin-DNA adduct repair of transcribed genes is

controlled by two circadian programs in mouse tissues, *Proceedings of the National Academy of Sciences USA* 115: E4777–E4785 doi:10.1073/pnas.1804493115

Guevara-Aguirre, J., Balasubramanian, P., Guevara-Aguirre, M. et al. (2011) Growth hormone receptor deficiency is associated with a major reduction in pro-aging signaling, cancer, and diabetes in humans, *Science Translational Medicine* 70: 70ra13 doi:10.1126/scitranslmed.3001845

Bowes, P. (2016) The experimental diet that mimics a rare genetic mutation, *Mosaic* (published online 11 April 2016) bit.ly/2QODuuh

Cornaro, A. translated by Fudemoto, H. (2014) *Writings on the Sober Life: The Art and Grace of Living Long*, University of Toronto Press, p22

第8章　世にもけったいながんの話

Noveski, P., Madjunkova, S., Sukarova Stefanovska, E. et al. (2016) Loss of Y chromosome in peripheral blood of colorectal and prostate cancer patients, *PloS ONE* 11: e0146264 doi:10.1371/journal.pone.0146264

Dumanski, J. P., Rasi, C., Lönn, M. et al. (2015) Smoking is associated with mosaic loss of chromosome Y, *Science* 347: 81–83 doi:10.1126/science.1262092

Yang, W., Warrington, N. M., Taylor, S. J. et al. (2019) Sex differences in GBM revealed by analysis of patient imaging, transcriptome, and survival data, *Science Translational Medicine* 11: eaao5253 doi:10.1126/scitranslmed.aao5253

Venkatesh, H., Morishita, W., Geraghty, A. et al. (2018) Excitatory synapses between presynaptic neurons and postsynaptic glioma cells promote glioma progression, *Neuro-Oncology* 20: vi257–vi258 doi:10.1093/neuonc/noy148.1069

Gillespie, S. and Monje, M. (2018) An active role for neurons in glioma progression: making sense of Scherer's structures, *Neuro-Oncology* 20: 1292–1299 doi:10.1093/neuonc/noy083

Gast, C. E., Silk, A. D., Zarour, L. et al. (2018) Cell fusion potentiates tumor heterogeneity and reveals circulating hybrid cells that correlate with stage and survival, *Science Advances* 4: eaat7828 doi:10.1126/sciadv.aat7828

Carter A. (2008) Cell fusion theory: can it explain what triggers metastasis? *J Natl Cancer Inst.* 100: 1279–81 doi:10.1093/jnci/djn336

Lin, K., Torga, G., Sun, Y. et al. (2019) The role of heterogeneous environment and docetaxel gradient in the emergence of polyploid, mesenchymal and resistant prostate cancer cells, *Clin Exp Metastasis* 36: 97–108 doi:10.1007/s10585-019-09958-1

Lu, X. and Kang, Y. (2009) Cell fusion as a hidden force in tumor progression, *Cancer Research* 69: 8536–8539 doi:10.1158/0008-5472.CAN-09-2159

Moore, A. (2012), Cancer: Escape route from a "doomed" host? *Bioessays* 34: 2–2 doi:10.1002/bies.201190072

Clarification of Cancer-Cell Transmission in Tasmania Devil Facial Tumor Disease (2012) Prince Hitachi Prize for Comparative Oncology website bit.ly/2FoF9Bu

Pearse, A., Swift, K. (2006) Transmission of devil facial-tumour disease, *Nature* 439: 549 doi:10.1038/439549a

Siddle, H. V., Kreiss, A., Eldridge, M. D. et al. (2007) Transmission of a fatal clonal tumor by biting occurs due to depleted MHC diversity in a threatened carnivorous marsupial, *Proceedings of the National Academy of Sciences USA* 104: 16221–16226 doi:10.1073/pnas.0704580104

Murchison, E. P., Tovar, C., Hsu, A. et al. (2010) The Tasmanian devil transcriptome reveals Schwann cell origins of a clonally transmissible cancer, *Science* 327: 84–87 doi:10.1126/science.1180616

Murchison, E. P., Schulz-Trieglaff, O. B., Ning, Z. et al. (2012) Genome sequencing and analysis of the Tasmanian devil and its transmissible cancer, *Cell* 148: 780–791 doi:10.1016/j.cell.2011.11.065

Pye, R. J., Pemberton, D., Tovar, C. et al. (2016) A second transmissible cancer in Tasmanian devils, *Proceedings of the National Academy of Sciences USA* 113: 374–379 doi:10.1073/pnas.1519691113

Caldwell, A., Coleby, R., Tovar, C. et al. (2018) The newly-arisen Devil facial tumour disease 2 (DFT2) reveals a mechanism for the emergence of a contagious cancer, *eLife* 7: e35314 doi:10.7554/eLife.35314

Timmins, B. (2019) Tasmanian devils 'adapting to coexist with cancer', *BBC News Online* (published online 30 March 2019) bbc.in/39GZsbl

Wells, K., Hamede, R. K., Jones, M. E. (2019) Individual and temporal variation in pathogen load predicts long term impacts of an emerging infectious disease, *Ecology* 100: e02613 doi:10.1002/ecy.2613

Karlson, A. G. and Mann, F. C. (1952) The transmissible venereal tumor of dogs: observations on forty generations of experimental transfers, *Ann N Y Acad Sci.* 54: 1197–213 doi:10.1111/j.1749-6632.1952.tb39989.x

Das, U. & Das, A. K. (2000) Review of canine transmissible venereal sarcoma, *Vet Res Commun* 24: 545 doi:10.1023/A:1006491918910

Murgia, C., Pritchard, J. K., Kim, S. Y. et al. (2006) Clonal origin and evolution of a transmissible cancer, *Cell* 126: 477–487 doi:10.1016/j.cell.2006.05.051

Murchison, E. P., Wedge, D. C., Alexandrov, L. B. et al. (2014) Transmissible dog cancer genome reveals the origin and history of an ancient cell lineage, *Science* 343: 437–440 doi:10.1126/science.1247167

Parker, H. G., & Ostrander, E. A. (2014) Hiding in plain view - an ancient dog in the modern world, *Science* 343: 376–378 doi:10.1126/science.1248812

Cranage, A. (2018) Chernobyl: Chasing a 'catching' cancer. Wellcome Sanger Institute blog (published online 7 December 2018) bit.ly/2T5sg7N

Metzger, M. J., Reinisch, C., Sherry, J. and Goff, S. P. (2015) Horizontal transmission of clonal cancer cells causes leukemia in soft-shell clams, *Cell* 161: 255–263 doi:10.1016/j.cell.2015.02.042

Metzger, M., Villalba, A., Carballal, M. et al. (2016) Widespread transmission of independent cancer lineages within multiple bivalve species, *Nature* 534: 705–709 doi:10.1038/nature18599

Yonemitsu, M. A., Giersch, R. M., Polo-Prieto, M. et al. (2019) A single clonal lineage of transmissible cancer identified in two marine mussel species in South America and Europe, *eLife* 8: e47788 doi:10.7554/eLife.47788

Greaves, M. F., Maia, A. T., Wiemels, J. L. and Ford, A. M. (2003) Leukemia in twins: lessons in natural history, *Blood* 102: 2321–2333 doi:10.1182/blood-2002-12-3817

Greaves, M. and Hughes, W. (2018) Cancer cell transmission via the placenta, *Evolution, Medicine, and Public Health* 1: 106–115 doi:10.1093/emph/eoy011

Desai, R., Collett, D., Watson, C. J. E. et al. (2014) Estimated risk of cancer transmission from organ donor to graft recipient in a national transplantation registry, *Br J Surg* 101: 768–774 doi:10.1002/bjs.9460

Matser, YAH, Terpstra, ML, Nadalin, S, et al. (2018) Transmission of breast cancer by a single multiorgan donor to 4 transplant recipients, *Am J Transplant* 18: 1810–1814 doi:10.1111/ajt.14766

Gärtner, H-V., Seidl, C., Luckenbach, C. et al. (1996) Genetic analysis of a sarcoma accidentally transplanted from a patient to a surgeon, *N Engl J Med* 335: 1494–1497 doi:10.1056/NEJM199611143352004

Gugel, E. A. and Sanders, M. E. (1986) Needle-stick transmission of human colonic adenocarcinoma, *N Engl J Med* 315: 1487 doi:10.1056/NEJM198612043152314

Hornblum, A. M. (2013) NYC's forgotten cancer scandal, *New York Post* (published online 28 December 2013) bit. ly/2SSOp8X

Hornblum, A. M. (1997) They were cheap and available: prisoners as research subjects in twentieth century America, *BMJ* 315: 1437 doi:10.1136/bmj.315.7120.1437

Southam, C. M. and Moore, A. E. (1958) Induced immunity to cancer cell homografts in man, *Annals of the New York Academy of Sciences* 73: 635–653 doi:10.1111/j.1749-6632.1959.tb40840.x

Osmundsen, J. A. (1964) Many scientific experts condemn ethics of cancer injection, *New York Times* (published 26 January 1964) nyti.ms/2MYhaxo

Scanlon, E. F., Hawkins, R. A., Fox, W. W. and Smith, W. S. (1965) Fatal homotransplanted melanoma, *Cancer* 18: 782–9 doi:10.1002/1097-0142

Muehlenbachs, A., Bhatnagar, J., Agudelo, C. A. et al. (2015) Malignant transformation of *Hymenolepis nana* in a human host, *N Engl J Med* 373: 1845–1852 doi:10.1056/NEJMoa1505892

Fabrizio, A. M. (1965) An induced transmissible sarcoma in hamsters: eleven-year observation through 288 passages, *Cancer Research* 25: 107–117

Banfield, W. G., Woke, P. A., Mackay, C. M., and Cooper, H. L. (1965) Mosquito transmission of a reticulum cell sarcoma of hamsters, *Science* 148: 1239–1240 doi:10.1126/science.148.3674.1239

第9章　薬が効かない

Marquart, J., Chen, E. Y. and Prasad V. (2018) Estimation of the percentage of US patients with cancer who benefit from genome-driven oncology, *JAMA Oncol.* 4: 1093–1098 doi:10.1001/jamaoncol.2018.1660

Abola, M. V., Prasad, V. (2016) The use of superlatives in cancer research, *JAMA Oncol.* 2: 139–141 doi:10.1001/jamaoncol.2015.3931

Kuderer, N. M., Burton, K. A., Blau, S. et al. (2017) Comparison of 2 commercially available next-generation sequencing platforms in oncology, *JAMA Oncology* 3: 996–998 doi:10.1001/jamaoncol.2016.4983

Prahallad, A., Sun, C., Huang, S. et al. (2012) Unresponsiveness of colon cancer to BRAF(V600E) inhibition through feedback activation of EGFR, *Nature* 483: 100–103 doi:10.1038/nature10868

Prasad V. (2017) Overestimating the benefit of cancer drugs, *JAMA Oncol.* 3: 1737–1738 doi: 10.1001/jamaoncol.2017.0107

Salas-Vega, S., Iliopoulos, O. and Mossialos, E. (2017) Assessment of overall survival, quality of life, and safety benefits associated with new cancer medicines, *JAMA Oncol.* 3: 382–390 doi:10.1001/jamaoncol.2016.4166

Fojo, T., Mailankody, S. and Lo, A. (2014) Unintended consequences of expensive cancer therapeuticsl — the pursuit of marginal indications and a Me-Too mentality that stifles innovation and creativity: The John Conley Lecture, *JAMA Otolaryngol Head Neck Surg.* 140: 1225–1236 doi:10.1001/jamaoto.2014.1570

Lomangino, K. (2017) 'Not statistically significant but clinically meaningful': A researcher calls 'BS' on cancer drug spin, *Health News Review* (published online 24 March 2017) bit.ly/35riDTq

Oyedele, A. (2014) 19 of the Most Expensive Substances In the World, *Business Insider* (published online 22 September 2014) bit.ly/36kqx1W

Kim, C. and Prasad, V. (2015) Cancer drugs approved on the basis of a surrogate end point and subsequent overall survival: an analysis of 5 years of US Food and Drug Administration approvals, *JAMA Intern Med.* 175: 1992–4 doi:10.1001/jamainternmed.2015.5868

Prasad, V., McCabe, C. and Mailankody, S. (2018) Low-value approvals and high prices might incentivize ineffective drug development, *Nat Rev Clin Oncol* 15: 399–400 doi:10.1038/s41571-018-0030-2

Prasad, V. and Mailankody, S. (2017) Research and development spending to bring a single cancer drug to market and revenues after approval, *JAMA Intern Med.* 177: 1569–1575 doi:10.1001/jamainternmed.2017.3601

Prasad, V. (2016) Perspective: The precision-oncology illusion, *Nature* 537: S63 doi:10.1038/537S63a

Perelson, A. S., Neumann, A. U., Markowitz, M. et al (1996) HIV-1 dynamics in vivo: virion clearance rate, infected cell life-span, and viral generation time, *Science* 271: 1582–6 doi:10.1126/science.271.5255.1582

The Antiretroviral Therapy Cohort Collaboration (2017) Survival of HIV-positive patients starting antiretroviral therapy between 1996 and 2013: a collaborative analysis of cohort studies, *The Lancet HIV* 4: PE349–E356 doi:10.1016/S2352-3018(17)30066-8

Clarke, P. A., Roe, T., Swabey, K. et al. (2019) Dissecting mechanisms of resistance to targeted drug combination therapy in human colorectal cancer, *Oncogene* 38: 5076–5090 doi:10.1038/s41388-019-0780-z

Behan, F. M., Iorio, F., Picco, G. et al. (2019) Prioritization of cancer therapeutic targets using CRISPR-Cas9 screens, *Nature* 568: 511–516 doi:10.1038/s41586-019-1103-9

Momen, S., Fassihi, H., Davies, H. R. et al. (2019) Dramatic response of metastatic cutaneous angiosarcoma to an immune checkpoint inhibitor in a patient with xeroderma pigmentosum: whole-genome sequencing aids treatment decision in end-stage disease, *Cold Spring Harb Mol Case Stud* 5: a004408 doi:10.1101/mcs.a004408

第10章　進化を味方につけてゲームをする

Markus, C. and McFeely, S. (2018) *Avengers: Infinity War*, dir. Russo, A. and Russo, J. Marvel Studios

Enriquez-Navas, P. M., Wojtkowiak, J. W. and Gatenby, R. A. (2015) Application of evolutionary principles to cancer therapy, *Cancer Res.* 75: 4675–80 doi:10.1158/0008-5472. CAN-15-1337

Enriquez-Navas, P. M., Kam, Y., Das, T. et al. (2016) Exploiting evolutionary principles to prolong tumor control in preclinical models of breast cancer, *Science Translational Medicine* 8: 327ra24 doi:10.1126/scitranslmed.aad7842

Wang, L. & Bernards, R. (2018) Taking advantage of drug resistance, a new approach in the war on cancer, *Front. Med.* 12: 490 doi:10.1007/s11684-018-0647-7

Gatenby, R. A., Silva, A. S., Gillies, R. J. and Frieden, B. R. (2009) Adaptive therapy, *Cancer Res.* 69: 4894–903 doi:10.1158/0008-5472.CAN-08-3658

Zhang, J., Cunningham, J. J., Brown, J. S., and Gatenby, R. A. (2017) Integrating evolutionary dynamics into treatment of metastatic castrate-resistant prostate cancer, *Nat Commun.* 8: 1816 doi: 10.1038/s41467-017-01968-5

Khan, K. H., Cunningham, D., Werner, B. et al. (2018) Longitudinal liquid biopsy and mathematical modeling of clonal evolution forecast time to treatment failure in the PROSPECT-C Phase II colorectal cancer clinical trial, *Cancer Discov.* 8: 1270–1285 doi:10.1158/2159-8290. CD-17-0891

Luo, H., Zhao, Q., Wei, W. et al (2020) Circulating tumor DNA methylation profiles enable early diagnosis, prognosis prediction, and screening for colorectal cancer, *Science Translational Medicine* 12: eaax7533 doi: 10.1126/scitranslmed.aax7533

Kam, Y., Das, T., Tian, H. et al. (2015) Sweat but no gain: inhibiting proliferation of multidrug resistant cancer cells with 'ersatzdroges', *International Journal of Cancer* 136: E188–E196 doi:10. 1002/ijc.29158

Merlo, L. M. F., Pepper, J. W., Reid, B. J. and Maley, C. C. (2006) Cancer as an evolutionary and ecological process, *Nat. Rev. Cancer* 6: 924–935 doi:10.1038/nrc2013

Gatenby, R. A., Brown, J. and Vincent, T. (2009) Lessons from applied ecology: cancer control using an evolutionary double bind, *Cancer Res* 69: 7499–7502 doi:10.1158/0008-5472.CAN-09-1354

Merlo, L. M., Kosoff, R. E., Gardiner, K. L. and Maley C. C. (2011) An in vitro co-culture model of esophageal cells identifies ascorbic acid as a modulator of cell competition. *BMC Cancer* 11: 461 doi:10.1186/1471-2407-11-461

Maley, C. C., Reid, B. J. and Forrest S. (2004) Cancer prevention strategies that address the evolutionary dynamics of neoplastic cells: simulating benign cell boosters and selection for chemosensitivity, *Cancer Epidemiol Biomarkers Prev* 13: 1375–84

Gatenby, R. and Brown, J. S. (2019) Eradicating metastatic cancer and the evolutionary dynamics of extinction, *Preprints* doi:10.20944/preprints201902.0011.v1

Gatenby, R. A., Artzy-Randrup, Y., Epstein, T. et al. (2019) Eradicating metastatic cancer and the eco-evolutionary dynamics of Anthropocene extinctions, *Cancer Research* doi:10.1158/0008-5472. CAN-19-1941

Heisman, R. (2016) The sad story of Booming Ben, last of the heath hens, *JSTOR Daily* (published online 2 March 2016) bit.ly/35mKZhx

Sta ková, K., Brown, J. S., Dalton, W. S. and Gatenby, R. A. (2019) Optimizing cancer treatment using game theory: a review, *JAMA Oncol* 5: 96–103 doi:10.1001/jamaoncol.2018.3395

Rosenheim J. A. (2018) Short-and long-term evolution in our arms race with cancer: why the war on cancer is winnable, *Evolutionary Applications* 11(6), 845–852 doi:10.1111/eva.12612 Repurposing Drugs in Oncology (Re-DO) redoproject.org

第11章　がんとのつき合い方

Baker, S. G., Cappuccio, A., & Potter, J. D. (2010) Research on early-stage carcinogenesis: are we approaching paradigm instability? *Journal of Clinical Oncology* 28: 3215–3218 doi:10.1200/JCO.2010.28.5460

Maley, C., Aktipis, A., Graham, T. et al. (2017) Classifying the evolutionary and ecological features of neoplasms, *Nat Rev Cancer* 17: 605–619 doi:10.1038/nrc.2017.69

Helmneh, M. Sineshaw, H. M, Jemal, A., Ng, K. et al. (2019) Treatment patterns among de novo metastatic cancer patients who died within 1 month of diagnosis, *JNCI Cancer Spectrum* 3: pkz021 doi:10.1093/jncics/pkz021

Ambroggi, M., Biasini, C., Toscani, I. et al. (2018) Can early palliative care with anticancer treatment improve overall survival and patient-related outcomes in advanced lung cancer patients? A review of the literature, *Supportive Care in Cancer* 26: 2945–2953 doi:10.1007/s00520-018-4184-3

Weeks, J. C., Catalano, P. J., Cronin, A. et al (2012) Patients' expectations about effects of chemotherapy for advanced cancer, *N Engl J Med* 367: 1616–1625 doi:10.1056/NEJMoa1204410

Dobzhansky, T. (1973) Nothing in biology makes sense except in the light of evolution, *The American Biology Teacher* 35: 125–129 doi:10.2307/4444260

Berenblum, I. (1974) Carcinogenesis as a biological problem. *Frontiers of Biology*, 34, Chapter 5. 6, p317

McCarthy, M. (2006) New science inspires FDA commissioner Andrew von Eschenbach, *The Lancet* 367: 1649 doi:10.1016/S0140-6736(06)68718-7

Fight On, *The Times* (published online 30 August 2014) bit.ly/37tgEiw

本書は、医療専門家が提供するサービスまたは助言の代わりに使われることを意図しておりません。健康問題、とりわけ診断や治療については、受診している医療専門家にご相談ください。

扉画像　© Getty Images

キャット・アーニー（Kat Arney）
サイエンス・ライター。ケンブリッジ大学で発生遺伝学の博士号を取得。イギリスのがん研究基金「キャンサー・リサーチ・UK」の科学コミュニケーション・チームで12年間勤務した経験をもつ。『ワイアード』『BBC オンライン』『デイリー・メール』『ネイチャー』『ニュー・サイエンティスト』などのメディアに寄稿。著書に『ビジュアルで見る　遺伝子・DNA のすべて』（原書房）など。

矢野真千子（やの・まちこ）
翻訳家。訳書に W・ムーア『解剖医ジョン・ハンターの数奇な生涯』、S・ジョンソン『感染地図』、D・チャモヴィッツ『植物はそこまで知っている』、A・コリン『あなたの体は 9 割が細菌』（以上、河出書房新社）、N・ホルト『完治』（岩波書店）、E・ビス『子どもができて考えた、ワクチンと命のこと。』（柏書房）など多数。

ヒトはなぜ「がん」になるのか
——進化《しんか》が生《う》んだ怪物《かいぶつ》

2021年8月20日　初版印刷
2021年8月30日　初版発行

著　者　キャット・アーニー
訳　者　矢野真千子
装　幀　岩瀬聡
発行者　小野寺優
発行所　株式会社河出書房新社
〒151-0051　東京都渋谷区千駄ヶ谷2-32-2
電話　03-3404-1201［営業］　03-3404-8611［編集］
https://www.kawade.co.jp/
組　版　株式会社創都
印刷所　三松堂株式会社
製本所　小泉製本株式会社
Printed in Japan
ISBN978-4-309-29159-8